科学出版社"十四五"普通高等教育本科规划教材

 临床药学专业案例版系列教材

供临床药学、药学、临床医学、口腔医学、护理学等相关专业使用

案例版

药学服务与沟通技能

总主编 张 玉

顾 问 游一中 常州市第一人民医院

主 编 葛卫红 张 兰

副主编 王建华 徐 航 曾 芳 赵志刚

编 委（按姓名拼音排序）

仇锦春 南京医科大学附属儿童医院 　　褚燕琦 首都医科大学宣武医院

董得时 大连医科大学附属第一医院 　　封卫毅 西安交通大学第一附属医院

葛卫红 南京大学医学院附属鼓楼医院 　　龚卫静 华中科技大学同济医学院附属

侯锐钢 山西医科大学第二医院 　　　　　　　　协和医院

胡锦芳 南昌大学第一附属医院 　　　　贾乐川 宁夏医科大学总医院

姜明燕 中国医科大学附属第一医院 　　李 歆 南京医科大学

林 妍 中国药科大学 　　　　　　　　刘 芳 天津中医药大学第一附属医院

鲁 茜 徐州医科大学 　　　　　　　　宋燕青 吉林大学第一医院

谭胜蓝 中南大学湘雅二医院 　　　　　滕 亮 新疆医科大学第一附属医院

王 皓 南京大学医学院附属鼓楼医院 　王建华 新疆医科大学第一附属医院

魏玉辉 兰州大学第一医院 　　　　　　徐 航 南京大学医学院附属鼓楼医院

杨 莉 首都医科大学附属北京天坛医院 杨丽杰 哈尔滨医科大学附属第六医院

曾 芳 华中科技大学同济医学院附属协和医院 张 兰 首都医科大学宣武医院

张晋萍 南京大学医学院附属鼓楼医院 　赵春景 重庆医科大学附属第二医院

赵志刚 首都医科大学附属北京天坛医院 周春华 河北医科大学第一医院

秘 书 徐 航 南京大学医学院附属鼓楼医院

科学出版社

北 京

内 容 简 介

《药学服务与沟通技能》是一本集药学服务相关理论与实践、沟通基本原则与技能以及不同人群的药学沟通特点为一体的教材。本教材通过不同的案例，反复呈现沟通的基本技能及基本原则在药学服务实际应用的场景，试图使读者通过这些案例及案例后思考题的学习，掌握沟通必需的五大基本原则以及沟通的基本技巧。本教材列举的案例大多涉及用药问题，扎实的临床药学专业知识是解决这些用药问题的前提。因此，本教材将药学及药物治疗学知识点融入案例，并在思考题中再次强化相关知识点，使读者进一步理解药学专业知识、药物治疗学知识对于开展药学服务的重要性。

本教材适合 5 年制临床药学本科生，也适合临床药学研究生、药师继续教育。

图书在版编目（CIP）数据

药学服务与沟通技能 / 葛卫红，张兰主编． -- 北京：科学出版社，2024.6. -- （科学出版社"十四五"普通高等教育本科规划教材）（临床药学专业案例版系列教材 / 张玉总主编）． -- ISBN 978-7-03-079020-0

Ⅰ．R9

中国国家版本馆 CIP 数据核字第 2024115WE2 号

责任编辑：朱 华/责任校对：宁辉彩
责任印制：赵 博/封面设计：陈 敬

科学出版社 出版

北京东黄城根北街 16 号
邮政编码：100717
http://www.sciencep.com

三河市春园印刷有限公司印刷
科学出版社发行 各地新华书店经销

*

2024 年 6 月第 一 版 开本：787×1092 1/16
2025 年 3 月第三次印刷 印张：10 1/2
字数：299 000

定价：75.00 元
（如有印装质量问题，我社负责调换）

科学出版社"十四五"普通高等教育本科规划教材 临床药学专业案例版系列教材编审委员会

序

    随着社会的飞速发展以及我国医疗卫生体制改革的持续深入，公众的健康意识不断提升，合理用药需求日益增长，临床药学学科的重要性越来越突显，其学科内涵、教育理念和人才培养模式也随之发生着深刻变化。本科临床药学专业旨在培养兼备临床及药学基础知识和技能、为临床提供以合理用药为核心的药学服务并具有良好沟通能力和人文素质的高素质人才。为适应新时代、新要求，使教材建设跟上学科发展的步伐、更好地满足当前临床药学人才培养的要求，我们组织来自高校及临床一线的专家学者共同编写了这套临床药学专业案例版系列教材，旨在通过融合实际案例与课堂专业知识，帮助学生更形象、更深入地理解和掌握临床药学知识，提升解决实际问题的能力。

    本套教材围绕临床药学专业核心课程，融合理论基础与案例实践，融入国内外前沿视角，形成了系列案例版教材，包括《临床药理学》《临床药物治疗学》《药物不良反应与药物警戒》《药物毒理学》《药物经济学》《药物临床试验概论》《药学服务与沟通技能》等。教材编写遵循以下原则：

    以案例为载体，贴近临床实践 编者精选出一系列有代表性的临床药学案例，结合现实场景中的问题和挑战，引导学生运用所学知识进行分析，在解决临床问题的过程中掌握知识和技能。

    以问题为导向，激发学生思考 本套教材通过问题引导和启发式教学，引导学生在分析和解决问题的过程中主动思考，不断激发学生探索欲望和创新思维能力。

    以学生为中心，促进潜能发挥 本套教材编写基于学生认知与发展规律，难易程度逐步递进，有利于学生在学习中稳步提升。教材借助二维码技术提供电子拓展资源，包含进阶学习资料与个性化辅导内容，以便学生自主选择深入研习与探索，充分发挥个人潜能。

    以信息化为支撑，提升教学实效 本套教材还利用先进的网络和数字技术，为教学和考试提供丰富的资源和支持，力求实现医学教育数字化和网络化。

    值此系列教材出版之际，我衷心感谢所有参与编写教材的专家学者和热心协助的同仁们，正是因为你们的辛勤工作和无私奉献，才让本套教材得以顺利完成。同时，我也要感谢所有使用本套教材的师生们，你们的支持和反馈将推动我们不断改进和完善本套教材，以满足临床药学教育的需求。我衷心希望临床药学专业案例版系列教材能够为广大医药教育工作者和学生们提供丰富的学习资源和指导，为临床药学专业的人才培养提供有力支持，为医药学教育的创新和发展贡献力量。

张　玉

2024 年 3 月于武汉

前　言

药学服务（pharmaceutical care）是指药学人员利用药学专业知识和工具，向社会公众（包括医药护人员、患者及其家属、其他关心用药的群体等）提供与药物使用相关的各类服务，以提高药物治疗的安全性、有效性和经济性，实现改善和提高人类生命质量的目标。

药学服务直接面向患者，沟通技能是药学人员开展药学服务必备的职业技能。药学人员与医患的有效沟通，可以优化药物治疗方案，改善药物治疗效果，减少药物不良反应的发生，最大程度保障患者药物治疗的合理性。

本教材以习近平新时代中国特色社会主义思想为指导，锚定党的二十大确定的健康中国目标，根据新时期临床药学发展的趋势和临床工作实际进行编写，旨在使药学生和药学服务从业者掌握并灵活应用沟通的基本原则和基本技能，具体特点如下。

第一，沟通理论融入案例。本教材列举了大量案例，反复呈现沟通的基本技能及基本原则在药学服务实际应用的场景，试图使药学生和药学服务从业者通过这些案例及案例后思考题的学习，掌握沟通必需的五大基本原则，即以人为本原则、平等原则、尊重原则、同情原则以及保密原则，以及沟通的基本技巧。

第二，药学知识融入案例。本教材列举的案例大多涉及用药问题，要解决好案例中的用药问题，必须具备扎实的临床药学专业知识。因此，本教材将药学及药物治疗学知识点融入案例，并在思考题中再次强化相关知识点，使药学生和药学服务从业者进一步理解药学专业知识、药物治疗学知识对于开展药学服务的重要性。

第三，不同人群的药学沟通。药学沟通面对的人群不同，应用的沟通方法和技能不同。本教材分别阐述了普通患者、特殊患者、患者家属、医疗团队及社会群体的心理特点、生理特点，以及针对不同人群的药学沟通目的、内容及方法，从而确保药学服务顺利实施。

第四，编写队伍优化组合。本教材的编写队伍主要由从事药学服务工作的临床药师和从事临床药学教学研究的学者组成，从而确保沟通理论与临床实践的有机衔接，强化了沟通理论对提升药学服务效率的作用。

本教材的顺利完成，由衷感谢所有编委及参编人员的努力与辛苦付出，由衷感谢科学出版社领导和编辑的支持，由衷感谢教材总主编张玉教授的信任与鞭策。

由于学科发展，课程的不断优化，有些教学方法未在本书中体现；疏漏之处，敬请读者批评、指正，我们将非常感谢您的帮助，并将在下一版中改进和提高。

主　编

2024 年 6 月 3 日

目　录

第一章 导 论

学习要求

记忆：国内外药学服务的发展历程及现状。

理解：药学服务与沟通的意义。

运用：药学服务的概念及实施。

第一节 概 述

一、药学服务概念

药学服务（pharmaceutical care）是药学人员利用药学专业知识和工具，向社会公众（包括医药护人员、患者及其家属、其他关心用药的群体等）提供与药物使用相关的各类服务，以提高药物治疗的安全性、有效性和经济性，实现提高人类生命质量的目标。药师为患者提供负责的药物治疗，从而达到改善患者生存质量的确定结果，这些结果包括：治愈疾病、消除或减轻患者的症状、阻止或延缓疾病过程、预防疾病或症状的发生。因此，药学服务需要具有更丰富的专业知识，以及更加耐心有效的沟通能力。

二、药学服务意义

随着现代化药学的飞速发展，在慢性病与合理用药等领域服务的药师人数不断增多。药师作为药学服务的主体，在提高患者用药依从性、促进合理用药、防止药源性疾病的发生方面处于举足轻重的地位。在以"患者为中心"的新型医疗服务模式下，通过开展高质量药学服务，构建现代药学服务模式，有利于发挥药师在促进合理用药、保障人民健康等方面的积极作用，有利于实施中国健康战略，实现改善和提高人类生命质量的理想目标。然而，此前许多医药院校尚未开设药学服务与沟通相关课程，学生普遍存在着服务意识不强与服务能力不足等问题。因此，通过加强药学服务与沟通技能教学，对提高药学服务质量与服务水平、扩大药学服务的社会影响、提升药师的社会地位、加快药学行业发展、减少医患纠纷、建立和谐的药学服务环境具有非常重要的意义。

三、药学服务发展

"药学服务"一词起源于 20 世纪 70 年代，其理念源自"药物使用管理（drug-use control）"的思想。这一思想突破了临床药学之前只关注药物的"药品调配工作（'count and pour' practice）"的局限。1990 年，美国 Minnesota 大学的 Hepler 和 Strand 教授正式将药学服务定义为"药学人员利用药学专业知识和工具，向社会公众（包括其他医务人员、患者及其家属和其他关心用药的群体）提供直接负责的，以提高患者生活质量为目标的药物治疗相关服务"，即药师通过与其他医药专业人员合作并运用最新的知识与技术，设计、执行和监测药物治疗方案，达到治愈疾病、减少或消除症状、阻止或减缓疾病过程以及预防疾病或症状的结果。这表明药学服务不再像过去那样，主要局限在传统的药物供应、调配以及制剂生产等基础工作上，而是要实施以患者为中心的全程化药学服务。1992 年，丹麦开展了第一次药学服务并组织了一门关于"药学服务的研究方法"的课程。同年，英国皇家药学会鼓励社区药剂师拓宽患者的用药记录范围以实施更好的药学服务。1993 年国际药学联合会（International Pharmaceutical Federation，FIP）东京会议上，世界卫生组织发布了一份关于药师在医疗系统中作用的文件，进一步加强了药学服务的实施。1996 年，美国顾问药剂师协会（American Society of Consultant Pharmacists，ASCP）宣布"药学服务是药房实践的必要哲学和使命"。1998 年在荷兰举行的 FIP 理事会会议上通过了《专业标准声明》（Statement of Professional Standards），则进一步巩固了药学服务这一概念。

2002 年我国卫生部会同中医药管理局出台的《医疗机构药事管理暂行规定》（卫医发〔2002〕24 号）中明确要求：医疗机构的药学部门要建立以患者为中心的药学工作管理模式，开展以合理用药为核心的临床药学工作，参与临床疾病诊断、治疗，提供药学技术服务，提高医疗质量。由此，医院药学工作中临床药学服务模式开始了历史性变革。之后，卫生部试点推广实施的临床药师制度标志着医院药学工作已经由以药品为中心的保障供应型转向以患者为中心的专业服务型。相应的，药师的服务职能也发生了变化，将工作重点从采购、供应药物等工作调整为提供用药咨询、参与临床用药讨论、指导合理用药、宣传用药知识、开展治疗药物监测等药学技术服务。为适应新形势的发展，药师必须要加强与患者、医护之间的交流。药师除了要以自己独有的专业知识和技能保证药物治疗获得预期效果外，还需要具备人文素养，娴熟的交流技能以及丰富的社会经验，围绕公众健康这一目标切实为服务对象解决问题。具体地说，就是药师要能鉴别和预防与药物治疗相关的潜在问题，解决实际存在的问题，提高治疗效果。经过十几年的发展，药学服务理念在我国已获得广泛认同。

广义上的药学服务大致经历了三个阶段：第一阶段（20 世纪 70 年代以前）是以药品供应为中心的传统阶段，此阶段药师主要在医院内部开展工作，工作重心围绕药品供应与质量控制，药师对患者药物治疗结果不承担直接责任；第二阶段（20 世纪 70 年代至 80 年代末）是以参与临床用药实践、促进合理用药为主的临床药学阶段，药师参与对患者的具体治疗工作，注重于面对面的患者服务，而且将服务对象向医院以外人群的合理用药及健康保健延伸；第三阶段（20 世纪 80 年代末至今）是提出以患者为中心、改善生活质量的全方位药学服务阶段，药师的工作职能和范围进一步拓宽，药师队伍迅速发展壮大，成为医疗机构不可缺少的专业技术人员之一。

四、药学服务现状

在美国，药师与医师接受极为相似的教育、培训和资格认证模式。为提升药学服务水平，美国要求药师完成 6 年制 Pharm.D（药学博士）教育、毕业后培训和资格认证，这为药师开展药学服务提供了强力保障。另外，起源于美国的药物治疗管理（medication therapeutical management，MTM），在减少用药错误、提高患者用药依从性、降低再入院率和住院费用等方面取得了显著成果。药师深入专科病房，参与查房、治疗、会诊、药学监护、与医师讨论制订治疗计划及给药方案，监测及评估药物治疗，发现问题，提出干预建议，与医疗团队其他成员共同为患者服务，进一步提升药师在医疗团队的价值和作用。在澳大利亚，政府对药学服务给予了法律上的保护，主要包括《药品、毒品及医疗用品法》（Medicines，Poisons and Therapeutic Goods Regulation）、《药师法》（Pharmacists Registration Act）、《药房法》（Pharmacy Act）以及《国家卫生职业人员管理法》（Health Practitioner Regulation National Law）。注册药师需要在完成由澳大利亚药房理事会（Australia Pharmacy Council，APC）认证的药学学位教育后，申请并通过在药师指导下的临床实习训练、注册考试。澳大利亚的注册药师主要有两类：社区药师和医院药师。社区药师为患者提供咨询、转诊及非处方药的服务，是初级保健的重要组成部分。医院药师只负责住院患者的用药和出院带药，包括在住院药房从事调剂、配制等工作的药师和参与查房并收集患者用药信息、向医护及其他专业人员提供用药建议、并指导实习药师和对患者进行用药知识教育的临床药师。

由于不同地区间经济、医疗等发展水平的差异，药学服务的开展现状各不相同，药师的价值体现也各不相同。美国、澳大利亚、英国和日本等发达国家医药行业发展较为成熟，药学服务发展进程快；而中国、印度等发展中国家的相关管理阶层、保险机构以及患者等对药师的认可度普遍偏低，药学服务的服务对象窄、服务内容少、服务方式单一，未能完全体现药师的专业价值；其他欠发达国家如尼泊尔等，也存在类似的现象。

随着药学行业的快速发展，为了更好地满足人们的医疗需求，我国逐渐建立起完善的药学服务体系，不断创新服务理念，关注药师和患者之间的关系，坚持以药学服务为核心，关注药学服务内容，助力提升我国整体医疗卫生水平。基于社会进步和国家对药学服务发展的重视，我国药学服务体系框架建立现已基本完成，但受限于不同地区间经济发展、文化背景，我国药学服务建设有待深化。现阶段，发达国家在医疗机构、社会药房中的药学服务较为成熟，其正致力于构建以患者为中心的家庭和社区药学服务。与发达国家相比，我国药学服务人员数量相对匮乏，且专业水平偏低，无法满足社会的需求，药学服务水平整体较为滞后。2005 年，我国卫生主管部门启动临床药师岗位培训项目。2007 年 12 月，卫生部医政司下发了《关于开展临床药师制试点工作的通知》，探索临床药师工作模式、岗位责任、管理制度，制订相关政策，积极开展国内外的学术交流，借鉴引入国外先进的服务理念和工作模式，促进药学服务的深入开展。2018 年 11 月，国家卫生健康委员会、国家中医药管理局联合发布了《关于加快药学服务高质量发展的意见》，要求进一步转变药学服务模式，提高药学服务水平，满足人民群众日益增长的医疗卫生健康需要。2020 年国家卫生健康委员会发布的《加强医疗机构药事管理促进合理用药的意见》中，明确要求加强药师队伍的建设，加强药学人员的培养，使药学人员的数量和专业技术水平能满足药学服务的需求，实现药学服务转型。2021 年 10 月，为指导各医疗机构规范地提供药学服务，国家卫生健康委员会印发了《关于印发医疗机构药学门诊服务规范等 5 项规范的通知》，对医疗机构药学门诊服务、医疗机构药物重整服务、医疗机构用药教育服务、医疗机构药学监护服务和居家药学服务提出明确规范。目前学科发展方向是借鉴国外的成功经验，制定出更合理的政策，完善我国药学服务的制度，提高药学服务的质量，最终提升我国医疗服务的整体水平。

（葛卫红　徐　航　苏文斌）

第二节　药学服务实施

一、药学服务内容

现代药学服务从以药品为中心向以患者为中心转化，服务内容不再局限于治疗药物本身，而是根据服务对象和服务场所的不同有所区别。药学服务内容主要包括以下几个方面。

（一）药品调剂

药品调剂主要是药师根据医师处方或医嘱，进行处方审核、调配、复核、发药并提供用药指导。药师通过药品调剂为患者提供合格、正确的药品，以及正确的用法、用量、注意事项等信息，保障患者用药的安全性、依从性和有效性。

（二）参与临床药物治疗

临床药师作为医疗团队的一员，运用药学知识和专业技能，参与查房、会诊、病例讨论、制订个体化药物治疗方案等，实施用药监护，为解决患者药物治疗问题提供全程化的监护和指导。在临床服务过程中，临床药师重点关注特殊人群（如肝肾功能不全、血液透析等）的药物治疗和特殊药物（如治疗窗窄、个体差异大、不良反应严重等）的使用。这是临床药师提供药学服务的重要方式和途径。

（三）个体化用药服务

目前用于指导患者用药的个体化检测技术主要是药物基因检测和治疗药物监测。通过药物基因检测可以获取患者药物相关的遗传信息，预判患者的药物疗效或不良反应，从而有助于提供个体化的药物治疗方案。通过治疗药物监测可以获取药物在患者体内的浓度，结合药物代谢动力学与药物效应动力学参数、患者信息等进行药物方案和剂量的调整。个体化用药检测技术是药师参与临床药物治疗，提供个体化药学服务的重要手段。

（四）药品不良反应监测和报告

药品不良反应监测主要是监测和报告上市后药品的不良反应情况。建立和完善药品不良反应监测和报告制度，对药品不良反应的信息进行收集、整理、评估，并及时向药品监督管理部门报告，有利于及时发现、正确认识药品不良反应，减少药源性疾病的发生，保障公众的用药安全。药品不良反应监测和报告工作也是药品上市后再评价的重要内容，为调整或淘汰药品提供重要依据。

（五）药物利用评价

药物利用评价是指设计一个有组织的、连续的并经过授权的质量保证方案，对药物使用的整个过程进行药学的、医学的和管理的评价，进而发现药物相关问题，并对实际存在的问题进行干预、对潜在的用药问题进行预防的一种方法。药物利用评价可以揭示药物利用的宏观模式和用药规律，为药师提供一套系统的方法去分析、评价患者用药，及时发现并干预不合理用药现象，确保药物安全、有效、经济地使用，达到改善患者治疗结果，提高患者生活质量的目的。

（六）药学信息服务

药学信息服务是指药师利用工具书、数据库或搜索引擎等工具，通过对期刊、图书、药品说明书、数字化信息资源等包含的药品信息进行搜集、整理、评价，向公众、医务人员、医药管理者提供直接的、准确的、与药物使用相关的信息咨询与服务，以提高药物治疗水平和药事管理水平。

（七）药学咨询和健康教育

向患者、医务人员和社会公众提供药学咨询和健康教育是药学服务的重要内容，也是药师责任和义务之一。药师通过当面谈话、电话或网络等方式，为咨询人提供合理使用药物的个体化专业建议。此外，药师还可以有计划、有目的地通过开展健康知识讲座、科普宣传等方式向公众介绍健康科学知识，宣传合理用药的基本常识，提高公众的用药安全性和依从性。

二、药学服务流程

药师在开展药学服务过程中一般都包括收集患者相关信息、对患者的药物治疗进行分析评估、制订和执行干预计划、随访评估等步骤。

（一）收集信息

信息收集内容主要包括患者基本信息（如年龄、性别、身高、体重、吸烟饮酒史、旅居史、生育状况等），健康信息（如就诊原因、病史、生命体征、相关检验检查结果等），用药信息（过敏史、用药史、用药体验等），需求信息（药物治疗、健康状况、药师服务）等。

药师收集患者信息的方式主要是标准化信息收集和个体化信息收集两种方式。标准化信息收集是药师通过查阅医院电子病历系统或患者带来的既往病例资料等途径获取患者信息，为后续实施规范化药学服务提供基础信息。个体化信息收集是药师对患者基础信息进行完善的过程，是药师根据患者的具体情况，通过面谈等方式对患者进行药学问诊，获取患者就诊原因、用药史、用药体验、药学服务需求等信息的过程。

（二）分析评估

药师对收集到的信息从药物的适应证、有效性、安全性和患者依从性四个维度，系统评估是否存在药物治疗方案不足、药物治疗过度、无效的药物治疗、药物剂量不足、药物剂量过高、药物不良事件和用药依从性差等药物治疗相关问题。分析患者的药物治疗相关问题或疾病、涉及的药物治疗和两者之间的关系，明确药物治疗相关问题的原因，对于改善患者药物治疗有重要的指导作用。

1. 药物治疗方案不足　包括需要启动新的药物治疗疾病、需要预防用药来降低新发疾病的风险和需要增加药物以获得协同或附加治疗效应。

2. 药物治疗过度　包括无适应证用药、过度的联合治疗、不必要的药物治疗、用一种药物治疗其他药物引起的不良反应。

3. 无效的药物治疗　包括患者对药物产生耐药、药物剂型或给药途径不当、药物治疗无效。

4. 药物剂量不足　包括药物剂量过低、用药间隔时间过长、药物相互作用减弱了有效药物剂量、药物治疗时间过短。

5. 药物剂量过高　包括单次剂量过高、用药间隔时间太短、用药持续时间太长、因药物相互作用导致药物体内暴露量过高、给药速度过快。

6. 药物不良事件　包括产生了与药物剂量无关的不良反应、由于风险因素需要选择更安全的药物、药物相互作用引起的与剂量无关的不良反应、给药方案调整过快、药物相关的过敏反应、患者存在用药禁忌证、用法用量或剂型使用不当。

7. 用药依从性差　包括患者没有充分理解用药指导或用药说明、患者主观上不愿意服药、患者忘记服药、患者认为药费过于昂贵、患者不能自行服用或使用药物、患者无法获得药物。

（三）制订和执行计划

根据分析评估结果，制订治疗目标、药学干预措施以及随访评估的时间安排。

1. 制订干预计划　与患者一起确定如何有效地使用药物治疗疾病。所推荐的内容应是患者力所能及，在药师专业范围内，同时和患者其他治疗不冲突。

2. 干预计划内容　主要包括药物治疗建议（建议医师增加新的药物治疗、终止药物治疗、增加/或减少给药剂量、更换药品等）、患者教育（疾病指标监测指导、生活方式改善指导、用药依从性提醒）、转诊给其他医疗人员等。

3. 随访计划表　应包括何时监测什么项目，评估药物治疗的效果，患者是否发生药物相关的不良事件。

（四）随访评估

随访评估是药学服务过程中的一个必要环节，是通过观察、评估和记录药物治疗的实际检查结果和治疗结局，来确认前期工作结果的重要步骤。

1. 随访评估的目的　评估干预方案的实施情况，疾病监测指标的达标情况，必要时进行干预方案的调整，对实施药学服务后的成效进行跟踪。

2. 随访评估　主要内容包括评估患者依从性、治疗方案的有效性（临床体征、症状以及检验检查指标等方面的改善情况）、安全性（药物不良反应或毒性证据）和结局状态（治疗目标达成的进度状况）、是否产生新的药物治疗问题以及安排下一次随访评估。

3. 记录　对每次随访的结果，都应记录于随访记录评估表中。

三、药学服务对象

药学服务的对象比较广泛，包括患者及其家属、医务人员、社会群体。

（一）患者

既包括急诊患者、门诊患者、住院患者，也包括社区居家患者和互联网患者。重点服务的患者主要包括如下几类。

1. 用药周期长或需要长期甚至终身用药的慢性病患者。

2. 同时使用多种药物或合并多种疾病患者。

3. 药物治疗效果不佳，需要调整治疗方案的患者。

4. 使用易出现不良反应药物的患者。

5. 使用治疗窗窄、安全范围小、个体差异大药物的患者。

6. 使用特殊剂型、特殊给药途径药物的患者。

7. 特殊人群，如儿童、老人、妊娠哺乳期妇女、肝肾功能不全者、血液透析者、特殊体质者等。

（二）患者家属

其接受用药指导后，可以协助儿童、老人、精神障碍者、交流障碍者等特殊人群用药。

（三）医务人员

药师作为治疗团队的一员，应主动向医护人员介绍有关新药信息、药物配伍、药物相互作用、溶媒的选择和用量、静脉滴注速度、药物不良反应等信息，促进药物的合理使用。

（四）社会群体

药师通过多种方式引导社会公众如何读懂药品说明书，如何提高用药的依从性，如何正确储存药品，如何管理家庭小药箱等合理用药知识和健康知识。

四、药学服务人员

从事药学服务的人员不仅包括医院药师，也包括药店药师。由于药学服务具有高度专业化的特点，因此药学服务人员应是药学专业技术人员，具有扎实的药学专业知识、医学专业知识和开展药学服务工作的实践经验和能力，同时具备药学服务相关的药事管理与法规知识、人文知识、崇高的职业道德和较强的沟通技能等。

（一）职业道德

药师职业道德是药学从业人员在依法开展药学服务活动中必须遵守的道德标准。药师应将患者及公众的身体健康和生命安全放在首位，以患者为中心，全心全意为人民服务，发扬人道主义精神，尽心、尽职、尽责为患者和大众提供药学服务，处理好与患者、同行及社会的关系。

1. 对自身　药师应遵纪守法，依法执业，爱岗敬业，尽职尽责，不断学习，与时俱进，勇于创新。

2. 对患者　药师应尊重患者，一视同仁，为患者提供优质服务；言语文明，举止端庄，充分尊重患者的知情同意权和隐私权，对患者的信息保密。

3. 对同行和其他医务人员　积极沟通，相互理解，相互信任，相互尊重，以诚相待，互帮互助，密切合作，建立和谐的工作关系。

4. 对社会　乐于奉献，热心公益，主动开展公众健康教育，积极宣传合理用药信息。

（二）专业知识

1. 药学专业知识　虽然不同岗位的药师所要求熟练掌握的专业知识有所不同，但提供药学服务的人员应具有药学专业背景，掌握药理学、药剂学、药物化学和药物治疗学等专业理论基础。

2. 医学专业知识　基础医学知识和临床医学知识是药师提供高质量药学服务的基础。药师只有成为懂医精药的复合型人才，才能更好地参与临床药物治疗。因此，药师除了需要具备药学知识外，还应掌握生理学、病理学、诊断学、临床医学等基础知识。

3. 药事管理与法规知识　药师履行职责和执业活动中必须具备相应的药事管理知识与法规知识。药师应强化法律法规意识，学法、知法、懂法、执法，运用相关法律法规处理工作中遇到的问题。

4. 人文知识　药师开展以患者为中心的药学服务，可通过加强对患者的人文关怀，改善患者的就医体验，增加患者对医务人员的信任，减少医疗纠纷。

（三）专业技能

药学专业技能是药师开展药学服务、优化药物治疗结果所需要的工作能力，不仅包括药品管理技能、药品调剂技能、咨询和用药教育技能、药物警戒技能，还包括沟通技能、药历书写技能、投诉应对能力等。

五、药学服务礼仪

药学服务礼仪是体现药师职业素质的重要环节，是药师在工作岗位上向服务对象所展示的标准、正确的药学服务行为。药学服务礼仪有平等、律己、敬人、宽容、适度、真诚、守信等基本原则，其基本内容包括仪容礼仪、表情礼仪、举止礼仪、服饰礼仪和语言礼仪等。药学服务礼仪不仅仅体现在对患者和家属，还包括对医师、护士等医务工作者。药学服务礼仪对宣传药师职业形象，提高患者满意度，促进和谐医患关系具有重要意义。

在药师日常工作中，根据药师工作岗位和场所的不同，药学服务礼仪可分为药房服务礼仪、药学门诊服务礼仪及住院药学服务礼仪等。

（一）药房服务礼仪

1. 一切言语行动均应以尊重患者为出发点，做到礼貌客气，称谓需准确、恰当。

2. 对待患者一视同仁，不以貌取人。

3. 发放药品，动作轻柔。药品摆放整齐，正面向上，文字正向患者。

4. 充分理解和体谅患者。患者取药时，如不懂或不按操作流程时，委婉但明确地向患者指出正确的方法和程序。

5. 尽可能地为患者提供方便，帮助其解决问题，遇到问题不推卸责任。

（二）药学门诊服务礼仪

1. 身体前倾，微笑迎接患者，并请患者坐下。

2. 仔细聆听，让患者感受到药师对其问题的关注和重视。

3. 语言通俗易懂，避免过多使用专业词汇。

4. 交流中态度和蔼，语言文明，表现出自信和专业，增加患者对药物治疗的信心和依从性。

（三）住院药学服务礼仪

1. 向患者介绍自己的姓名和职业，解释药学服务的内容和目的。

2. 向患者提供药学服务前，先确认患者的信息如姓名、住院号等，并征求患者或其家属的同意。

3. 与患者交流过程中，与患者适量眼神交流，保持恰当的距离。

4. 语言尽量通俗易懂，避免过多专业词汇，便于患者理解。

5. 尊重患者隐私。

6. 药学服务结束后可以给予患者祝福语如"祝您早日康复！"等。

（曾　芳　龚卫静　续　璐）

第三节　药学服务与沟通

一、沟通必要性

合理用药是指安全、有效、经济地使用药品。药师与患者的有效沟通，可以提高患者的药物使用依从性，减少药品不良反应的发生，而药师与医师的沟通，可促进医师掌握最新的药品知识及使用方法，减少不合理处方的开具，提高药品使用的安全性。

药师与患者的沟通是获取患者疾病信息、心理状态和有关药物使用状况的直接渠道。药师需运用药学专业知识，和医护人员及患者一同去解决药物治疗中的问题，为患者提供优质的药学服务，更加有效地保证患者的用药安全，提高治疗效果。医师根据患者的具体病情开具相关治疗的药物，药师有责任嘱咐患者遵医嘱用药，并再次告知相关内容，以减少不良反应的发生，从而快速有效地缓解、治疗病症。

药学服务过程中，药师与患者之间频繁、有效地沟通关于用药方法以及服药禁忌等内容，可以帮助患者更加积极地服用药物，达到良好的用药效果，避免不良的用药反应，从而减少甚至避免医患纠纷，同时还有利于促进药师和患者的关系，建立良好的信任感，从而让患者更好地配合治疗，也能够帮助药师树立职业形象，获得尊重，推进药学服务的发展。医师在诊疗活动中，要付出大量的劳动和精力，常会因为有效沟通的缺失，引起患者的抱怨、不满，继而导致纠纷。药师和患者有效沟通可以营造相互信任、相互理解、相互尊重、相互配合的良好医患关系，减轻医师的压力，提高患者满意度。

患者及家属对名目繁多的药品及其不良反应知之甚少，部分患者在出现药物引起的不良反应时，就会适当地减少药物的服用剂量，他们不知道某些药品不良反应是必然出现的，如果根据自己的意愿随意地改变药物的剂量和服用次数就会使药物的治疗效果受到影响。而药师在这方面具有优势，通过与患者及家属的交流沟通，及时告知相关的事实及问题，排除患者对药物的焦虑及恐惧，使患者对所服药物有一个比较清晰的了解，指导患者按照医嘱或药品说明书正确使用药品，监测和发现药物新的不良反应，解释用药中可能出现的不良反应、注意事项及处理方法，从而提高患者的用药依从性。

医师对于药物使用相关信息的获得途径相对较少，缺乏系统性。文献及药典的查阅、医药企业的学术推介活动以及在临床使用过程中获得的经验是其获取药品不良反应信息的主要来源。药师关于药品信息的接受途径相对较广，而且信息更新较快。专业的学术活动，药物推介活动及药学领域的研究报告、研究快讯等能够使药师及时、准确地掌握药物信息的更新与换代，因此可以为医护人员提供很好的用药咨询服务。药师对于药物的使用、效能、安全等方面的知识一般要领先于医师。在日常的工作中，药师对于医师开具的处方要进行合理性分析，对于药品的选择、用法、用量以及配伍等问题进行适当建议。通过加强药师自身业务素质、专业知识技能等培训，药师能够在短时间内对处方中存在的问题（如诊断与使用药物的一致性，剂型、用法、用量的合理性，药物的配伍禁忌等）进行准确的判断，在很大程度上提高了临床医师处方的合理性、药品使用的安全性，促进了临床医师对药品知识的掌握。

因此，在以政策为导向、建立相应管理体系的基础上，实施并完善药学服务将有力地推动合理用药，减少医疗资源的浪费。药学服务的全面融入医疗过程也是医院在日趋激烈的医疗市场竞争中谋求发展的必然结果；药师与患者和医护人员的积极沟通，有利于改善医患间因不合理用药而产生的矛盾，提高药物治疗水平，从而满足公众对健康的需求。同时，药师要及时主动地调整心态，适应这种发展趋势，充分利用门诊用药咨询的平台，展示自己，让患者、患者家属和广大同行认识、理解、重视药学工作，以便在医药卫生领域发挥出应有作用。

二、沟通难点与对策

（一）沟通难点

药学服务中，药师与医师、药师与患者及患者家属的有效沟通是影响药学服务发展的关键因素，但是目前这一环节还存在着较多问题。

1. 药师的观念陈旧 由于传统工作模式的影响，许多药师仍视医师为药物治疗效果的唯一承担者，未充分意识到新时期医院药学工作的内容已经发生了重大转变，因而，缺乏与患者沟通的动力，积极性不高。

2. 大部分患者对药师的专业地位认知不够 我国医师较药师在患者心目中威信更高，多数患者用药存在疑问时，会首选医师寻求帮助，而对药师的认知仅停留在药品调剂层面上，认为没有与药师交流的必要。

3. 部分医师对药师的工作内容并不理解　就专业性来说，药师应该是医师在合理用药方面的最佳合作者，两者间的知识具有互补性。医药联合是目前解决药师医学知识不足的便捷方法，并且从理论上具备可行性。但是，由于历史上的行业分割及普遍存在的"重医轻药"现象，使双方在患者药物治疗问题上合作不融洽，加之医师所接受的教育和工作背景与药师不同，导致医师对药学工作的理解和认知较为局限。实际工作中，医师与药师因专业差异而出现的沟通障碍，使医师无法正确理解药师在药物治疗中的作用，导致药师不易融入医疗团队中。

（二）沟通对策

药学服务是药师所提供的以提高患者生活质量为目的，以合理药物治疗为中心的相关服务。药学技术人员是保证人民安全合理用药，决定药学服务质量的关键因素。尽管目前药学服务过程中存在众多问题，发展较为缓慢，作为药学技术人员，仍应主动地寻求解决问题的方法。

1. 应加强药师自身专业技能　药学服务需要具有更丰富的专业知识，以及更加耐心有效的沟通能力。随着人们生活水平的提高，公众对药学服务的要求也在逐渐增多，药师应不断学习新知识、新技能，才能更好地实现以公众合理用药为中心的全程化药学服务模式。加强业务学习加强专业知识学习，提高业务水平是做好药学服务的根本。药学技术人员不但要进一步学习专业知识，还应学习临床医学、病理生理学、心理学、人际关系学、伦理学、信息学等相关知识，不断扩充自己的知识体系，以适应药学服务工作的需要。

2. 应加强药师与患者和家属的沟通　药师需要与患者和家属进行详细的沟通，使其充分了解自己的病情以及用药情况，包括可能会造成的一些影响。要在患者及家属完全知情并且同意的情况下制订用药方案，做到以患者为中心，以提高用药的合理性。在与患者沟通时，需注意以下几点。

倾听患者的叙述时，药师要耐心、认真地倾听，对患者语言中所体现出的与疾病有关的信息进行准确分析和把握，特别是服用药物后所产生的反应和真实感受，为患者后续的治疗方案和药物使用提供参考。以端正的态度与患者进行沟通交流，建立患者对药师和医护人员的信任感，从而帮助患者提升治疗信心，促进患者配合临床的治疗。同时还需充分尊重与保护患者的隐私，沟通中尽量围绕与病情有关的情况进行了解，对于不影响治疗的隐私性的问题，不宜穷追到底。

对待患者应一视同仁，不能因患者的民族、性别、社会地位、经济条件、学历等的不同而有所差别。

在指导患者使用药物或者回答患者关于药物等医疗问题时，药师要尽量避免使用患者难以理解的专业术语。对于不同知识层次的患者，应采取不同的沟通方式：对知识水平比较高、理解能力比较强的患者，可以采用相对专业的术语进行解释沟通；而对于知识水平相对比较低的患者，应尽量使用通俗易懂的语言，将专业术语通俗化。这不仅能让患者更加形象地了解药物，加深对药物的认知，同时还可避免患者和药师之间产生较大的距离感，使患者更加亲近药师。

药师为患者服务过程中，对于某些信息应做出合适的、及时的响应和反馈，提升患者被认同的感觉，加强互动，从而保证沟通能够顺利进行。

药师与患者沟通中应有足够的共情能力。有时候患者很难用语言表达出自己当时的感受，所以药师在和患者沟通时，应跟随患者的描述试着深入体会患者的感受，借助相关知识和以往的治疗经验更加准确地了解患者的真实感受，从而制订出符合患者症状的药物治疗方案，提升药物治疗效果。对于不同类型的患者也要灵活运用沟通技巧，比如在对老年人进行沟通时可以结合温柔和尊敬的语气。

药师在沟通中要把握好分寸，不宜对治疗效果作出保证或承诺。治疗过程中患者最关心的是治疗的效果或结果，一般情况下，患者的期望值比实际要高一些。在提高患者的治疗依从性的同时又不能把期望值提得很高，但是又不能使患者失去信心，使患者放弃或拒绝治疗。

药师不应干预医师的诊疗方案。在与患者沟通中，患者有时会对医师的治疗或者在用药方面提出疑问，此时应采用迂回策略，不对治疗方案做决断性评述。对用药方面医师出现的问题，应该与医师进行沟通，不宜当着患者的面进行评述。

药师与疾病特殊的患者进行沟通时，需事先与患者家属或者监护人沟通，根据沟通结果再与患者进行沟通。如家属或监护人不希望患者本人知晓自身病情，则在患者询问病情时应回避或者转换话题；对于存在沟通交流障碍的患者，需增加与患者家属沟通的频率，对监护人进行用药教育，使监护人理解用药治疗中的关键问题，确保药物治疗的顺利进行。

3. 应规范药师的职业形象　规范药师的仪容仪表，能够增强与患者的亲和力，为进一步沟通做准备。在工作期间着装要整洁得体，佩戴胸卡，言行举止大方。女药师可以淡妆，不染夸张的发色和指甲，长发应扎起。药学服务中要保持良好的情绪，药师要强调微笑服务，更要强调把握自己的情绪。尤其调剂窗口药师每天从事处方调配的重复劳动，同时面对少数不理智的患者，克制情绪、耐心倾听是非常重要的。药师要学会自我调节和自我安慰，才能不将自己的不良情绪带给患者。药师还要随时保持心境平和、沉着镇定、感染和带动患者乐观向上，才能提高患者用药的依从性。

4. 要具有良好的医德医风　加强药学技术人员的思想教育，提高为人民服务的意识，培养良好的职业道德及优良的工作作风，以高度的责任心踏踏实实地对待工作。

（王　皓　夏　鹏）

第二章　沟通基本理论

学习要求

记忆：药学沟通特点。
理解：药学沟通的概念与意义、沟通的要素、影响沟通的因素。
运用：药学沟通内容。

第一节　概　述

一、沟通的概念与意义

沟通是人们分享信息、思想和情感的任何过程，也是人们日常生活中涉及最多的活动。语言和非语言的信息传递、情感共鸣最终使医患双方达到对交流活动的共同理解和行为的协调一致。药师与患者的沟通，就是药师在工作过程中把自身的专业知识、专业素养、业务素质、自身能力等理念和认知综合起来应用人类社会的信息传递信号，通过面谈、电话、书信和网络等交流方式，来传递药师进行的正确用药指导及合理化用药建议。据 2014 年《医患关系调研报告——以西宁市为例》以及 2015 年《包头市医患关系的现状调查及其影响因素研究》等调查显示，临床上绝大多数的医疗纠纷来源于不恰当的医患沟通。不良的医患沟通造成医患关系紧张，干扰正常的医疗秩序。此外，医务工作人员之间的有效沟通也关系到医院各部门的协调运转及治疗信息的正确传达。故将沟通纳入医药学生的教学内容，培养医药学生的沟通能力，对于构建和谐医患关系，助力医院高质量发展至关重要。

近年来，随着医药科学的进步和全球老龄化进程的加快，全球的处方数量和健康药品支出呈指数性增长。药物品种的增加、用药不规范、联合用药等因素导致药品不良反应的增加以及医院体制改革、医院药房工作职能的转变和临床药学的发展，迫切要求药学部门以患者为中心，开展专业的药学服务保证患者用药的安全性、有效性和经济性。

专业的药学服务不仅要求药师具备丰富的专业知识和临床实践技能，还要求药师具备良好的沟通能力。沟通作为药学服务的重要部分，对患者理解、接受和合理使用药物及提高药物治疗结局具有重要意义。有研究显示，药学服务沟通可以通过多种方式促进合理用药并优化治疗结果。除此之外，药师与患者间的良好沟通可增加患者用药知识、提高患者用药依从性、促进患者获得更好的健康结局。

目前，很多发达国家的政府和协会出台了药师与患者沟通的相关政策指导，如美国《综合预算调节法》将药师与患者沟通作为药师提供服务的一部分，丹麦、芬兰、瑞士等欧洲国家也通过立法规范药师的用药沟通行为。然而，药患沟通的现状尚不乐观，不仅药师与患者沟通的比例低，患者咨询平均时间短，沟通内容主要为药物名称、适应证和药物使用指导为主的极少信息。

因此，提高药师在药学服务中的沟通能力至关重要。药师通过用药指导加强药患沟通、使患者正确理解药品的使用方法、帮助患者建立良好的心理状态和治疗信心，从而提高患者治疗的依从性。药师与医师进行沟通时，需要根据临床实际，综合患者情况和专业知识为医师提供合理的药物治疗方案。药学服务强调加强药师与患者及其他医务工作者之间的有效沟通和相互信任，最终实现以患者为中心的药学服务。

二、沟通的要素

沟通是人们在社会上进行一切情感交流活动的基础，也是处理众多人际关系的核心。沟通的要素是指构成沟通过程的各个因素，主要包括以下方面。

1. 信息发出者 即沟通的主体，是指发出信息的人，也称作信息的来源。信息发出者既可以是个人，也可以是群体、组织。信息发出者的社会文化背景、知识和沟通技巧等都可对信息的表达和理解造成影响。

2. 信息 沟通的内容，即信息发出者所要传递给别人的观念、思想和情感的具体内容。根据信息的不同，可分为业务型沟通和情感性沟通。业务型沟通的信息是有关工作方面的，情感性沟通中的信息为与工作不直接相关的其他信息。

3. 沟通方式 包括语言沟通和非语言沟通。语言沟通包括口头语言沟通和书面语言沟通。非语言沟通包括声音语气、肢体动作等，还可以通过信息发出者的表情、衣着等渠道进行传递。最有效的沟通方式是语言沟通和非语言沟通的结合。

4. 沟通渠道 也称沟通媒介。沟通渠道是指信息在由发出者传递给接受者的过程中所流通的路径，是信息传递的手段及物质载体，用来满足不同沟通的需要，例如面对面沟通、会议、谈话、文件、报告、电话等。信息往往是通过多渠道进行传递的，而信息传递层次越多，信息受到干扰和失真的可能性越大，用时也越长，对沟通效果的影响越不利。

5. 沟通环境 是指沟通发生所在的场景或环境，是沟通过程中的重要因素。包括社会环境和物理环境等知觉与感觉信息，如办公室、病房、餐厅等地点或房屋陈设、卫生、温湿度、周围嘈杂度等。不同的沟通环境适用于不同的沟通需求，当谈话过程中涉及到隐私问题，应选择较为安静隐蔽的房间，过于嘈杂的声音，或过热、过冷等不适环境都有可能干扰到沟通过程的进行。

6. 信息接受者 是指信息传递的对象，即获得信息的人。信息接受者是沟通中信息传递的终点，沟通的目的就是让信息准确及时地被接受者接收和理解。接受者必须从事信息解码工作，即将信息转化为他所能了解的想法和感受，这一过程会受到接受者的经验、知识、才能、个人素养以及对信息输出者的期望等因素的影响。

7. 反馈 指沟通双方彼此的回应。沟通是一个信息双向甚至多向传递的过程，信息发出者将信息传递给接受者，并期望得到对方反馈，在反馈的过程中，原来的信息接受者便转变为信息发出者。

三、影响沟通的因素

沟通是人们在社会上进行一切情感交流活动的基础，也是处理众多人际关系的核心。分析影响沟通的相关因素，目的是提出可行性建议，促进有效沟通的形成，进而形成良好的沟通局面。沟通的影响因素主要分为客观因素和主观因素。

（一）客观因素

1. 沟通渠道 沟通内容在进行沟通之时基本就已确定，最后沟通效果如何，往往取决于沟通渠道。而不同的沟通渠道有其不同的特点，并适应不同的场合。一般来说，沟通渠道有面对面沟通、电话式沟通、电子式沟通、书写式沟通、复合式沟通这五种。为提高沟通质量，必须根据每种沟通渠道的优缺点和具体的沟通层次、内容、情境、对象、文化等选择合适的沟通渠道，并且根据实际情况灵活进行各种沟通方式的组合。

2. 沟通环境

（1）社会沟通环境：国家政策、社会部门管理等同样会对沟通有着一定影响。例如近年来，少数网络媒体职业道德缺失，对医患纠纷的报道以偏概全，在对医学专业性和复杂性不了解的情况下，将医患纠纷断章取义或夸张放大，先入为主地将舆论偏向患者一方，人为拉大医患之间的心理距离，制造医患之间的信任危机，致使医患矛盾不断激化。故在医学沟通和药学沟通的过程中，有效沟通的实现不能仅仅只依靠药师和患者的努力，更需要医院、政府等领导和监管部门的配合。

（2）物理沟通环境：涉及沟通时间的长短、沟通场所的条件，甚至温度、光线和色彩等外在的因素。良好的沟通环境中，沟通场所要大小适宜，无噪声和干扰物，座位舒适，视线开阔，光线、温度适宜。

（二）主观因素

1. 情感因素

（1）人际关系：即信息发送者与接受者之间的了解程度，对他人工作能力方面的认知，会影响沟通的效果。如两者之间关系亲密，则双向沟通会更为频繁，沟通会更为直接有效。

（2）信任：信任是指个人对他人情感上的亲近或疏远。基于对他人正直、能力、承诺、开放性的评价，沟通只有在信任的基础上，才会积极响应，并竭力对沟通中的信息加以吸收和消化，进而提升沟通效果。不信任会导致接收者怀疑信息的真实性，从而产生沟通障碍，消极执行，甚至拒绝沟通。

2. 沟通语言与非语言因素 沟通者应注意沟通的语言，要选择对方可接受的语言去沟通，应该注意用词是否符合其生活、专业习惯，是否明白沟通者阐述的问题，也要选择对方可接受的语气去沟通，才能达到事半功倍的效果。非语言因素包括副语言，如语音、语调、语气、语速、停顿等；视觉符号，如面部表情、姿势、目光接触、衣着、距离、座位等。非语言因素更能反映出信息发出者对信息接受者的真实态度。

3. 知识能力因素 即信息发出者和信息接收者的知识能力，主要包括以下方面：

（1）认知性障碍：对信息的接受和处理受到认知能力的限制而形成沟通障碍；

（2）语言性障碍：语言上表达不清引起歧义，或因专业术语的不理解导致沟通失误；

（3）文化水平限制：信息发出者与接受者如果在教育背景、知识水平方面存在差异，会导致无法准确理解对方所传递的信息。

四、药学沟通特点

（一）目的性

无论是药师与患者的沟通还是任何人与人的沟通，均有其目的性存在。在人际沟通中，沟通双方都有各自的动机、目的和立场，都设想和判定自己发出的信息会得到什么样的回答。而双方的动机、目的和立场可能相同也可能不相同，因此，沟通的双方在沟通过程中发生的不是简单的信息运动，而是信息的积极交流和理解。在与患者沟通的过程中，药师要做到懂得患者，了解患者诉求，才能更好地达到药学沟通的目的。

（二）关系性

关系性意指在沟通中，不只是分享内容意义，也显示彼此间的关系。在互动的行为中常涉及关系中的两个层面，一种是呈现于关系中的情感，另一种是界定人际沟通中谁是主控者。而关系的控制层面有互补的也有对称的。在互补关系中，一人让另一人决定谁的权力较大，所以一人的沟通信息可能是支配性的，而另一人的信息则是在接受这个支配性。在对称关系中，人们不同意有谁能居于控制的地位，当一人表示要控制时，另一人将挑战他的控制权以确保自己的权力，或者是一人放弃权力而另一人也不愿承担责任。互补关系比对称关系较少发生公然的冲突，但是在对称关系中，权力较可能均等。在药师与患者的沟通过程中，药师和患者需要共同构建关系以达到有效的沟通，这种关系的前提是以患者为中心。关系的构建本身能影响治疗的结局，需要考虑到时间、资源、环境等多种因素。患者的医药知识相对匮乏，常迫切想要了解药物治疗方案以及药物疗效、不良反应、医保等信息，药师应主动将专业的药学知识传递给患者，但不能将患者完全置于支配地位，不可将单向的通知、告知作为沟通的手段，以免造成有效沟通失败。

（三）互动性

药师与患者的沟通是一种动态系统，沟通的双方都处于不断地互动中，其作用在于建立信任、促进理解、提升治疗效果和患者满意度。信息的传递和接收发生于不同的人之间，一方发出信息，另一方接收信息并予以反馈，构成一次沟通，起到相互交流、了解的作用。只是单向地发出信息或只是接收信息，都起不到交流信息的作用，也不能持久。要形成一个良性的双向互动沟通，以语言说话为例，必须包含三个行为，就是有说的行为、听的行为还要有问的行为。说的行为要做到清晰表达，注意情感共鸣，可采用电子邮件、微信聊天、肢体语言等的方式；听的行为要做到积极倾听、反馈确认和理解共情；问的行为可采用开放式提问、澄清式提问及启发式提问。将以上三种行为有机结合，药师就能与患者形成一个良性有效的双向互动沟通。

（四）易受干扰性

因为个人因素、环境情况、设备条件等原因，沟通常会失真。例如，药师和患者的性格、气质、口音对沟通就有很大的影响。又如，环境情况对信息也有很大的影响。在嘈杂的场合，发出和接收信息都不会很清楚，层次越多，信息衰减就越严重，多一个层次，信息就多损失一部分。所以，当药师与患者进行沟通时，首先要选择相对适宜的场合，避免外界环境因素影响沟通的效果，其次，构建轻松的气氛，无拘束、无压力、开诚布公地沟通，创造好的沟通环境，同时，药师要掌握好沟通技巧，对患者提供的信息进行筛选，避免因沟通不畅造成信息失真。

五、药学沟通内容

（一）与患者的药学沟通

1. 患者药物治疗相关信息　药师在与患者进行沟通的过程中，要认真倾听和思考，提炼出患者能传递的与药物治疗相关的信息。包括既往用药史、药物过敏史、既往史及肝肾功能等病理生理状况。例如对胃肠道痉挛青光眼患者，若忽视其青光眼病史而应用阿托品治疗，将导致眼压升高、青光眼急性发作等不良后果。因此对每一位患者，都要依据其药物治疗相关详细信息进行药学沟通及用药指导，为后期疾病的有效治疗提供依据。

2. 药物使用注意事项　药物治疗是临床疾病治疗过程中最常见的方法。药物的使用不当不仅影响治疗效果，还可能会造成药物不良反应的发生。给药方法应根据病情缓急、用药目的以及药物本身的性质等决定，因此，药师需要利用专业的药学知识为患者解释如何正确地使用药物，同时告知患者在服药期间可能会出现的常见不良反应及应对措施，消除患者对药物副作用的过度担忧。

3. 药品的正确储存条件　空气、阳光照射、温度及湿度的变化均会对药物效用造成影响，若药品储存和管理不当，不仅会导致有效期内药品的药效降低或消失，严重时还易导致药品产生毒性，这样不仅难以实现药品的治疗作用，同时还威胁患者生命安全。

4. 特殊人群的沟通　老年人记忆力及视力减退，因此药师需要对老年人及家属进行用药教育，从而提高老年人的自我管理能力和服药依从性，提高老年人的安全意识和用药安全行为；有一些排泄较慢而毒性较大的药物，如洋地黄、依米丁，容易引起蓄积中毒，对于肝、肾功能不全的患者，为防止蓄积中毒，当用到一定量以后即应停药或给予较小量维持；妊娠及哺乳期的患者在情绪上波动较大，因此，药师不仅应关注药物对患者及胎儿的影响，还要进行适当的心理疏导；理解能力受限的患者因为生理缺陷或生活自理能力下降，常常出现药物相关的问题，药师要通过多种方式促使患者的合理用药。

（二）与医务人员的药学沟通

1. 治疗药物的选择　随着医疗水平的日益提高，药品种类日趋繁多，使得医师在选择药物时很难抉择。药师是掌握市场及医院药物动态变化的专业人员，不仅熟悉各类药物的药理作用，更能掌握每类药物中具体品种之间的差别，利用专业的药学知识更好地协助医师选择合适的药物品种，选择治疗需要的、最简便易行且安全的剂型。

2. 药物剂量的确定及调整　对于儿童、老年人及肝肾功能不全等特殊人群，常因用药剂量不适宜造成难以达到最佳的治疗效果或发生药品不良反应，因此药师需要根据患者的病理、生理状态，运用专业的药学知识或技术手段如治疗药物监测、药物基因检测等协助医师确定合适的剂量。

3. 药物相互作用与不良反应的鉴别　对于病情危重、治疗复杂，合并症较多的患者，常常需要多种药物联合应用，增加了药物相互作用的发生，影响了药物治疗效果，甚至影响患者的用药安全。需要药师在查房，或药学监护过程中根据患者的某些特殊症状、体征或实验室检查指标，判断药物使用的有效性和安全性，更好地协助医师解决药物相关问题。

4. 药物的优化及重整　老年人常伴随多种疾病，需要服用多种药物，不仅增加了患者服药的难度，同时，由于药物之间的相互作用，使不良反应事件增加。如何避免或降低老年共病及由此带来的多重用药的风险，是当前医师和药师面临的迫切需要解决的问题。药师具有较全面的药学知识，可以提供更加科学有效的信息及最佳的用药建议，在实施过程中及时与医师沟通，通过专业的药学知识对药物进行优化调整，保障用药安全，降低患者的用药难度，可最大限度地避免不良事件发生。

5. 药物治疗信息的提供　药师不断更新药物治疗方面的理论与实践知识，并从良莠不齐的文献中筛选出真正有价值的文献，从而保持与医师及社会在药物治疗方面的同步，避免质量低下的文献对治疗产生不利的影响。

6. 静脉用药注意事项　在临床治疗过程中，静脉输液是用药的重要途径。若静脉用药的配制方法、配伍与输注顺序或溶媒的选择不当，不仅影响治疗效果或患者安全，严重则可能威胁到患者的生命健康，侵害患者的健康权益。药师应加强与医师、护士关于静脉用药注意事项的沟通，如药物相互作用、药物稳定性、载体及滴速等，促进静脉用药安全。

7. 抗菌药物及其他药物的合理使用　由于抗菌药物的滥用，造成我国细菌耐药形势严峻，药师通过与检验科医师等对院内细菌耐药情况共同监测，为医师提供合理的抗菌药物治疗方案。同时，药师定期对门诊处方及住院医嘱进行点评，减少不合理用药问题，促进药物的合理使用，从而达到最佳的治疗效果。

（周春华　李嘉玮）

第二节　沟通基本原则

高效的药学沟通是顺利开展以患者为中心的药学服务工作的媒介，沟通的基本原则包括以人为本、平等原则、尊重原则、同情原则和保密原则。

一、以人为本

案例 2-1

曹某某，男，65岁，确诊支气管哮喘10年，平素使用沙美特罗替卡松粉吸入剂（50μg/250μg）每天2次，每次1吸，喘息、气短症状控制尚可。近10天感喘息、气短严重，轻微活动即感气短、呼吸困难，伴咳嗽、咳白痰。医师接诊查看患者后，增加噻托溴铵粉吸入剂控制患者哮喘症状，并建议患者到药学门诊咨询吸入剂用法。

曹大爷："药师，这个药我第一次使用，您看该怎么用？"

药师（接过曹大爷的药）："大爷，哮喘这个病以吸入治疗为主，掌握吸入技巧以及吸入装置的操作对您哮喘控制非常重要，您仔细看我。"

药师边耐心讲解边逐步示范，然后让曹大爷演示—药师纠正—药师示范—再演示，直至曹大爷完全掌握。药师正准备接待下一位患者的用药咨询时，曹大爷紧皱着眉头说话了。

　　曹大爷："药师，大夫说我的哮喘严重了，之前的药我用了很多年了，自己也觉得效果不如以前了，这次大夫给我升级加药，我是不是病得很重？"

　　药师（看着曹大爷对病情的担心，药师并没有直接回答他的问题）："大爷，之前的药您是怎么用的，有人教过您吗？能给我描述一下吗？"

　　曹大爷："最初开药的医师曾教过我，我也是按照医师说的每天坚持2次吸药，我会用的。"曹大爷说着便从口袋里掏出药物演示起来。

　　药师（首先对大爷的用药行为给予了肯定）："大爷，您的操作是规范的。"

　　这时药师快速地判断着：曹大爷用药依从性良好，吸药方法没有大问题，哮喘控制不佳一定有其他原因。

　　药师："大爷，通常什么情况下您的喘息、气短会发作？"

　　曹大爷："我家在农村，天凉感冒或做农活累着就会犯，平时闻见烟味也不舒服。这不赶上过年了，天气冷、活又多，再加上烧秸秆、闻到亲友吸烟的味道我也咳嗽、喘，又不好意思说，最近犯得尤其频繁。女儿担心我，赶紧把我接到大医院看病。"

　　药师（了解了曹大爷的哮喘诱发因素，有针对地跟他沟通起来）："曹大爷，哮喘除了用药物控制，还要做好环境控制。环境控制好比防病，防病和治病同样重要，您可以在接触寒冷空气或烧秸秆时注意保暖、佩戴口罩。"

　　曹大爷赞同地点着头。

　　药师："中国人过年有走亲访友的习俗，非常理解您对亲情友情的珍视，宁可自己忍受病痛，也不会吝惜给亲友递上一支香烟。生命只有一次，没有什么比健康更重要。如果您跟亲戚朋友明确表达烟草会让您发病，相信他们会理解并配合，至少不会在您面前吸烟。"

　　曹大爷（不停地点头）："是我自己爱面子，如果我说闻烟味难受，亲友们定不会在我面前吸烟的。"

　　药师："曹大爷，您的哮喘只是近期未控制，并不是您认为的很严重。如果哮喘控制良好，医师还会采取降级，也就是减药或减量治疗。"大爷紧皱的眉头舒展了，取而代之的是满意的笑容和真挚的感谢。

　　现代社会发展的核心是以人为本，现代医学"以患者为中心"的医疗行为实质则是以人为本的体现。在医疗工作中，医患之间会围绕治疗方案、药品合理使用等细节，通过多种形式进行交流，达到治疗目的。随着患者就医的需求从单纯的治疗逐渐转向心理、社会的综合需求，患者不仅需要精湛的医疗服务，还需要平等、关怀、尊重的就医体验，因此，医患之间的有效沟通应遵循以人为本的原则，最终实现"以患者为中心"的医疗服务。

　　药师的工作与医师一样，每天面对的工作对象是一个个和自己一样的人，需要药师在日常工作中敬畏、关怀每一位患者。由于不同患者对检查结果、诊断、治疗方案理解不一致，因此，药师面对不同的患者，应做出全面的分析及解释，并将这些信息，采用个性化的方式向患者及家属进行阐述，如药物的药理作用、使用方法等信息，并根据患者的具体情况做出相应的沟通及指导。另外，药师应该不断提高自身能力素质，尊重患者主体，注重保护患者的合理权益，增加患者对医院及药师的信任感。

　　以人为本适应了医疗服务模式的转变，同时对提供药学服务的药师提出更高的要求，作为药患沟通中最根本的原则，需要药师尽可能满足患者的需求，给予患者更多的人文关怀，丰富"以患者为中心"的内涵。

二、平 等 原 则

　　平等是药患沟通的基本原则，药师与患者是平等的个体，没有职业的高低贵贱之分，药师需要平等对待所有患者，药患之间如同合作伙伴，需要在一种平等合作的氛围下达成诚信、行善及公正的关系。

（一）诚信原则

　　《中华人民共和国民法典》中第七条的诚信原则，是指所有民事主体在从事任何民事活动，包括行使民事权利、履行民事义务、承担民事责任时，都应该要秉持诚实、善意、不诈不欺、言行一致、信守诺言。诚实守信是医患关系的基本准则，既是保障医疗秩序的重要法律原则，又是一种重要的道德规范。

（二）行善原则

案例 2-3

　　张某某，男，65 岁，因房颤需要长期口服抗凝药物，最近总发现鼻出血，来抗凝药学门诊寻求帮助。

　　药师和患者的沟通中发现，患者曾发生过脑梗、心梗、脑出血，两个月前还因动脉血栓，行左侧下肢动脉成形术＋支架植入术，目前在服的主要药物是：利伐沙班 15 mg qd、阿司匹林 100 mg qd 和西洛他唑 50 mg bid。面对这样一个复杂的病例，房颤的静脉血栓风险决定需要抗凝治疗来预防卒中的发生，而冠心病、外周动脉疾病提升动脉血栓发生的风险，需要抗血小板治疗来预防动脉事件的再发生，当房颤合并冠心病、外周动脉疾病，该如何权衡卒中风险、动脉血栓风险以及出血风险，决定用药策略呢？既往大量研究数据表明，抗凝与抗血小板联合使用可能会增加出血风险，而且目前患者已经出现鼻出血。抗凝药师和医师经过反复斟酌，结合患者目前实际情况，且经过患者同意，调整患者抗栓方案为利伐沙班 15mg qd 联合氯吡格雷 75mg qd，继续使用至术后 6 个月，6 个月后，调整为利伐沙班 20mg qd 单药治疗。在解决完所有问题后，药师发现患者欲言又止，再次询问患者，患者很不好意思地说："利伐沙班这个药很贵，可不可以换成其他的药物？"因患者来抗凝门诊之前，服用的就是原研利伐沙班，因此药师忽略了方案的经济性。最后考虑到患者的需求以及患者的经济状况，药师建议医师将原研的利伐沙班调整为价格便宜的国产利伐沙班，同时氯吡格雷也调整为国产品种。患者知道费用减少很多时，对药师再三感谢！

　　1979 年《贝尔蒙报告》中提出的行善原则要求医务工作者始终从患者的立场出发，要求维护患者生命和健康的利益，同时也要维护患者人格、尊严、快乐等精神和心理需求。在医疗实践中，行善原则是指医务人员的专业技术行为对患者有利，既能减轻患者的病痛，又能促进疾病的恢复，这是狭义的行善原则。而广义的行善原则是指不仅对患者有利，而且有利于医学事业及医务工作者的发展。

案例 2-3 解析

　　药师往往考虑的是如何更好、更快地解决疾病及合理用药问题，较少考虑到患者的承受能力和药物治疗方案的经济性。药师为患者反复斟酌抗栓方案时，只考虑了方案的有效性和安全性，而往往能使治疗方案持续进行的是药师忽略的经济性。每个患者的经济情况不同，考虑药品的价格，帮助患者获得最经济的治疗方案也是药师职责的重中之重。

（三）公正原则

案例 2-4

　　医师："您好药师，我帮家里老人开了阿普唑仑，用于治疗失眠，请帮我拿一下药。"

　　药师："您好，处方中阿普唑仑开具了一个月的剂量，超出了规定的要求。"

　　医师："因为家里老人每天都服用，这样开处方省事一点，麻烦你按我的处方拿一下药吧。"

　　药师："实在不好意思，按照《处方管理办法》规定，第二类精神药品在门诊只能开具七日内的处方量，还需要您去修改一下处方，按规定要求开具处方，我不能因为您是医院的医师，而放弃处方审核的职责，放弃公正啊。"

　　医师："好吧，以后我按每周的剂量开具处方。"

　　与医师沟通后，医师表示会支持药师的工作，及时改正此次处方中存在的问题。

公正原则是指在医学服务中公平地对待每一位患者。形式公正是指同样的人给予相同的待遇，不同的人给予不同的待遇。内容公正是指不同个体的地位、能力、贡献、需要等决定其承担的社会义务和权利。医疗服务公正观是形式公正与内容公正的有机统一，即做出同样社会贡献具有相同条件的患者，应得到同样的医疗待遇，贡献和条件不同的患者则享受有差别的医疗待遇；在基本医疗保健需求上要求做到绝对公正，即人人同样享有；在特殊医疗保健需求上要求做到相对公正，即为具有同样条件的患者提供同样的服务。药师应具有公正素质，恪尽职守、平等地对待每一位患者，合理地使用卫生资源。

案例 2-4 解析

　　为开展处方审核工作，药师需要反复学习，向临床医师解答相关用药问题。在实践中发现问题和错误，设法解决或及时纠正，在实践过程中不断提高药师自身水平。处方审核工作应坚持公正的原则，在面对医师时，药师要有理有据，坚持公正。处方审核是促进合理用药的手段，也是药师的基本工作，药师需要不断学习、提升沟通技能、不断改进方法，使处方审核工作能真正为合理用药发挥作用。

三、尊重原则

　　在医患沟通过程中，还应该遵循尊重原则，狭义的尊重原则是指患者与医务工作者在沟通过程中应该尊重对方的人格，特别是医务工作者需要尊重患者及家属的人格尊严。广义的尊重原则是除了互相尊重人格尊严外，还应该尊重患者及家属的自主权。尊重原则是现代医学模式发展的必然要求，也是医学人道主义的具体表现。在药学服务实践过程中需要对所有患者一视同仁，前提就是必须尊重患者的人格，同时也要尊重患者所做出的抉择。

　　药师在沟通过程中遵循尊重原则，实质则是对自主原则、知情同意原则及患者有利原则的维护。

（一）自主原则

案例 2-5

　　重症医学科临床药师常常和患者或家属沟通抗真菌的药物治疗方案，因为一些抗真菌谱窄且副作用小的药品价格比较高，这时药师需要与患者家属沟通药物治疗方案。

　　药师："家属您好，我是重症医学科的临床药师，现在需要和您沟通一下接下来抗真菌的药物治疗方案，不知您现在方便不？"

　　家属："嗯，好的。"

　　药师："患者药敏试验提示真菌感染明确，需要进行抗真菌的药物治疗。现在有 2 种治疗方案，我给您介绍一下。"

　　家属："嗯，好的。"

　　药师："一种是卡泊芬净的药物治疗方案，另一种是两性霉素 B 的药物治疗方案。两种方案的共同点是均疗效确切。不同点是两性霉素 B 不良反应种类较多、发生率高，部分患者会造成肝、肾功能不全或是低血钾等不良反应，但是价格相对比较便宜。而卡泊芬净不良反应相对较少，偶有肝功能不全发生，但是这种药品价格较高。"

　　家属："卡泊芬净贵，到底有多贵？"

　　药师："每支大概 800 元，患者需要 1 天 1 次，1 次 1 支，一个疗程 7 天，预计需要 1～2 个疗程。"

　　家属："哇，那需要 1 万多啊！另一种药品也能治病而且可以报销是不是？"

　　药师："嗯，是的。"

　　家属："我家里困难，看病已经花了一大笔钱了，还是选价格便宜、医保能报销的药吧。"

　　药师："嗯，好的。"

医务工作人员与患者沟通过程中应遵循自主原则，为患者提供自主抉择的条件，保障患者行使自主权，理解患者及家属所做的选择，确保患者可自主选择医疗环境、医务人员及治疗方案等。医务人员在沟通过程中应遵守自主原则，尊重患者自主权，避免对患者过度干涉。

案例 2-5 解析

自主原则的实质是对患者独立人格和自主权利的尊重和维护，是广义尊重原则的主要内容。而针对于患者用药方面自主原则的实现是通过药师提供足够药品信息，如药品的疗效、安全性、不良反应、给药途径及价格等的情况下，患者及家属结合自身情况，权衡利弊在一定范围内自主决定药物治疗方案。

（二）知情同意原则

案例 2-6

张某某，女，28岁，受孕28周，因过敏性鼻炎到药学门诊进行药物咨询。

一位挺着孕肚的妈妈到药学门诊，双臂趴门框，想要说话，喘息了半天，上气不接下气地说："医师啊，我……受孕28周了，呼……鼻子不通气，晚上躺不下、睡不着的，好不容易睡着了，呼……一会儿就……憋醒了。"随即就是映入眼帘的疲惫的双眼和浓浓的黑眼圈。

药师赶紧起身扶着患者走到诊桌前，安抚说："您先坐下，歇会儿，慢慢说。"

药师问："过去有没有高血压、糖尿病、冠心病等疾病？"

孕妈妈说："这些病都没有……就是……就是鼻炎，一到开春，喘不过来气啊！"

药师问："那您去年开春的时候有用治鼻炎的药吗？"

孕妈妈说："用的喷鼻子的……你看……这个。"她从包包里掏出了一个鼻喷剂，递给药师说："以前用这个……激素药……受孕了……没敢再用……开春了，鼻炎犯得厉害……"

孕妈妈拿的药物是糠酸莫米松，虽然在FDA安全分类中归为C类，但由于其鼻喷雾剂的全身生物利用度小于1%，在孕期也被广泛使用，临床证据表明是安全的。

药师说："这个鼻喷剂是属于激素药，虽然全身用药的安全等级是C级，但因为使用的是鼻喷剂，实际吸收入人体的非常少，所以这个药物在临床上还是广泛使用的，在孕妇中的安全性也是有一定保障的，鼻喷剂这种局部用药作用在鼻子，相应的副作用也是作用在鼻子、嘴巴、喉咙的范围，对胎儿几乎没有影响，况且，您现在休息不好，精神状态不好，对宝宝的影响也是很大的，我建议是正常用药，您看呢？"

孕妈妈说："嗯……谢谢药师……我再考虑……考虑下……谢谢……。"

在医疗过程中，知情同意的目的是让患者有效理解即将实施的治疗方案或手术，了解治疗相关的风险和获益，获得患者及家属的授权，这个过程也是患者与医务工作者之间沟通的过程。而在实际过程中，由于种种原因造成患者对知情同意的内容缺乏理解，这些原因包括医务工作者未能完整将知情同意的全部内容告知患者，医患之间缺乏有效的沟通环节，沟通方式选择未能考虑到患者等。因此在沟通的过程中应该强调有效沟通，沟通内容应简明易懂，通过使用知情同意材料提高沟通的有效性。另外，沟通过程中尽量使用日常用语，而不是医学术语，提高患者沟通中的参与度，使用开放式的问题引导患者。

案例 2-6 解析

知情同意是患者就医用药时必须被尊重的权利，让患者获得真正有效的知情同意是药师履行知情同意过程中义不容辞的责任。能看得出，这位孕妈妈在认真听药师讲的同时，内心在进行着思想斗争。作为药师，帮助患者获得对孕期药物安全性的知晓权，而是否使用药物的决定更为重要，这就是患者的同意权，需要患者慎重地决定。

（三）患者有利原则

案例 2-7

　　患者家属通过电话询问用药问题，经肿瘤门诊主任推荐，寻求药师帮助。

　　药师首先进行了简单沟通，通过对方的简单描述，得知主要信息：①她是患者的女儿，患者本人是男性，61 岁，诊断为前列腺癌，骨转移；②本次门诊医师开具了新型抗肿瘤药物新一代雄激素受体（AR）抑制剂达罗他胺片，使用方法每次 600mg，一日两次；③患者患有冠心病、糖尿病、焦虑症，现口服多种药物，患者的家属担心会存在药物之间的相互作用。接下来药师进行了详细的药学问诊，了解了患者各基础疾病及服用的药品名称、用药剂量、用药时间等详细信息，进行药物重整。经过查阅资料后发现，患者现准备服用的达罗他胺与瑞舒伐他汀钙片之间确实存在具有临床意义的药物相互作用。

　　药师回答："患者家属您好，首先感谢主任及您的信任，通过您提供的用药信息，从我们药师角度出发，确实发现了可能存在的药物相互作用，本着保障用药安全，对患者有利的原则，确实需要提醒您，患者目前所服用的降脂药物瑞舒伐他汀钙片可能需要更换。"患者家属听后，表示困惑："请问如果合用会出现什么问题呢？那换成什么药物呢？"接下来药师向患者家属进行了详细的解释，说明患者服用的抗肿瘤药物会引起降脂作用药物的血药浓度的增加，可能会增加不良反应的发生。因此药师向患者的主诊医师建议该患者可以考虑换用普伐他汀，并告知换药过程中密切监测血脂变化，还详细向患者家属进行了解释和说明，解除了患者家属内心的担忧。

　　沟通中的患者有利原则是指药师要站在患者的角度上考虑，维护患者的利益。患者有利原则包括对患者确有获益以及需要患者权衡风险的两方面。对患者确有获益的医疗行为包括有利于患者、为患者着想，特别是为患者的利益着想的方案。权衡风险需要药师权衡风险做出使患者得到最大获益而带来最小风险的选择。另外，患者有利原则还包括为患者的经济利益考虑，尽量减少每次疾病治疗的成本。

案例 2-7 解析

　　在用药重整过程中，药师需要站在患者的角度上，为维护其健康尽心尽力，有效避免患者合并用药所带来的不良反应，避免潜在的治疗费用，使患者得到最大可能的好处或受益和最小可能的害处或风险。

四、同情原则

案例 2-8

　　张某某，女，29 岁，患有癫痫病十余年，一直在服用丙戊酸钠，本次丙戊酸检测的血药浓度值为 49.5μg/ml，略低于正常范围，遂与丈夫前来进行用药咨询。

　　患者："我一直在按时按量用药，用药后已经七八年没有发过病了。但是因为最近有受孕计划，担心用药对胎儿会有影响，所以三个月前我自行将剂量减了一半。"

　　药师："减量后癫痫有复发吗？"

　　患者："有。药量减少或停药几个月后病就会复发，所以现在又按照原来剂量服用了。"

　　药师："那您的血药浓度现在偏低，也就是说您现在的用药剂量可能没有达到有效的治疗剂量。但有临床资料表明，这个药会增加胎儿畸形，特别是神经系统发育缺陷的可能。"

　　患者明显开始焦虑了，立刻问道："那我把这个药停了再受孕可以吗？"

药师："您也提到过，您之前两次停药后病都复发了，而且由于受孕期间激素水平发生改变，精神压力也比较大，部分癫痫患者发作的频率会增加。如果在受孕期间癫痫发作，对孕妇和胎儿都可能有非常严重的伤害，特别是您如果现在突然中断丙戊酸钠治疗，可能会引起比较严重的后果。"

患者："那是不是说得了这个病我就不能当妈妈了？"

这对年轻的小夫妻显得有点失落。

药师："我也是一名母亲，特别理解您想要孩子的心情，你们不用太过焦虑，不会因为得了癫痫就剥夺了您做母亲的权利的！"

患者："是否可以再加个别的药一起用，快点好了是不是就可以备孕了？或者能不能换用其他的药？"

药师："鉴于您要备孕的情况，不建议加用其他药品。因为受孕期间的用药应该尽量单一，特别是对于抗癫痫药来说，联合用药比单一用药发生胎儿畸形的风险会显著增加，所以应该尽量只用一种药。我非常理解您的顾虑和担心，担心药物对胎儿有影响。目前临床上也是有在孕期使用相对安全的抗癫痫药可以进行替代，但是我建议您一定要在专科医师的指导下，先逐渐降低丙戊酸钠的用量再用相对安全的药物逐渐替代，这样一方面能保证受孕期间不会由于疾病或疾病的并发症得不到很好的控制而对您和胎儿产生伤害，另一方面也尽量将药物对胎儿可能产生的影响降到最低。如果更换了新药以后病情确实不能得到很好控制的话，您需要请专科医师对您进行一个全面的评估，仔细权衡疾病发作和胎儿发生畸形的风险/收益比。如果确实需要继续服用丙戊酸钠，您也不需要太担心，通过在受孕前和受孕期间补充叶酸和多种维生素可以大大降低药物引起胎儿畸形的概率。另外，不管是从一个药师的角度还是从一个母亲的角度，我还是要提醒您，作为需要长期用药的患者，对于受孕的问题也绝对不能掉以轻心，所以在将用药以及自身的营养状态调整合适前，一定要注意采取保护措施，避免意外受孕，这也是对您和您未来孩子的一种保护。"

在与患者沟通中，医务工作者应在充分了解患者病情的情况下，产生感同身受的同情心是做好医患沟通的心理基础。在疾病状态下，患者希望得到充分的理解，若医务工作者表现漠不关心、情感淡漠，医患沟通往往是无效的，往往产生负面作用。此时医务工作者应遵循同情原则，换位思考，更有利于医患的有效沟通，促进患者治疗措施的实施。

医患之间的沟通不仅仅限于简单的语言交流，还应该纳入人与人情感的交流，这种情感的交流是治疗方案的一部分。首先，医患之间的情感交流是必要的，医务工作者在工作中应付出情感。其次，情感交流要控制在一定范围内，医务工作者应把情感控制在理性范围内。

案例 2-8 解析

对于育龄期的女性，药师有义务告知她们药物可能对胎儿产生的影响以及如何在孕前提早开始调整用药和进行营养补充，特别是要注意提醒她们在做好充分准备前一定要避免意外受孕。药师工作中的一点细心和一句及时的提醒也许就会使患者成为一个幸福的母亲，作为药师在结合患者的实际病情的前提下，应坚持从患者的角度出发，遵循同情的原则。

同情是药师向患者输出情感的重要形式，体现出药师的道德水平，也是患者是否愿意同药师交流的重要因素。患者需要得到药师的理解和同情，作为药师将同情心融入沟通过程中，有助于药患关系的和谐，有助于患者表现出积极、乐观、向上的情绪，进而有助于药师获得更详细的信息，为药物治疗方案的制订提供依据。

五、保密原则

案例 2-9

一名患者在药物咨询窗口进行咨询。

患者："想咨询一下艾司西酞普兰片这个药需要吃多久能停药？"

患者压低嗓音咨询这个药物的用法，看到患者神情躲闪的样子，药师将患者带到单独的用药咨询室，以便患者可以无所顾忌地咨询问题。

药师："您好，请问是您本人服用此药吗？是第一次服用吗？"

患者："是的，您就小点声告诉我就可以，不要让其他人听到。"

药师："好的，请您放心，您的病情属于个人隐私，不论是医师还是我们药师都会对您以外的人保密，所以您不必紧张。这个药物是需要根据您的病情调整用药的，切忌私自停药，不要觉得自己状态良好就私自停药，这样可能会加重病情。您需要在服药一段时间后找医师复诊，医师会根据您具体的病情决定是否需要继续用药还是停药。"

患者："这个病好麻烦啊，如果让别人知道了会觉得我精神有问题了，会不会就疏远我了？"

药师："对于病情您要摆正心态，不要有太大的心理压力，其实吃药就像是人体缺钙一样，不能与其他人去比较，自己就是缺少这种物质，所以就是需要补充。如果您觉得不想被别人发现，您可以用可随身携带的药盒，将每日需要服用的药物放到药盒中，这样别人问起来可以说是补充维生素。这样既保护了自己的病情隐私也能安心服药。"

患者："好的，谢谢您，我先用一段时间看看状态怎么样。"

药师："记得一定要规律服药，切记不要私自停药，有其他问题随时咨询。"

患者："好的，再见。"

医疗过程中的保密是指医务工作人员不向他人泄露能造成不良医疗后果的疾病相关信息的行为。在药学服务过程中，保密是药患之间最基本的要求，药师常会通过询问病史、实验室检查报告、处方等途径获取到患者的信息，这些信息往往涉及到患者的隐私，如生理缺陷、特殊行为、不良生活方式、不道德行为等，对于这些患者隐私信息药师应当严格保密。但当患者隐私牵扯到法律，则应当按程序进行上报。

另外，保密也包括向患者本人保密，如出于对患者保护性的要求，药师可能不会将一些诊断直接告知患者本人，但这些信息会通过其他渠道与患者家属沟通，达到知情同意的要求。

案例 2-9 解析

作为药师，最常关注的是患者的用药安全，如何提高患者的依从性，如何优化患者的药物治疗方案，减少药物不良反应等。但药师也应该对患者一视同仁，保护患者隐私，消除患者用药取药顾虑，为患者安心规律用药提供保障。

当药患沟通能够建立在保密原则的基础上时，患者才会出于对药师的信任，将不愿与他人分享的隐私告诉药师，这些隐私信息有可能是诊断、治疗疾病的关键信息。另外，保密也是药学服务中的一个重要的伦理学原则，患者的隐私包括选择的隐私、疾病的隐私、身体的隐私和对自身所属物（如姓名、肖像、财产等）的隐私等。在沟通过程中通过保护患者的隐私，可以为药患之间搭起一座信任的桥梁，是建立良好药患关系及提供优质药学服务的基础。

患者与药师之间的沟通属于医患沟通中的一类，是一种具有专业特性的职业沟通，关系到患者的用药有效性、安全性及依从性，药师在工作中需要依靠一系列的沟通原则，提高沟通的规范性，使医患双方形成相互信任的合作关系，从而有利于医疗服务质量的提升。

（董得时　钱诗煜）

第三节　药学沟通的基础

在药学服务过程中，专业的药学沟通要求药师具备丰富的专业知识、熟练的临床实践技能以及良好的沟通能力。扎实的专业知识储备是药师开展药学沟通工作的基础。药师从事药学沟通需要掌握药物治疗学、伦理学、心理学和社会学等方面的知识。

一、药物治疗学

药师开展药学门诊、用药咨询、用药教育、药学监护等药学服务工作需要与不同人群进行有效的沟通，药学服务对象包括医务人员、患者及家属、健康人群等。有效的沟通可以获得和传递多种用药信息。药师与患者之间的良好沟通，能够消除患者用药困惑，提高用药安全性、有效性及依从性；药师与医护的良好沟通能够获得理解、信任与配合，促进临床合理用药和医疗质量的提高。

药学和医学专业知识是药师与医师、护士及患者进行有效沟通的基石。其中专业化和系统化的药学知识是进行有效沟通的基础，可以说是药师工作的"武器"。在临床实践工作中，药师作为医疗团队的重要一员，可以充分利用所掌握的药学专业知识，一方面协助临床医师的药物治疗工作，为患者提供个体化的药物治疗方案，另一方面为患者提供专业的用药教育，促进患者正确使用药物。药师应掌握的药学知识主要有如下。

（1）药学基础知识，如药理学、药剂学/生物药剂学、药物分析、药物代谢动力学，药物基因组学、药物经济学、药物流行病学等。

（2）药学专业知识，如临床药理学、药物治疗学等。

（3）药品说明书，通过药品说明书了解药物之间的相互作用、配伍禁忌、正确服用时间及方法，药品正确贮存等信息。

（4）新药信息，只有掌握药学知识和全面的药品信息，在与医师和患者沟通时，才能树立自己的自信心，保证传递药学知识准确性，进而得到医师、护士以及患者对药师的信任。

临床药学的学科特点是医药结合，所以药师应做到懂医精药。除了掌握系统化的药学知识外，还需要具备足够的医学知识，并将医药知识有机结合。了解常见疾病的诊断、病因、发病机制、临床表现、治疗原则以及常用治疗药物等，在参加临床查房时药师才能听懂医师的专业用语。全面了解了患者的综合情况，明确了临床用药目的，在参与药物治疗方案讨论时，才能提出更为合理的个体化用药建议。

医学发展日新月异，新药层出不穷，药师需要不断地提升和更新药物治疗学相关知识，提高自身的专业技能。包括疾病治疗指导原则、指南和专家共识；药物治疗的新观点、新概念和新方法等。

二、伦 理 学

伦理学的本质是关于道德问题的科学，是道德思想观点的系统化、理论化。在药学服务实践中，药学伦理学应运而生。药学伦理学是一般伦理学原理在药学实践中的具体反映，是运用伦理学的原理研究药学道德的本质、道德理论、道德关系、道德意识以及药学实践和药学科学发展中人们的行为准则与规范和发展规律的科学。药学伦理学与一般伦理学的关系是特殊与一般的关系，具体表述是药学伦理学是以一般的道德原则为指导，研究药学领域这一特殊职业道德产生、形成、发展与变化的规律，进而形成自身的道德原则、规范和范畴，是药学道德的理论化和系统化，是研究药学道德的一门科学。

（一）药学伦理学

1. 研究对象　药学伦理学以药学领域中的道德现象和道德关系为研究对象。

药学道德现象是药学领域中人们道德关系的具体体现，包括药学道德的意识现象、药学道德规范现象和药学道德活动现象。

药学道德关系是由药学领域中的经济关系所决定，按照一定的道德观念、道德原则、道德意识和规范形成的一种特殊的社会关系，派生在药师与患者或服务对象之间、药学领域内各行业之间、药师与药师之间、药师及主管部门与社会之间等方面的关系，其中最重要的是药师与患者或服务对象之间的关系。

2. 研究内容

（1）药师与患者、服务对象的关系是最首要的关系，它是医药伦理学研究的核心问题和主要研究对象。这里的服务对象包括患者、保健对象及其家属。

（2）药学人员与社会的关系：医药实践活动总是在一定的社会关系下进行，必然与社会之间发生直接或间接联系。

（3）药师与同仁的关系：包括药师之间彼此关系、药师与生产人员和营销人员之间的关系及各类人员彼此关系等。

（4）药师与医药科学发展的关系：随着生命科学的迅速崛起，基因工程等制药方法的广泛使用，在医药科学发展中带来许多道德难题。因此，医药人员与医药科学发展之间的关系亦成为医药伦理学的研究对象。

（5）药师与自然之间的关系：医药伦理学从人类的健康出发探索人与自然的关系，从而确立了人类所必须具有的环境意识和环境道德。尤其是在药学实践中许多药物的研制、开发、生产均与天然植物、动物、海洋生物、与人类生态环境中的其他部分发生关系，人如何处理好与自然的这种关系，既获得所需又维护生态平衡，成为医药伦理学必不可少的研究对象。

3. 主要任务

（1）构建药学伦理学的科学体系，丰富和完善马克思主义伦理学关于职业道德理论和内容，肩负起建设具有中国特色社会主义精神文明的重任。

（2）通过学习与实践，使药学人员掌握药学伦理学知识。

（3）树立正确的药学道德观，在实践中改造、完善自我。

（4）开展药学道德的教育与监督，提高药师道德修养水平。

（二）药学道德

1. 药学道德基本原则　也称为药学道德原则或药学道德准则，是从事药品研究、生产、检定、经营、使用及监督管理等人员在药学领域活动和实践中调整药师与服务对象之间、药师与社会之间以及药师同仁之间的关系所应遵循的根本指导原则，是药学道德规范体系的核心内容。它对药学各领域的一切活动，对每个药师的行为与活动都有直接和广泛的意义。它贯穿于药学道德发展的始终，是衡量药师的个人行为和思想品质的最高道德标准。

2. 药学道德内容

（1）确保药品安全有效。

（2）实行社会主义的医药学人道主义，尊重人的生命，尊重患者、服务对象的人格，反对不人道的行为。

（3）全心全意为人民的健康长寿服务，正确处理医药人员与服务对象的关系，正确处理个人利益与他人利益、集体利益的关系，正确处理德与术的关系。

（三）药学科研道德

药学科研的目的是揭示生命运动的本质和规律，探讨增进健康、战胜疾病的途径和方法，同时提高药品质量，开发药物新技术和新品种，增进药物的有效性、安全性。在这个领域中药品科研人员面对的是生命、科学与道德之间的矛盾。药学科研道德是一个特殊领域，是医药道德的一个重要组成部分，它能够调整医药研究实践中各种利益矛盾，指导医药人员根据确定的道德原则，在两难境地中做出正确的行为选择。

药学科研道德具有规范性。它既有与其他专业科学研究相同的一般的道德要求，也有独具医药科研领域自身特点的特殊的道德要求。其主要内容如下。

1. 一般道德要求

（1）实事求是：实事求是是是科学的灵魂，实事求是也是科学的生命。在实际工作中，实验设计、实验中的观察和记录、对实验结果的分析、撰写科研论文，都要实事求是、尊重客观事实。弄虚作假，不仅危害医药科学事业发展，也会损害国家和人民的利益。

（2）坚持真理：认识科学真理是一个艰难的过程，在认识之后坚持真理也需要非凡的勇气。有时坚持真理比认识真理需要更强的意志。

（3）团结协作：科研协作是加速医药科学发展的一项重要措施，也是当代科学发展的一个重要条件。现代科研已经进入群体创造的时代，新技术、新知识不断出现，各学科的传统界限正在逐渐消除，任何一个科研工程或项目都是群体合作的结果。许多重大课题的研究都体现了多方面力量、多学科的合作。因此，药学科研工作者需要具有团结协作的道德风范。

2. 科研人员道德要求

（1）理想与志向：药学科研人员在进行科研工作时，应始终为增进人类的健康这个目标开展工作。只有这样，才能不计较个人得失，不图个人名利，严格遵循医药实验的伦理要求，为人类的健康事业坚韧不拔地工作。有了这种道德境界，科研人员才能不被名誉地位、金钱物质所诱惑，才能把握住前进的方向。

（2）仁爱与严谨：药学科研人员所从事的是直接关系到人类的健康与生命的事业。药学科研人员只有把人类的生命利益放在首位，全身心投入其中，才能在这样艰深的领域中作出贡献。医乃仁术，药学科研人员必须满怀对生命和人类的崇敬与热爱，愿意为维护和挽救人类的健康与生命贡献自己的毕生精力。发展药学科研是在探索生命的奥秘，而生命对于每个人只有一次，它不允许科研人员有任何的失误或者疏忽。因为每一次失误都可能付出生命的代价。因此科研人员必须具有严谨的作风，在这个特殊的领域中，它具有强烈的道德意义。

（3）勤奋与责任：埋头苦干，脚踏实地是成就事业的基础，也是增长才干、获取知识的最根本途径。在药学科学发展的进程中，新事物层出不穷，新发现、新理论不断涌现，没有刻苦精神和强烈的求知欲望，没有顽强的毅力和坚定的意志，是不可能获得成功的。药品科研成果既关系到个人的生命利益，也关系到人类的整体利益。因此，今天的药学研究必须具有对全人类整体利益负责的高度责任感，才能确保药学科研能够有利于人类。

（4）进取与奉献：科学每前进一步都会面对着更多的未知空间。只有敢于探索，勇于进取，才能迈进新的领域。没有创新和探索，前进的步伐就会停滞。科学不承认"终极"真理，更不允许为它划定"禁区"。药学科研人员在进行科学实验时不可能一帆风顺，挫折、困难、失败都是不可避免的。任何成功都是千百次失败换来的，没有彻底的献身精神和顽强的意志不可能完成创新的事业。

（四）尊重患者权利的道德

患者拥有每一项合法用药权利都对应着药师应当履行的道德义务。患者合法用药权利的要求可以分为以下几种。

（1）有知情同意的权利。药物使用后有何种副作用，是否有更好的替代药物，都应翔实告知，并征得患者的同意。

（2）有拒绝药物治疗和药物实验的权利，在新药临床研究阶段尤其要注意这一点。

（3）有享受基本医疗用药的权利。这与"人人享有卫生保健""人人享有基本药物"的医疗卫生目标一致。

（4）患者有得到平等用药的权利。医师、药师只能对症下药、因病施药，而不能因人的身份施药，看钱包施药。

（5）有要求降低医疗费用及用药费用的权利。

（6）有不受滥用药物和不合理用药之害的权利。任何滥开处方，不合理用药都是对患者权利的伤害。

（7）具有监督自己医疗权实施的权利。

尽管药师没有处方权，但与医师一样要建立正确的患者用药权利道德观念，尤其是随着临床药学发展，药师在患者用药时所起的作用将逐渐变大。药师在贯彻医师用药处方中，无不受自身道德观念的支配，并且影响着医师与患者。

三、心　理　学

心理学是一门研究心理现象发生、发展和活动规律的学科。医学心理学是医学与心理学相结合的新兴交叉学科，是与医学有关各种心理行为科学知识、理论技术的重新组合，其核心是关乎人类健康的疾病防治中的心理社会因素。医务人员将心理学知识应用于治疗疾病的每一个环节，特别是与患者建立良好的医患关系中，会促使患者在生理、心理和适应社会三个层面的同时好转。当躯体发生疾病时，人的心理随之发生变化，在求医过程中，面对医疗机构陌生的环境和人员，心理亦会发生一系列的变化。因此，及时调整患者心理，促进其配合治疗，是建立良好医患关系的第一步。同时医务人员在整个诊疗过程中，是与患者和疾病同时打交道的过程，其中，医务人员的显著心理特征表象和治疗疾病的效果同时被人们所关注。

临床上药患双方对药疗活动取得一致性的意见是药患关系和谐的基础之一，下面将从药患双方的心理学特征方面阐述相关的心理学基础，为临床进行有效沟通提供心理学支持。

（一）患者心理学特征

患者是社会的、有不同心理的人，在疾病状态下，本身就是负性的生活事件，它使当事人陷入心理应激，引发一系列心理行为的变化，而这些心理状态将直接影响治疗效果。因此，客观地认识患者的心理特征和了解患者的心理需要，对医患关系的良好发展具有非常重要的意义。

1. 患者的角色　人患病后就进入患者角色，又称患者身份，是多数人在一生中的某一阶段不可避免地体验过的特殊的社会角色。当一个人被确诊患有疾病时，在心理和行为上也就产生了变化。患者原来的角色特征与患者角色越不同，越容易产生适应上的困难；反之，患者原来的角色与患者角色的特征越接近，如被动、愿接受别人的帮助、能相信别人的人容易接受患者角色。患者角色同其他社会角色一样，也存在着角色的转换、角色的期待和角色的适应问题，处理不当，将构成患者的心理问题。

2. 患者的心理特征　疾病状态，以及由此引发的患者内外环境的改变，作为患者大脑反映的客观现实，必然带来患者心理上的变化，称之为患者的心理反应。在临床上，由躯体疾病导致的心理反应称为"身心反应"，不仅影响患者的社会生活功能，而且成为继发的躯体障碍的原因。

（1）患者的心理反应

1）社会角色退化，患者角色增强：当患者患病后，其原有的社会角色就部分或全部地被患者角色所替代，出现行为退化、依赖性增强等反应。患者渴望得到医护人员及周围人的帮助与关怀，从而产生依赖心理，希望亲人陪伴，行为也变得幼稚、顺从。

2）自控力下降，情绪不稳：当患病后患者多会被人们当作弱者加以保护，给予同情和帮助，多数患者会出现心理失衡、情绪多变的现象，变得挑剔，敏感，对他人的表情、行为等特别敏感多疑；有的患者过分关注躯体，甚至能感受到心跳、胃肠蠕动等正常的内脏活动。有的患者感情用事，缺乏控制力，不能很好懂得抑制不良的行为动机。

3）求助愿望强烈：当患者患病后，不论原来的角色地位多么显赫、自身能力多么强，一旦处于疾病状态，为了能够尽快减轻病痛的折磨，都希望并积极寻求他人的帮助以恢复健康。

4）合作意愿增强：患者患病后，早期由于对疾病缺乏正确的、足够的认识而忧心忡忡，希望有经验的医师看病，及时作出诊断和提出治疗方案，会根据医师建议选择自己认为最佳的治疗模式，积极接受诊断、治疗，主动与医护人员、亲友或其他患者密切合作，争取痊愈。

（2）影响患者心理反应的因素

1）对疾病的认知评价：患者对疾病的认知评价结果直接影响其情绪反应的性质和强度。患者会根据自己已知的对疾病的知识和经验，对所患疾病进行认知和评价，当被评价为危及生命的重病时，必然唤起严重的情绪反应；反之，则可能引起轻度的情绪反应。

2）心身障碍：心身障碍是指由心理社会隐私导致的躯体疾病或障碍。这类疾病，在躯体症状出现之前，心理问题就已经存在，当躯体症状发展时，心理反应会变得更加严重。

3）性格特征：不同性格的人对待疾病的态度和出现的心理反应不同。性格开朗、乐观、对生活积极、意志坚强的人，患病后能正视疾病，心理反应较轻，容易摆脱疾病引起的情绪困扰。相反，对于性格懦弱、意志薄弱、神经质性格的患者，患病后心理反应较重，难以摆脱疾病引起的消极情绪。

4）人际关系：良好的人际关系，包括医患关系、病友关系、亲友关系都可能会减轻患者的心理反应，反之，将加重患者心理反应。

5）强化因素：患者患病后可得到一系列平时难以得到的"好处"，如充分的休息、配偶的体贴、饮食上的改善、经济上的赔偿等，这些强化因素的存在，使患者长期陷入患者角色，难以自拔。

3. 相应对策

（1）消除焦虑、恐惧等不良情绪：医务人员应先与家属沟通，介绍医院环境和病区设施，帮助患者及家属熟悉就医环境。对患者进行积极宣教、介绍病情、治疗措施等。对于病情的变化，应耐心解释原因，让患者及家属对治疗方案放心，同时加强巡视患者，以实际行动让家属安心。另外，应针对患者疾病可能发生的各种预后进行说明，使家属或患者对治疗期间可能发生的情况有所了解和准备，但应避免谈及生死的问题甚至相关字眼。患者在接受检查和治疗时，医务人员应主动将检查步骤和方法、检查治疗要达到的目的向家属说明。

（2）拆除医患"信任隔离墙"：信任是医患关系的基石，也是取得良好疗效的前提。医务人员在给患者进行治疗的过程中要随时与患者或家属进行亲情式沟通，以取得他们的信任。维护患者的知情同意权，将每项操作的目的、风险因素告知患者及家属，取得他们的信任和理解，进行特殊治疗、检查或护理时征得患者同意，必要时可签字确认，避免医患纠纷的发生。

（3）降低"依赖"，减少冲突：患者对医务人员有依赖性，医务人员可利用这种心理建立起良好的医患关系，但因为职业的特殊性，医务人员每天面临庞大的患者群，很难保证对每个患者都有极其良好的态度，如果患者比较敏感或者自信心低下，可能会认为医务人员对他不在意，不满或不认可。因此，这种依赖一旦被降低，医患冲突也就相应减少了。

（4）劝诫患者家属，容忍要有度：患者家属对患者的容忍很多时候会影响医师的诊断，有时候还会成为医疗纠纷的源头。医务人员有必要对患者家属说明患者不但要恢复健康的体魄，还需要具备良好的心理素质。

（二）医务人员心理学特征

医务人员是一个特殊的群体，其职业特点决定了他们需要承受更多的心理压力。他们的工作性质、工作环境和工作风险造就了他们职业的特殊性，具体有如下几点。①高风险、高强度、高负荷；②力求完美倾向；③高期待状态；④高行业要求；⑤高负性刺激；⑥知识更新快、晋升压力大；⑦高消耗状态。正确了解和分析医务人员的心理，探讨调适对策，保持健康、稳定、积极向上的良好心态去面对工作，是保证和提高医疗质量的关键之一。

1. 医务人员的角色　医务人员角色与患者角色相反，是一种社会角色。在不同的社会背景或者不同的历史时期，社会对医务人员的角色定位是不同的。

当前对医务人员角色定位有三方面：①诊断和治疗的责任；②预防和保健的责任；③为社会提供安全感。这是这一行业存在的重要价值，医院及医务人员的存在就为现实中的群体健康提供了生理上、心理上的安全保证。

2. 医务人员的心理特征

（1）优越感：医务人员在患者及家属面前的优越感是显而易见的，这种优越感一般来自两个方面，一是来自健康人对于患者的优越感，这种优越感往往会从和患者及家属的一般交流中不经意流露出来，甚至有时候不为本人察觉，但却可明显影响患者心态。二是作为专业人员的优越感，医务人员这个群体文化程度普遍较高，受过系统的医学教育和诊疗技能训练，又有临床经验，对治疗疾病、维护健康有着一定优势，而患者对自身及疾病一无所知或知之甚少，他们急需医疗服务，急需医务人员救助，这种事实的不平等容易造成医师的优越感，而这种优越感会在诊疗、查房等日常交往中不经意流露出来。

（2）主宰欲和控制欲：医务人员的主宰欲和控制欲是以自身的优越感作为基础的，其特点是医患双方在医疗活动中并不进行双向互动，医务人员在医疗行为中希望自己有绝对的权威，能够完全把握医疗的主动权、决策权。这种主宰欲和控制欲往往将患者的意愿排除在外，容易造成医患关系的紧张，为医疗纠纷埋下隐患。

（3）防范心理：医务人员长期高强度的脑力劳动和体力劳动使他们身心俱疲，直接会影响到他们对患者的态度，这在心理防御机制上也有不同的表现方式。如有些医务人员在日常诊断或治疗中遇到困难或医疗水平有限，很容易抱怨患者不合作或不遵医嘱，将治疗中遇到的挫折或失败归因于患者。另一方面不断增多的医患矛盾或医疗纠纷，使医务人员的心理处于职业紧张状态，一些医务人员出现了医疗防范心理，为了防止可能出现的医疗纠纷，采取过度检查、过度医疗等，由此可能会引起医患矛盾。

（4）职业紧张：医务工作者作为一个特殊的群体，担负着"健康所系，性命相托"的重要使命，任何疏忽或意外都可能导致严重的后果，因此，比一般人面临更多的职业压力。

3. 医务人员的需求

（1）个人成就：医务人员以自己的医疗技术和综合能力为患者解除病痛，为社会的文明健康担责任，因此具有较高的社会地位、声望及价值。医务人员自我实现及个人成就的需求是他们高层次需求中最重要的。这种成就感体现在业务水平能在同行或本单位得到高度评价、提前或按时晋升职称、发表论文、成为教学科研骨干、良好的患者评价等。

（2）患者及家属的尊重与配合：医务人员每天工作的对象是患者及家属，为使诊疗工作更有效、更顺利进行，需要患者及家属尊重医务人员的身份及工作，并与医务人员密切合作，共同战胜疾病。

（3）社会各界的理解：进入现代社会后，在市场经济条件下，医务人员迫切需要社会各界的理解和支持。因为医疗不再是一种相对独立的行为模式，而是与经济社会生活的各行各业有着十分密切的关联，并有相应的依赖性。

（4）化解矛盾、减少纠纷：医者最大的愿望就是减轻患者痛苦、治愈患者，最不希望的就是与患者家属产生矛盾和纠纷。但任何人任何事都不可能完美，医疗服务也不例外，因此即使医患沟通再好，也有人会出现医患矛盾，这就需要不断提高医疗机构和医务人员与患者及家属沟通的能力，最大限度减少矛盾和纠纷。

（5）实践和学习：医学的特征是实践性、经验性及循证性，医学伴随着人类进化，社会进步在不断发展。因此，医学需要终身学习和实践探索，医务人员在从业过程中需要不断提高业务水平。

（6）提高收入：在现代社会生活中，人们都希望增加收入，提高生活水平。医务人员也不例外，原因可能有，一是社会心理，从古至今，国内外医务人员的社会地位与收入水平一般成正比。二是价值回报心理，医务人员的工作是脑力和体力综合应用的过程，属高技术、高付出、高风险的职业,这种复杂的劳动成果具有重要的社会价值体现,为人类消除疾病、康复身心,为患者为社会做出了巨大贡献。

四、社　会　学

医学社会学作为一门学科最早出现于 20 世纪 40 年代的美国,被定义为运用社会学的理论、方法,研究医学系统和社会系统之间的关系,以及医疗系统内部各种关系、角色、行为的一门交叉学科。

（一）社会学意义的角色

社会学意义的角色是指一个人的职位,以及围绕这个职位发生的一系列权利义务、行为规范和行为模式。角色和职位、身份有着密切联系;职位是角色的基础,角色是职位的体现,当一个人处于某一职位,就有了相应的角色。作为社会职位的医务人员本身就是角色。人们在现实生活中,面对不同的社会关系,以不同的社会身份出现,表现为不同的角色。角色行为,指人们按照特定的社会角色,与特定社会地位相适应的社会规范和期待与他人发生联系的行为、活动。在社会实际生活中,由于每个人的教育程度、文化水平、个人能力和社会实践等多种因素的影响,他们对角色的领悟和实践结果就产生相同或者不同的结果。但是,社会赋予每个角色却是一种特定的、公认的标准。

（二）医疗中的社会角色

1. 医务人员角色　千百年来公众对医师角色与职业的认同与期盼,就是"悬壶济世""救死扶伤"。从人的社会行为视角看,医务人员是一种为人提供服务的职业,医务人员在社会互动中是一个重要的社会角色。社会角色是指与人们对具有特定身份的人的行为期盼,它构成社会群体或组织的基础,按照这一定义,医务人员角色应是与医务人员的特殊社会地位、身份相一致的一整套权利、义务的规范和行为模式。按照社会对角色的期望、个体对角色的理解和个体在实际工作中对角色的践行程度,来讨论医务人员角色的话,一般表现为如下这三个层次。

第一,理想角色。即期望角色,它是一种社会形态的观念形态,是由社会对医务人员所特指的理想的规范和行为模式。

第二,领悟角色。即感受角色,是指医务人员对角色权利义务和行为模式的理解。由于医务人员个人文化、素质、社会经历、认知能力和环境等因素的影响,它是个人主观上的认识。

第三,实践角色。即表现角色,它是医务人员个人在职业、岗位上实际表现出的角色行为,是客观存在的。

2. 患者角色　1951 年,帕森斯在《社会系统》中提出患者角色这个概念。他强调,患者不仅仅只是患病的个体,而且患者也应该被认为是一种社会角色,因为社会对患者有一种社会期望,有一系列的制度和社会规范会强化这种社会期望。帕森斯所提出的患者角色这个概念可以描述为以下 4 个方面。

1）患者被免除"正常"的社会角色。免除正常的社会角色的活动和社会责任的理由是患者的疾病,且这种疾病越严重,被免除的活动和责任将会越多。而这种责任的免除只有在医师的认可下,才能被免除,这是因为医师的判断不仅具有权威性,而且还能防止有人装病。

2）患者对自己的疾病状态没有责任。个体的患病状态是患者自己所不能控制的。疾病要想得到康复,除了个人强烈的康复愿望,还必须施以行之有效的治疗措施。

3）患病不符合社会需求。患病是一种不合乎社会需要的状态,所以患病个体必须想要康复,而且有义务努力康复。这样,当患者或许正为他自己能暂时地合法地摆脱正常任务和角色责任暗自高兴时,他又要承担新的义务——想要并努力尽可能快地康复。

4）患者应该寻求技术上适当的帮助和与医师合作。靠机体自发性治愈疾病或恢复健康的情况并不多见，这样患者就担当了一种新义务，即病患个体必须寻求医师的帮助，齐心协力从疾病状态恢复到健康状态。

患者的角色行为包括求医行为和遵医行为。求医行为是指人们发觉症状后寻求医疗帮助的行为。一个人患病后，有义务寻求与帮助，也有义务遵医治疗。求医行为又可分为三种类型：主动求医型、被动求医型和强制求医型。遵医行为是指患者遵从医务人员开列的处方或其他医嘱进行检查、治疗和预防疾病。医师对患者进行诊断、处置、开处方，药师进行用法用量、注意事项等方面的交代，是医务人员的职责。

3. 医务人员-患者的角色关系 与其他角色一样，医务人员-患者角色包含一个基本的相互关系，也就是社会情境的每一名参与者都应当熟知自己和他人的行为期望，和随之而来的社会行动的可能后果。患者的角色也取决于医务人员如何看待患者的角色，根据美国学者帕森斯（Talott Parsons）理论，患者应当认识到患病是不愉快的事情，因此他/她有义务通过寻求医务人员的帮助而获得康复。因此医患角色关系是一种明确的由两个或两个以上的人为了一个患者的健康而建立起来的面对关系。社会上对医患关系的看法本质上倾向于一种治疗关系。患者需要从医务人员那里得到所需的技术服务，而医务人员是经社会认可有资格可以帮助患者的技术专家。所以建立良好的医患关系，能促进患者向更好的健康状况转化。

医务人员的角色也被反映为拥有治愈疾病的力量，且被他人信仰的神秘性也有所增强。医务人员角色的这一面来自于患者对握有生死决定权的医务人员的信赖。因此，患者可能以一种强烈的感情色彩看待医务工作，希望或相信医务人员具备一种天生的治疗技巧。

4. 影响医患关系的社会因素

（1）沟通中的误解：医务人员与患者之间的互动是沟通交流的一个过程，这个互动的有效性取决于双方之间相互理解的情况。然而，影响有效沟通的一个主要障碍是医务人员与患者在地位、教育程度、职业训练和权威方面的差别。在治疗过程中，医务人员很难用简单易懂的语言将患者的病情告知患者，从而导致误解产生。

（2）交流中的文化差异：医患互动也会受到交流中文化差异的影响。不同文化背景的患者，在面对医师的诊断和治疗时，因为语言或者肢体的接触，容易使部分患者产生抗拒。同样，不同文化背景的医师在对患者做出诊断治疗时也会表现不同。

在医学社会学中的医师与患者之间的关系，医师、患者各自负有相应的责任与义务，都带有社会对其的行为期望。在医患关系不够和谐的今天，从这个角度去理解有助于找到产生医患关系不和谐的原因，进而有助于从根本上去解决这一不和谐的问题。

（侯锐钢 杨 奕）

第四节 沟通效果的评价

一、沟通效果的重要性

沟通是人与人或人与群体之间信息、思想以及感情的传递和反馈的过程，人们采用语言或非语言的方式交流事实、思想、意见和感情，以达到相互之间对信息的共同理解和认识，取得相互之间的了解及信任。良好的沟通可以使双方相互影响、相互了解，达到行动上的协调一致。沟通的核心内涵是：人与人相互理解，相互信任。医务工作者与患者在沟通过程中同样需要抓住核心内涵，遵循沟通的基本原则。现阶段医患关系已经成为全社会广为关注的焦点问题。国外有研究表明，一个医院或医务人员常被投诉并非因为技术水平不佳，而是因为医患沟通落实不到位或有效沟通不足。培养药学生的药患沟通能力，建立和谐药患关系，是刻不容缓的课题和教学内容。

随着药学服务模式从"以药品为中心"到"以患者为中心"的转变，为了患者用药的安全性，药师需要应用"以患者为中心"的沟通原则，实现有效沟通，体现药师的职业价值，从而在医学伦理学、医学心理学以及医事法律等基础上为患者提供专业药学服务。在这种职责中，沟通就成了药师工作中的一项重要内容和技能。

二、沟通能力的评价方式

沟通的概念复杂、内涵丰富，研究者们可以使用不同的工具来衡量、评估沟通能力。测评方式根据测评者的不同分为3个类型：①自我报告，通常由参与者完成共情能力评估量表来测评其沟通能力；②外部观察者测量，通常由外部观察者观察参与者的沟通能力，从而对参与者的沟通能力进行评估；③参与者测评，在沟通环境下，由参与者对沟通能力、环节进行评价。

目前，医患沟通技能测量工具已发展较为成熟，且已开发出较多用于评价医务工作者与患者间沟通技能的工具，但国内外尚缺少针对药患关系的发展成熟的沟通技能评价工具。设计药患沟通测评工具，首先要明确测评工具的适用主体，选择合适的测评工具，以提高其评价效果。在与临床实践结合中，既要坚持评价工具多元化（如"量表法""问卷法""音频法""系统模式"等），也要简便易操作化，降低使用者的使用难度。由相关领域专业人员设计标准的应用指南，使其更具科学性，评价结果更为准确。在国内设计应用中，既要关注到国外最新药患沟通技能工具研究进展，充分吸收引进；也要结合我国特殊的医疗环境做出相应改善，确保其"以我为主，为我所用"，更好地服务于我国的药患关系沟通实践。同时应进一步加强理论研究，深入挖掘药患沟通的内涵，结合临床需要，客观分析、评估药患沟通效果，最终形成可行的、科学的、系统的评价体系。

（一）医师与患者沟通量表

在临床实践中，医师可能存在沟通技能理论知识不牢、临床经验不足等问题，常常不能顺利地取得患者的信任，建立良好的医患关系。国内外学者已经开发出相应的医患沟通量表用来对医师的沟通能力进行评价，如利物浦态度沟通评价量表（Liverpool attitude communication rating scale，LACRS），由利物浦医学院创制，分为9个维度；美国医患沟通技能评价量表（Set Elicit Give Understand End framework，SEGUE 量表），基于心理学理论研制，分为5个维度，共计25个条目，基于现场观察法，从测评前准备、信息收集、信息给予、理解患者和结束问诊五个方面对医师进行评价，并在测评前，统一对测评人员进行培训，以统一标准；临床客观结构化考试（objective structured clinical examination，OSCE），同样是一种常用于医师沟通能力考核的一种方式，选取部分医院医师作为测评的主体，从病史、标准化患者以及患者沟通内容三方面进行规范化考试；国内学者对英国学者 Rees 设计的医学生沟通能力态度量表（communication skills attitude scale for medical students，CSASMS）进行修订，采纳5因子结构，以揭示中国医学生对于医患沟通技能学习的复杂态度结构。例见表 2-1、表 2-2。

表 2-1　医患沟通技能评价量表（SEGUE 量表）总得分各维度条目

条目	是	否
准备阶段		
保护患者隐私（如关门）		
有礼貌地称呼患者		
介绍问诊和查体过程（如问诊的内容、先后顺序等）		
说明此次问诊的理由（了解情况、进一步诊断、汇报上级医师）		
建立个人信任关系（如适当的自我介绍）		
信息收集		
避免诱导性提问/命令式提问		
用心倾听（如面朝患者、肯定性的语言、非语言的意见反馈等）		

续表

条目	是	否
核实/澄清所获得的信息（如复述、询问具体的数量）		
与患者讨论既往治疗经过（如自我保健措施、近期就诊情况）		
与患者讨论目前疾病对其生活的影响（如生活质量）		
给患者说话的时间和机会（如不轻易打断患者的讲话）		
系统询问影响疾病的物理、生理因素		
让患者讲述对其健康问题或疾病发展的看法		
系统询问影响疾病的社会心理情感因素（如生活水平、生活压力等）		
与患者讨论健康的生活方式/疾病预防措施（如疾病危险因素）		
信息给予		
根据患者的理解能力进行适当（语速、音量）调整（如避免使用专业术语）		
解释诊断性操作的理论依据（如体格检查、实验室检查等）		
告诉患者他（她）目前身体情况（如体格检查、实验室检查的结果）		
鼓励患者提问、核实自己的理解，安慰、鼓励患者		
理解患者		
认同患者所付出的努力、所需要克服的困难（如感谢患者的配合）		
始终保持尊重的语气		
体察患者的暗示/配合默契		
表达关心、关注、移情，使患者感到温暖，树立信心		
结束问诊		
问患者是否还有其他的问题需要探讨		
进一步说明下一步的诊治方案		
总分		

注：SEGUE 量表包括准备、信息收集、信息给予、理解患者、结束问诊 5 个维度，共 25 个条目，各条目勾选"是"计 1 分，勾选"否"计 0 分，总分 25 分，得分越高，意味着沟通技能越好

表 2-2 利物浦医师沟通能力评价量表（LCSAS）中文修订版

项目	不可接受	较差	可接受	很好
问候患者、确认此次就诊的原因	没有确认	有确认就诊原因，但没有问候患者	问候并确认	全面确认患者就诊原因
自我介绍和工作能力介绍	没有介绍	只讲了自己姓名	讲了自己的姓名并描述了自己的工作	姓名，工作角色和自己如何胜任这项工作
声音清楚、阐述清楚	患者听不清或不能理解	患者部分听不清楚但医师有尽力解释	患者能听清楚，但不能理解	能听清并理解
目光接触	完全没有目光交流	目光交流较少或一直盯着患者	多数时间有合理的目光交流	在恰当的时候有目光交流
非语言沟通的运用	不恰当和不同步的非语言	中度运用非语言，有时会尴尬	很好运用非语言，部分地方运用得不恰当	持续和正确运用非语言
尊重患者	冒犯患者	对患者感受草率对待	比较重视患者感受	清晰表现出对患者意见和自尊的尊重
对患者感受的同理心方面	完全忽视患者感受	有对患者同情上的回应	较好照顾患者感受，给予同情	自然流露出对患者的同情

续表

项目	不可接受	较差	可接受	很好
适当的开放式和封闭式问题	全部都是不恰当的封闭式问题	两类问题并用但运用不恰当	两类问题运用基本合适	自如运用两类问题
阐明并总结问题	没有阐明和总结问题	较少阐明和总结问题	适当阐明问题和总结问题	很好阐明和总结问题
问题的敏感性	粗鲁笨拙地过多询问伤害患者的问题	不问敏感的私人问题	在询问私人问题时，试着表现出敏感性	在询问私人问题时，表现出很好的敏感性
确认患者是否理解并恰当结束本次问诊	没有确认是否理解	很少确认患者的理解情况并草草结束就诊	确认患者理解并结束就诊	很好帮助患者理解，询问患者是否还有问题

（二）护理人员与患者沟通量表

国内护理专业学生测评工具比较丰富。如《护理人际学》（2003 版）中提到的护理专业学生自我评估量表，共分 40 项，每项评分最高为 3 分，主要用于测评护理专业学生的沟通和倾听能力。客观结构化临床考试（Objective Structured Clinical Examination，OSCE），用于模拟临床情景，要求护理专业学生在规定时间、地点与标准患者进行沟通，从理论、技能和态度三方面综合评价学生的沟通能力水平。有学者利用视频记录方式，采集护理专业学生与患者沟通的全过程，进而根据视频文件进行自我评价，发现沟通过程中存在的问题，进行相应的调整。有学者创制护理沟通能力评价表，量表采用美国学者 Likert 5 级评分法，根据 6 个维度，43 个条目进行评测，得分值与护患沟通能力成正比，可较好地应用于护理专业学生和患者的沟通评价。

（三）药师与患者沟通量表

药师有确保患者正确使用药物的使命。要达到这一目的，药师必须学会如何与患者及其家属、医护人员建立良好关系的沟通能力。一项研究表明，药师与患者之间关系的质量影响着治疗疗效。因此，药师必须提高自己的沟通能力，才能为患者提供最佳的药学服务。但目前在药学领域，尚未开发出一种发展成熟的评价药师与患者沟通能力的评价工具。日本学者 Teramachi 开发了药师沟通技能量表（TePSS-31），该问卷专为评估药师的沟通能力而设计。药师的沟通技能可以通过这种测定量表进行评价，其结果可以衡量药师沟通技能及长期实践锻炼中所掌握的交际技能，见表 2-3。在 2017 年，由相关专家对沟通评估工具（CAT）进行了审查，并删除、修改和添加了与药师有关的项目，进一步得到了 CAT-Pharm。其中共包括 15 个项目，用于测量患者对药师沟通的看法。详见表 2-4。美国学者 Grice 等结合了其他沟通工具包括 SEGUE 量表、卡尔加里-剑桥医学沟通指南和 MAAS-Global 医患沟通技巧评级表后，开发了一项用来评估美国院校药学专业学生与患者沟通技巧的有用工具——PaCT 评分（表 2-5）。PaCT 评分解决了专门为药学专业学生临床沟通技能设计的框架和工具的需求，它可以识别需要更多帮助或练习的药学专业学生，以培养其与患者沟通的能力。

表 2-3　药师沟通技能量表调查问卷

调查内容	总是	大多数	都不是	多半不是	不一定
认真倾听患者讲话	5	4	3	2	1
即使是与从未见过面的患者，可以立即开始沟通交流	5	4	3	2	1
与患者交谈时，没有太多无关的谈话内容	5	4	3	2	1
站在患者的角度说话	5	4	3	2	1
说话要慢，语言要通俗	5	4	3	2	1

续表

调查内容	总是	大多数	都不是	多半不是	不一定
向刚认识的患者正确介绍自己	5	4	3	2	1
如果你对患者的行为不恰当，应立即道歉	5	4	3	2	1
向患者很好地解释你的想法	5	4	3	2	1
始终以同样的态度对待所有患者	5	4	3	2	1
在征得患者同意时做出适当的反应	5	4	3	2	1
不要一次性提太多问题	5	4	3	2	1
不要高声说话	5	4	3	2	1
患者生气的时候，能够适当地安抚	5	4	3	2	1
共同感受患者的喜悦	5	4	3	2	1
能够很好地控制自己的情绪	5	4	3	2	1
即使和单位的人发生了纠纷，也要妥善处理	5	4	3	2	1
遇到挫折时，也要适当转换心情	5	4	3	2	1
即使患者抱怨，也要沉着应对	5	4	3	2	1
即使被单位的人无视，也要妥善应对	5	4	3	2	1
单位里的人有和自己不同的想法，也要适当地应对	5	4	3	2	1
理解患者的想法	5	4	3	2	1
反复说明，直到患者满意为止	5	4	3	2	1
尊重患者的人生观	5	4	3	2	1
营造便于与患者交流的氛围	5	4	3	2	1
概括患者说过的话	5	4	3	2	1
向患者说明服药的必要性	5	4	3	2	1
对于患者的要求，给予适当的回应	5	4	3	2	1
要清楚地告诉患者想要了解的信息	5	4	3	2	1
适当收集患者信息	5	4	3	2	1
倾听患者的话，找出问题点	5	4	3	2	1
在药剂管理工作中，制订恰当的目标	5	4	3	2	1
准确把握患者的重点问题	5	4	3	2	1
顺利制订患者用药指导计划	5	4	3	2	1
工作开始时，专注与患者沟通	5	4	3	2	1
积极与患者交谈	5	4	3	2	1
对待患者时要表情丰富	5	4	3	2	1
创造与患者对话的契机	5	4	3	2	1
和患者交流时，轻轻扶着患者的身体	5	4	3	2	1

表 2-4 药师沟通全文筛选工具（CAT-Pharm）

调查内容	差	一般	良好	非常好	优秀
1. 药师以一种让我感到舒服的方式欢迎我	1	2	3	4	5
2. 药师对我很尊敬	1	2	3	4	5

续表

调查内容	差	一般	良好	非常好	优秀
3. 药师对我关于处方治疗的想法很感兴趣	1	2	3	4	5
4. 药师理解我的主要健康问题	1	2	3	4	5
5. 药师向我解释了如何正确地遵循医师规定的治疗方案	1	2	3	4	5
6. 药师让我自由表达	1	2	3	4	5
7. 药师给了我所有我想要的信息	1	2	3	4	5
8. 药师确保我明白了一切	1	2	3	4	5
9. 药师说的话对我来说很容易理解	1	2	3	4	5
10. 药师鼓励我提问	1	2	3	4	5
11. 药师和我讨论了如何处理治疗可能产生的不良影响	1	2	3	4	5
12. 药师讨论了未来的医疗干预措施，包括可能的检查和后续访问	1	2	3	4	5
13. 药师问我是否能正确地遵循医师规定的治疗方案	1	2	3	4	5
14. 药师给了我充足的时间	1	2	3	4	5
15. 药师和我讨论了处方药与其他药物和食品的相互作用	1	2	3	4	5

表 2-5 药学专业学生与患者沟通技巧的评估工具（PaCT）

差（U）	一般（NI）	良好（A）	非常好（C）	优秀（P）
学生不尝试任何标准或整体效果适得其反	学生尝试的标准很少或者没有达到最低限度的目标	学生尝试标准但仅达到最低限度的目标	学生尝试足够多的标准和实现大部分的目标	学生完成所有标准并实现所有目标

1. 与患者沟通

	备注	完成情况				
		U	NI	A	C	P
1.1 建立融洽的关系 a. 适当的称呼患者 b. 提供温暖的问候 c. 自我介绍（姓名和职务） d. 确认患者的已知信息（如果不清楚，进行开放式提问）						
1.2 确认、优先考虑患者关注的问题 a. 在交流过程中优先关注患者的病情问题 b. 用自己的话重复患者关心的问题 c. 向患者描述应如何以及何时解决这些问题 d. 指导患者为什么某些问题无法解决，或者该由谁解决						
1.3 有计划地与患者进行沟通 a. 让患者知道该期待什么（解释药剂师在就诊过程中的作用） b. 建议互相沟通询问						

2. 整合患者的意见

	备注	完成情况				
		U	NI	A	C	P
2.1 询问/了解患者的意见（与计划/关注事项相关） a. 收集相关信息（如：病情发生的原因、治疗/检测的重要性和影响、疾病治疗对生活的影响） b. 关注患者对病情的期待（或目标） c. 避免做出假设或带有自己的价值观						

续表

2. 整合患者的意见					
2.2 肯定并纳入患者的意见（与计划相关的） a. 以非评判式的方式重述患者的观点 b. 当决策受到患者影响时应公开					

3. 表现出兴趣和共情					
	备注	完成情况			
		U	NI	A	C	P
3.1 承认情感 a. 处理情绪（不忽视情绪） b. 鼓励患者放大对情绪/感觉的表达 c. 提示患者适当表达情感						
3.2 对情绪做出适当的反应 a. 对患者的语言或非语言暗示做出反应 b. 在需要的时候，巧妙地将谈话重新引回原定的目标 c. 对患者表达的情感/情绪保持冷静 d. 在和患者沟通时，表现出真诚 e. 提供安慰、同情和支持						

4. 提出计划和教育					
	备注	完成情况			
		U	NI	A	C	P
4.1 让患者在他期待的程度上参与决策/计划 a. 在适当的时候提供并解释决策 b. 回应患者对决策的兴趣 c. 确定患者可以参与决策的部分						
4.2 与患者一起确定目标 确定短期/长期目标						
4.3 提出治疗计划 a. 提出明确、具体的治疗计划 b. 根据患者最初的关注点和视角来构建治疗计划框架 c. 提供评估或治疗的理由						
4.4 解释决策的理论依据 向患者解释理论依据和以往的经验						
4.5 寻求和讨论患者对治疗计划的同意程度 a. 寻求患者的想法/意见 b. 寻求患者对治疗计划的可接受性（如依从性、成本、可获得性、健康理念、方案的复杂性/便利性、有无支持、心理压力等） c. 在质疑患者的观点之前征求其许可 d. 提供个性化的治疗策略 e. 在适当的时候根据患者的具体情况修改治疗计划						
4.6 提供宣教和确定患者的理解程度 a. 使用适合患者的信息和交流方式（如检查、演示、类比的使用等） b. 结合患者偏好的理解方式（书面、口头、电子） c. 发展患者的自我效能感（允许患者感觉到对自己行为和环境的控制，以便做出适当的改变）						
4.7 完成沟通 a. 向患者提供治疗小结（口头/书面） b. 鼓励患者提问 c. 回答患者问题 d. 与患者讨论后续计划（包括时间表） e. 确保得到患者的持续支持						

续表

5. 有策略地沟通		完成情况				
	备注	U	NI	A	C	P
5.1 与患者保持融洽的关系 a. 用谈话让患者放松 b. 允许患者说话（不要打断患者讲话） c. 专注地倾听并表现出兴趣 d. 隐藏自己的负面反应 e. 承认患者在理解关键信息、改变行为和改善方面所做的努力						
5.2 有效的提问方式 a. 在适当的时候使用开放式/封闭式提问 b. 在适当的时候给予患者一定的提示 c. 使用非引导性和无偏见性的问题提问 d. 使用浅显易懂的词语提问 e. 以有逻辑的方式编排提问的顺序 f. 避免复杂和多余的问题						
5.3 口头表达 a. 发音清晰准确 b. 使用正确的词语和句式 c. 调节音调、音量和语速 d. 保持沟通过程的流畅性 e. 对地方方言保持耐心，不使用冒犯性的词语						
5.4 对患者使用适当的语言 a. 使用清晰、无术语的语言 b. 使用适当的类比/具体的例子						
5.5 非语言表达 a. 保持适当的眼神接触和间隔 b. 展示适当的肢体语言 c. 在适当的时间沉默/停顿 d. 避免恼人的习惯和记录与事实不符的信息						
5.6 保持信心 a. 自信地陈述自己已知/未知的事情 b. 在药师职责范围内发挥作用 c. 在遭遇提问/指责时表现出自信						
5.7 职业风度 表现出适当的举止、风度、行为等						
5.8 保持职业性 a. 平衡患者和药师的优先级 b. 保持专注 c. 灵活沟通但保持沟通的控制权						
5.9 考虑特殊人群 a. 为听障人士/盲人患者提供手语和相应的翻译 b. 关注情感障碍的患者（愤怒、沉默、沮丧、悲伤、认知障碍等）	列出具体情况：					

面对纷繁复杂的疾病，药物的治疗效果往往存在一定程度的不确定。在药物治疗效果不佳或达不到患者和家属的预期时，很容易造成药师与患者之间的沟通矛盾，此时更多的是对药师沟通能力的考验。药师的药患沟通能力是岗位胜任力的重要组成，也是构建和谐药患关系的重要基础。

（张　兰　褚燕琦　李德品）

第三章 药学沟通的基本技能

沟通是药师与患者建立信任关系的基础，为以患者为中心的药学服务开展创造了条件。为了实现与患者的有效沟通，药师除了要有扎实的专业知识储备，还需掌握沟通的基本技能。药学沟通的基本技能包括语言沟通技巧、非语言沟通技巧、情绪管理技巧、高效问诊技巧、移情与共情、听与倾听、沟通的禁忌等方面。

第一节 基本技能

> **案例 3-1**
>
> 王某某，男，58岁，乙型肝炎患者，多年前因感觉身体不适，出现乏力恶心厌食等症状，到医院检查，肝功能检查结果异常，乙肝表面抗原阳性，诊断为慢性乙型肝炎。患者治疗期间病情反复，多次住院，于是到药学门诊进行用药咨询。
>
> 患者："您好，我有一些问题想要咨询。"
>
> 药师"您好，我是药师小张，您有什么用药相关的问题，我为您解答。"
>
> 患者："你看我的乙肝吃了这么多药为什么病情还反反复复地没有好转？"（患者从袋子里拿出了几种药，各种中药和西药）
>
> 药师："请问，您平时都是怎样服用这些药物的呢？"
>
> 患者："我现在就吃恩替卡韦和拉米夫定，还有这个中药。"
>
> 药师："您是什么时候诊断出来的乙肝呢？"
>
> 患者："五年前因为感觉身体不舒服，感觉乏力恶心厌食，到医院检查发现是乙肝的，当时住了一个月的院，这些年反反复复住了好几次院呢。"
>
> 药师："您是通过什么途径买到的这些药呢？"
>
> 患者："这些是不同医师开的，中药是朋友给推荐的，说是这个药特别好，好几个诊断为乙肝的人都在吃这个药。"
>
> 药师："您有自己停用或者漏服过药物吗？"
>
> 患者："之前有停过，停用了好几个药，药太多，太麻烦，记不住，有的就干脆不吃了。"
>
> **请思考以下问题：**
>
> 1. 在上述药学沟通过程中，药师运用了哪些沟通技巧？
>
> 2. 结合本节内容，在后续沟通过程中，药师还可以运用哪些药学沟通基本技能？请具体说明。

一、语言沟通技巧

语言沟通是以语言文字为交流媒介，包括口头沟通、书面沟通、电信沟通三种。在与患者沟通的过程中我们最常用的是口头沟通，口头沟通是最直接的沟通方式。口头沟通是与患者面对面地进行交流，方式多样灵活，可随时随地进行，有利于快速收到患者的情绪反馈，根据患者情绪的变化及时地做出调整；书面沟通是运用文字对所表达的信息与患者进行交流，其特点是内容翔实精确、逻辑严谨、条理清晰。书面沟通可以延迟接收和反馈，具有权威性，且具有法律依据，但书面沟通较口头沟通耗费时间长且不能及时反馈；电信沟通是通过电子媒介进行沟通，介于书面沟通和口头沟通之间，包括电话、电子邮件、网上沟通等，其中电话沟通是电信沟通的重要方式，其优点在于可以方便、高效地了解患者的需求。

沟通前，药师应该做充足的准备，包括了解沟通对象职业、知识背景等信息，明确交流主题，必要时可以查阅相关资料，了解该主题最新研究进展。

沟通时，药师应明确沟通内容，具体如下：

（1）明确向患者表达的内容及需要从患者处收集的信息。

（2）将内容分列成条，按重要性依次进行介绍。

（3）根据疾病用药特点，预期沟通过程中对方提出的问题并已经做好准备。

（4）沟通完成后用简短的语言进行总结。

在语言沟通的过程中应关注患者的年龄、性格、疾病情况、文化水平等因素，根据患者的具体情况使用不同的方式进行沟通，适当采取开放式的提问方式。

对于外向的患者，药师应控制谈话范围，及时捕捉有效信息；对于内向的患者，药师应在沟通的过程中进行提问和引导，全面了解患者信息。

在语言沟通过程中，对于患者疾病情况的考虑也是十分重要的，针对患者病情的轻重缓急，应有不同的语言体系，保证患者能够清晰明确地接收信息；对于属于特殊人群的患者，应该详尽地提示到各个方面。

由于患者的情况各有不同，药师应分析患者和家属的知识和能力水平，了解患者已经知晓和应该知晓的内容，进行有针对性地沟通。在沟通过程中药师应谨慎使用专业术语，应使用通俗易懂的语言，尽量口语化，尽量多使用短句和简单句。

对于老年患者，由于他们学习速度慢、短期记忆力退化、注意力下降、听力和视力减退，这些都会妨碍他们理解药师提供的信息。所以药师应该精简提供给老年患者的信息或者分阶段提供信息，要求他们重复自己的用药指导，确保他们全面正确掌握。

语言沟通技巧的使用，能够激发和调动患者战胜疾病的决心，及时纠正不利于健康的行为，消除可能存在的消极心理因素，能够鼓励患者战胜疾病。

二、非语言沟通技巧

语言不是唯一的沟通方式，非语言沟通是一种非常重要的副语言，是通过身体动作、面部表情、手势、语音语调、距离及其变化等非语言方式进行信息交流与表达。人体是一个信息的接收站，在沟通中的每一个动作、姿态都是在传递一种信息，在运用语言进行沟通的时候，常常需要借助于表情、行为、姿态等身体语言，以达到补充和丰富语言表达的效果。与他人接触时，衣着、面部表情、身体动作、自觉和不自觉地面对他人的反应，都是在不停地传递"信息"。点头、手部特定动作等非语言动作，均能起到"暗示"的作用。因此，在沟通时，应注意语言与非语言的一致性。

非语言交流在药师与患者的沟通中占据了半数以上的信息，药师应该观察患者的非言语线索。如果患者坐立不安，姿态僵硬，说话的声调没有起伏，以及摆出生人勿近的姿态时，可能表明患者感到不适，因此了解患者的不适感和紧张的原因，以同理心回应患者并主动聆听，可帮助缓解或减轻患者的不适。在语言与非语言沟通的结合中，语言沟通起到主导的作用，非语言沟通则是反映出话语的思想和情感。在与患者沟通的过程中有意识地运用非语言的沟通技巧不仅能促进与改善交流效果，还可以促进交流向希望的方向发展。

沟通过程中，在语言、个性、习惯等方面理解、包容患者及其家属，使患者感受到被包容、被尊重的氛围，从而产生一种舒适感，抛弃对陌生环境的恐惧，这样可以与患者形成一种合作、交换的关系。药师应该尊重患者的权利，维护患者的人格尊严。如果尊重是药师与患者沟通的过程中的基础，那么真诚则是进行有效沟通的关键。在沟通中既需要用尊重去建立沟通，又需要用真诚去激活和维护建立的沟通关系。态度是心灵的表白，如果态度不好，则说明内心缺乏真诚、不能付出自己的内心情感去与患者感同身受。诚于中而形于外，只有付出真诚，才会在行动中显现出平和与关切，才能够得到患者的理解与配合，才能让药师与患者的沟通更加没有障碍。非语言沟通包括如下几个方面。

1. 言行一致　在沟通过程中，药师应保证面部表情、肢体动作与语言的一致，否则会导致患者对药师产生误解。因为肢体语言往往是无意中产生的，因此药师也需要注意自己的行为举止。身体微微向患者倾斜并与患者平视，可以表明药师有兴趣聆听患者所说的情况。相反，如果药师目光注视别处或者行为与语言不一致，这会让患者感觉到药师漠不关心。

2. 表情　表情是除语言以外对情感最直接的表达，可以反映出一个人的内心的状态和习惯。弗洛伊德（Sigmund Freud）说过："没有人可以守住秘密，即使他缄默不语。他的手指尖都会说话，他身体的每个汗孔都泄露他的秘密"。患者会通过面部表情表现自己的喜怒哀乐，药师应该学会仔细观察患者的面部微表情，通过表情判断和理解患者的情绪与情感，从而获得更多的信息。往往一个微笑都能提供巨大的能量，即使不同文化背景的人，对于表情流露的判断也是高度一致的。

3. 眼神　眼神是非语言表达中非常重要的沟通方式，真诚的眼神是信任的基础，是人与人沟通的桥梁。眼神交流有助于支撑或缓解药师和患者之间的关系，眼神中流露出的热情与尊重可以更快地取得患者的信任，使患者敞开心扉，放下防备，并有助于保持双方谈话的同步，使双方思路趋于一致。药师和患者直接进行目光接触交流，可使患者感受到关心和理解；缺乏目光交流会表现出对患者的冷淡或心不在焉。同时目光交流也能帮助药师察觉到患者对用药的理解程度、信息的真实性、患者的感受和态度。短促的目光交流还可以用来确认患者是否可以接受自己表达的信息，以及判断对方的心理状态，以便于及时调整沟通方式及内容。

4. 语气语调　说话时的语气语调以及所用的辅助性词语能帮助患者更容易地接收相应的信息。因此，药师要时刻注意自己说话的语气以及所表达的感情。

5. 身体动作　身体动作包括扬眉、挥手、耸肩、点头等，常常被用来当作情感传递的一种方式，往往是沟通过程中产生的行为。恰当地运用身体动作可以增强沟通的效果，缓解患者的不适症状，帮助患者建立自信心。药师在沟通过程中将身体动作有意识地表现出来的同时，应防范无意识动作的发生，避免向患者传递不良信息。

6. 距离　距离是两个人在交谈过程中的空间距离，往往亲密的交谈者之间会保持较近的沟通距离，而关系较疏远的交谈者之间往往保持着较远的距离，也就是交谈者的安全距离。美国人类学家爱德华·霍尔（Edward Twitchell Hall）博士划分了四种区域或距离：亲密距离，约 0.5 米以内，可感到对方的气味、呼吸，甚至体温；个人距离，约为 0.5～1.2 米；社交距离，即相互认识的人之间，约为 1.2～3.5 米；公共距离，即群众集会场合，约为 3.5～7 米。因此，药师应找到一个属于自己与患者之间的最佳距离，恰当的沟通距离不仅能够展现出药师对患者人格的尊重，还能使谈话保持在双方的舒适状态，有利于有效沟通的进行。

三、情绪管理技巧

疾病不仅使身体结构和功能出现问题，还会导致患者出现更多的焦虑心理，从而产生一系列不良情绪。情绪可以通过面部表情、肢体动作和语言表达出来。患者的疾病在一定程度上会影响患者的情绪，反过来情绪的波动对疾病的状态也存在一定的影响。当医院患者人满为患以及患者的病情不太乐观时，药师和患者都容易处在情绪烦躁的状态，因此药师在学会控制自己的情绪的同时，发现并理解和照顾患者的情绪，才能针对性地疏泄和缓解患者的情绪。

学会管理情绪，我们要先学会从不同的角度来理解情绪。情绪包括好的情绪和不好的情绪，不好的情绪的产生大概率会导致事情朝着不好的方向发展。具体行为如下，首先个体对他人的行为进行判断，进而臆测，表示不满；坚持认为他人的行为使自己受到了伤害，情绪激动；进而认为他人应对我们个体目前的情绪状态以及所遭受的一切负责；在整个过程当中，往往个体认为自己是被动的，仅仅是下意识地做出回应，实际上，这样的一个过程是一种自我欺骗。在产生情绪的整个过程当中，我们并不是被动的。

可以通过自我提问的方式来管理情绪。例如：令我产生情绪的是谁？我为什么要生气？不好的情绪能带来什么？能助我达成什么目的？情绪产生的场合、强度合适吗？情绪产生的代价或后果可能是怎样的？是否可以通过其他方式表达自己的需求、达到自己的目的？通过上述七个自我提问，在脑海中形成问题的答案，这样就可以更好地理解自己的情绪，进而管理情绪。

在紧张繁忙的日常工作中，药师很容易产生负面情绪，并且随着工作量的加大会逐渐累积。因此药师在工作之前应提醒自己，学会规划自己的情绪，尽量让情绪保持在自己能够控制的范围之内，避免负面情绪的产生。

四、高效问诊技巧

药师在与患者沟通前应做好准备，全神贯注于即将到来的谈话，在建立对话前应注意问候患者、介绍自己、获知患者的信息，这有助于建立融洽的沟通氛围。在见到患者时首先通过非语言沟通方式进行交流，如握手、目光交流、面部微笑等，随后进行自我介绍说明自己的角色，向患者交代"我是一名药师，我将根据您的情况对您进行用药指导"，然后询问并核实患者的姓名。在交谈中，药师应通过语言或者非语言的表达，表现出与患者交流的兴趣，逐步取得患者的信任。

恰当的问诊技巧可有效避免误解产生，如患者讲得比较模糊，忘记自己接下来想要询问的问题，患者被带离了原本的话题以至于忘记回头继续之前的谈论，或者无意中说错了一个词自己没有意识到，这些都会导致采集的信息有误差。因此使用恰当的问诊技巧，正确地理解、解释、反馈信息在沟通中是十分重要的。

药师在向对方传递信息时，要注意适当的方式方法，具体如下：

（1）选择合适的时间地点，注意保护患者隐私。

（2）使用恰当的语言表达，内容应当简单直接、具体准确；避免使用专业术语与患者交流，但与医护人员沟通时，应尽可能专业。

（3）避免无关事情打扰，如电话等。

（4）药师要对自己的专业知识保持自信。

（5）反复确认对方是否理解，采用让对方复述或者药师提问的方式来评估是否掌握重要内容。

（6）不评价医师的诊断与治疗，药师在与患者或社会公众进行交流沟通的过程中，如果对医师的药物治疗有异议，应私下与医师沟通，不应在患者面前直接去评价医师的诊断及治疗方案。

（一）问诊技巧

1. 合理运用提问形式　首先采用开放式的问题提问，让患者自由阐述内容，从中获得重要的信息，如"您是怎么服用这些药物的？"必要时恰当使用封闭式的问题提问患者，虽然这样的提问方式的答案只有"是"或"否"，但是可以引出一些特殊的信息，如"您服用这种药物时有没有和食物同服？"避免使用引导式的提问，如"您在服药过程中没有出现药物相关的副作用是吗？"

2. 注意询问方式　采用不同的方式询问可能会引出不同的信息，如"您对使用的药物有什么问题？"比"服药后您有什么副作用？"能够引出更多信息。

3. 提问内容要具体　将提问的问题具体化，并思考患者可能的回答，有利于进一步地提问，模糊的问题会导致患者产生歧义，如"您规律服用此药吗？"可以被患者理解为每天一次，也可以被患者理解为每周一次。

4. 让患者参与其中　药师和患者的沟通不是药师单向地向患者传递信息，与患者分享思想时，不仅要提出问题，还需将自己的想法以通俗的语言表达出来。这不仅能使患者理解提问的原因，还能拉近与患者的距离，从而获得更多的信息。

5. 适当总结　药师应当不断对患者所描述的内容进行总结，这样不仅可以使患者知道药师已经了解到的内容，同时也能够确认药师所理解的内容是否完整和准确。

（二）采取不同的沟通方式

1. 对极度抗拒治疗的患者　给予患者更多的关注，沟通过程要专业和直接，耐心地向患者解释说明沟通的目的、原因和所获得信息的用途。

2. 对慢性病患者　此类患者由于有长期治疗经验，对自己病情非常了解，并可能经历过多次失败的沟通，防备心态较强。药师应该根据患者具体的情况评估者的需求，并选择恰当的沟通方式，使患者放下戒备心理。

3. 对不积极交流的患者　从简单的问题开始提问，引导患者描述自己用药的满意度，激发患者的兴趣，鼓励患者积极交流。

4. 对过度交流的患者　应采取封闭式的提问，严格控制患者语言描述的方向，稍作引导，防止谈话方向的偏移。

5. 对危重患者　主动与患者进行语言交流和眼神交流，鼓励患者表达自己的想法，重视与家属的沟通，适当安抚家属的情绪。

6. 对老年患者　语言要缓慢、清晰，重要的用药内容应该重点强调或者进行标记，并让患者重复药品的重要信息，确保患者牢记。

7. 对儿童患者　与患者父母进行沟通的同时也不能忽略儿童在诊疗过程中的作用，与儿童交流过程中可采取讲故事、给予物质奖励等方式达到沟通目的。

8. 对尴尬状态的患者　药师察觉患者的尴尬情况后，应选择私下与患者沟通，注意自己的言行举止。

（三）动机性访谈

动机性访谈的目的是让患者参与到自己的治疗方案决策中，而不是要求患者简单地服从医师或药师的建议。临床试验证明，动机性访谈可以有效地鼓励患者养成健康的饮食习惯、定期锻炼、有规律地用药。

动机性访谈旨在尊重患者的自主性，患者被视为自己生活的专家，药师基于合作的精神帮助患者探索和处理面对健康状况发生改变的矛盾心理，并为患者提供机会说服自己去改变。因此，在访谈过程中，药师并不提供解决方案，而是鼓励患者自己提出解决方案。

动机性访谈的原则是：①表达同理心；②提出差异（帮助患者意识到他们应该改变）；③化解阻力（避免与患者争论）；④赋能。

（四）辅助性语言的使用

1. 鼓励　药师在专心倾听患者的同时伴随着非语言的表达如点头和面部表情的运用，还可以使用大量口头语言鼓励暗示患者继续讲述。

2. 沉默　应用沉默或停顿可以很容易自然地辅助患者给出更多叙述。如果患者有表达上的困难，或者当他们陷入某种情绪时，沉默时间也可以更长一些。更长时间停顿的目的是鼓励患者表达出他们头脑里存在的想法。沉默是令人舒适还是让人感到尴尬，药师应该学会平衡其中的关系。

3. 重复　重复患者所说的最后几个字能起到鼓励其继续讲述的作用，这种方式更容易被患者接受。重复也是在鼓励患者继续陈述，这往往比沉默更具有指导性。

4. 复述　药师使用自己的语言复述患者所描述的信息以及其隐藏的内容或者感受，确定药师接收到的信息和患者表述的不存在偏差。

5. 分享想法　告诉患者为什么你会问这些问题，你沟通的出发点是什么，这能鼓励患者更加积极地参与到其中。

（五）学会总结

药师在沟通中进行清晰明确的总结归纳，并回顾目前所听到的信息，将信息进行整理，从而可以认识到有哪些信息需要获得或者重新倾听，以及下一步的询问计划，是否漏掉相关用药指导等等。学会总结可以使药师在与患者的沟通过程中慢慢地建立下一步沟通的路径，避免发生尴尬的情况或者思绪混乱。

五、移情与共情

感情色彩在沟通中蕴涵着对人或者对事物的感情褒贬和态度差异，移情是从某个人的角度来体验世界，并重新塑造个人观点。简单讲，就是要换位思考，能够体会他人的情绪和想法、理解他人的立场和感受，并站在他人的角度思考和处理问题。这是药师与患者进行有效沟通以及建立医疗同盟关系最要紧的因素，要求药师身处在患者的处境思考问题从而感同身受。

在医疗服务中，移情是至关重要的但往往也是很容易被忽略的，移情由以下三个部分组成，①感知；②模仿/具体化；③认知过程。分享患者的情绪反应，能够激发出患者情绪中带有的情感，用以回应药师与患者沟通过程中感知到的任何线索。重要的是，不同的情绪线索可能以不同的方式作用于药师和患者之间。当可以感知到面部、身体或声音等具体线索时，移情过程可以通过模仿/具体化过程来调节，这可能会产生情感共享。在没有任何具体情感线索的情况下，抽象线索可以通过推理认知过程来理解他人的情感。由于许多情况提供了这两种线索的混合，许多移情诱导的反应来自认知和模仿相关过程的动态组合。

患者在精神上的满足感是药师与患者共同努力解决问题的基础，这就强调了共情的重要性。站在患者的角度去感受和理解患者的感受，一起探索下一步应该怎么办，使患者敞开心扉，一起探索问题的解决办法，做到用语言表达共情，与患者实现共情，并与患者一起思考解决问题，实现开放式共情的沟通。

六、听与倾听

药师在沟通的过程中要仔细听取并分析患者表述的内容和意思，不要轻易打断患者的表述，以免影响患者的思路和内容的连贯性。专心倾听不去打断，对于那些对健康或者疾病的看法和感受相对迷惘的患者非常有帮助。

倾听和听是有区别的，倾听是主动的，是有听的主观意愿，而听是被动的，无论愿意与否，听到随时都在进行。当药师试图从患者的角度来看问题时，倾听就变得很重要了。药师专心、专注、耐心地倾听患者的述说，使情感与患者同步，并对患者的描述适当地做出积极回应，能够充分理解患者的意图或思想。通过倾听，药师获得患者的认同，这对建立良好信任关系具有重要意义。

1. 主动倾听　药师在与患者沟通的过程中，应做到主动倾听，将注意力集中到患者所说的话上，并主动参与倾听患者的反馈、提问以及陈述，以便确认、澄清或鼓励患者继续交流。主动倾听包括解释、回应、澄清、同理心、引导和面对，具体如下：

（1）解释：即药师在听取患者的意见时，确认患者存在的潜在问题，问患者问题，以获得更多的信息。

（2）回应：即药师重述或者重复患者说的内容去鼓励患者给出更多细节，或者将患者引导到特定主题以提供更多的信息。

（3）澄清：即讲明道理，区分是非用来帮助解释含糊不清或者有歧义的信息。

（4）同理心：即药师通过认同患者的感受来回应其陈述，以表达自己的同理心。

（5）引导：即药师用话语、肢体语言和姿势来引导谈话。

（6）面对：即药师观察患者的行为然后做出陈述以便进一步让患者融入。

2. 回应的注意事项　在听与倾听的过程中，积极回应，使用辅助性的语言，表明自己在认真倾听，并换一种方式向患者描述所听到的内容，保证药师能准确理解患者的表达。在进行回应时，应当避免以下情况的发生。

（1）表现惊讶、难以忍受或者厌烦声音过大。

（2）进行道德评判、批评或表现得不耐烦，打断谈话。

（3）进行错误的承诺和过度的赞美。

（4）表现出强烈的自卫性和使用命令式的语气。

（5）随意改变主题。

（6）没有经过思考就表达意见和想法。

（7）表达得太早、太频繁或时间太长。

肢体语言应恰当使用，以便能够增加沟通的效果，例如面带微笑，点头示意，身体微微倾向于对方，保持眼神交流等等。

药师在沟通过程中应注意对方在交谈中语调的变化、重点强调的地方以及肢体语言的改变。应允许患者完整表达内容，避免打断和诱导等情况的发生。必要时，双方可以保持片刻安静，给患者思考的时间。沟通中应提前告知患者要进行重点信息的记录，避免对方认为药师在做其他事情，产生不良情绪。专心倾听、不打断、不过早结束、鼓励患者讨论沟通的主题，并在沟通快要结束时反复确认患者是否还存在疑问，并进行相关指导。

倾听在主动的同时也存在一定的技巧性，药师在沟通中应该稍作停顿，给患者足够的时间和空间去回答或者思考。在听的同时鼓励患者说出更多，向患者表明自己对患者所述的兴趣，希望能听到更多更详细的线索。

全神贯注的主动倾听可以表明你对患者的关注；避免做出不成熟的假设并追到死胡同；不去想下一个问题（会阻碍你倾听并置患者于被动地位）；精确感知患者的情绪状态；更仔细地观察和提取语言和非语言线索。

七、沟通的禁忌

1. 单向沟通　是指在与患者沟通的过程中，药师与患者只是信息发送者与接收者，一方只发送信息，另一方只负责接收信息，双方没有任何交流。因此药师不能了解患者是否已经全面理解沟通信息，药师在情感和语言上得不到相应的反馈，患者无法反馈意见，无法产生平等的感觉，不利于患者对有效信息的接收，无法产生平等的情感交流。

2. 封闭式表达　药师表现得高高在上，唯我独尊，极少与患者沟通或基本不给患者表达疑问的机会，使患者没有知情权和自由选择权。

3. 缺少人文关怀　只一味地表达自己想表达的内容，像完成任务一样，不顾及患者的感受和接受程度。

4. 回避行为　当药师遇到无法处理的问题或者没有足够的时间来处理问题的时候，药师会感觉到痛苦或者产生一些负面情绪来逃避患者的问题，这会使患者和药师之间产生隔阂，无法再进行积极正面的沟通交流。

5. 不鼓励合作　药师不鼓励合作会阻碍患者表达他们的担忧和期望，阻碍患者获取他们需要的信息和解释。患者可能会感到力不从心，无法得到自己想要的答复，导致患者对沟通内容理解不佳。

6. 对沟通的重要性认识不足　由于表情冷漠，态度生硬，不认真聆听，只关注疾病，没有关注患者本人，导致患者的不信任，还可能引起纠纷。

7. 缺乏沟通技巧　在面对患者的时候更多地关注疾病本身，缺少交流，缺少对患者及家属感受的关注；沟通语言过于专业而没有使用通俗易懂的语言；缺少对疾病状态下患者心理变化的关注；与患者交流时机不适当。

沟通在心灵的交流、情感的交融、知识的互动方面以及人性、情感交流方面都起着重要的作用，有效沟通是沟通中建立互相理解的基础。患者与药师的沟通，涉及到药学服务过程的方方面面，因此沟通的核心是与患者建立相互信赖的关系。对于药师而言，沟通是从信息选择性传递到完全分享的过程，以解决药师和患者之间信息不对称问题。对于患者而言，则是从被动接受治疗到主动参与疾病控制的过程。在沟通过程中合理地运用沟通技巧，可以体会和调动患者的情绪，激发患者积极配合治疗的心理状态，获得患者的信赖，有效提高患者的依从性。

案例 3-1 解析

1. 在上述药学沟通过程中，药师运用了哪些沟通技巧？

（1）建立融洽的沟通氛围：药师在开展沟通前很有礼貌地尊称患者，并介绍自己的身份，让患者感受到尊重与亲切，营造了良好的沟通氛围，有助于后续工作的展开。

（2）合理运用提问形式：药师在问诊的过程中采用开放式的问题提问，如"您平时都是怎样服用这些药物的呢？""您是通过什么途径买到的这些药呢？"让患者自由阐述内容，便于药师从中获得患者的既往用药史以及药物来源等信息。

（3）注意询问方式：药师在获悉患者用药情况，明确患者用药种类较为繁杂后，适时转换询问方式，使用封闭式的问题"您有自己停用或者漏服过药物吗？"来提问患者，确认患者用药依从性情况。

2. 结合本节内容，在后续沟通过程中，药师还可以运用哪些药学沟通基本技能？请具体说明。

药师在后续沟通中还可以运用的药学沟通基本技能有合适的语言与非语言沟通技巧、情绪管理技巧，注重听与倾听、移情与共情等。

（1）语言与非语言沟通技巧：药师在沟通时要根据患者的具体情况，选择合适的语言沟通技巧，制订针对性的沟通方案。案例中患者出现病急乱投医，随意加减药物、停用药物的情况。药师应分析患者治疗效果不佳，病情反复的原因，对患者进行用药依从性教育。采用口头沟通与书面沟通结合的形式给予患者用药指导，嘱咐患者规律服药，不随意加减药物，不随意停药。同时也要运用一定的非语言沟通技巧，并对患者的描述适当地做出积极回应，用真诚的态度展现自己对患者的尊重，保持语言沟通和非语言沟通的一致性。

（2）情绪管理技巧——移情与共情：由于慢性疾病病情长期未见好转，患者易出现情绪激动，不信任等情况。因此作为药师要使用一定的情绪管理技巧，保证自身情绪稳定的同时安抚患者的情绪。理解患者长期被疾病困扰的心情，认同患者的感受，接纳患者的情绪，形成彼此之间的共同感受，表达出同理心。

（3）听与倾听：药师在沟通的过程中也要耐心地倾听患者的表述，循序渐进地了解患者近些年的用药情况。引导患者讲述药品的处方来历，日常生活中的使用方法，在服药过程中的问题和困惑。运用自身的专业能力协助医生对患者目前使用的药物进行药物重整，与患者共同制订服药计划，提高患者用药依从性。并嘱咐患者定期复查，根据情况由医生调整用药方案。

（宋燕青　熊亚娟）

第二节　常用的沟通工具

案例 3-2

刘某，男，77岁，高血压病、高脂血症合并糖尿病，因血糖控制不佳入院。

药师："刘先生，您好，我是内分泌科的临床药师，您叫我小李就好了，您有什么用药方面的问题都可以找我。下面我向您了解一些基本情况。"

患者："你好，小李药师。"

药师："您有没有哪里不舒服？最近在吃哪些药啊？"

患者:"我呀,病可多了,高血压、高血脂、糖尿病,三高! 吃了那么多药我自己都要数不清了。"

药师:"您这次主要是因为血糖控制比较差住院的,平时有规律服用降糖药吗?"

患者:"我每天吃好几种药,都分不清哪个是管糖尿病的,哪个是管高血压的,就按照模糊的印象大概吃,人老了,不中用啦。"

药师:"您这样可不行,对身体不好,您的这些病都属于慢性病,需要长期管理的,正确规律地服药是很重要的一环,不能掉以轻心。"

患者:"可是我记不住那些药应该吃多少,啥时候吃,医师都跟我讲过,过会儿就忘了。"

药师:"您不要着急,随着年龄的增长,记忆力减退是很正常的,加上您服用药物的种类比较多,是很容易记混的。但办法总比困难多,您看我把您每天需要吃的药做成了一个小卡片(药师把卡片递给患者),上面写着每一种药的治疗作用、用法用量还有注意事项,您忘记的时候就看一眼,照着这个小卡片吃药,就不会错了。"

患者:"我看看,这个二甲双胍是降糖药啊,每天三次,一次一片,随餐服用(患者认真地读着卡片上的内容)……哎哟,写得可真清楚!"

药师:"您看还有哪里看不明白的,我在现场给您解答。"

患者:"没有了,都写这么详细了,我回家就把这个小卡片贴在墙上,不记得怎么吃药我就看一下,可太方便了。谢谢你啊小李药师!"

药师:"不客气,这是我应该做的,您之后要还有什么用药方面的问题都可以来找我,我就在医师办公室。祝您早日康复,再见"。

患者:"好,小李药师再见。"

请思考以下问题:

1. 该案例药师与患者的沟通中使用了沟通基本原则中哪些沟通原则?具体表现是什么?

2. 该案例药师结合患者的特点开展的药学服务借助了哪些沟通工具?请具体说明。

一、标签类工具

标签类工具由来已久,传统中医曾应用便签记载中药的炮制、煎煮和服用方法,便于患者和家属的理解和应用。现代医学中许多药学服务也需要依靠标签类工具,以保障患者长期服药的依从性和用法用量的准确性。

(一)用药提示卡

药物治疗是防治疾病的重要环节,而口服给药是既方便又安全的给药方法之一。当今社会已逐渐进入老龄化社会,老年人常并发多种慢性疾病需要同时服用多种药物。但老年人由于生理及病理等多种因素的影响,记忆力有所衰退,常出现漏服或不按时服药等依从性差的现象。

1. 用药提示卡的优点 用药提示卡的运用与传统的口头叮嘱方法对比分析,具有以下优点。

(1)进一步完善药品调剂的服务流程,确保患者的用药安全。

(2)有利于患者明确药品及用法用量。

(3)可随时提醒患者及患者家属,提高患者的用药依从性。

(4)促进药师与患者的有效沟通,提高患者对药学服务的满意度。

2. 用药提示卡的缺点 用药提示卡在临床实际的应用中,也存在以下不足。

(1)信息罗列空间有限,只能提示最主要的内容,不能详细列举。

(2)使用范围不能覆盖所有患者,部分患者文化水平和理解能力有限,对一些文字描述存在看不懂和理解不清的情况。

(3)涉及调整剂量的药品,须及时更新用药提示卡,更新可能发生延误。

（4）患者合并多种疾病，服用药物种类较多时，用药提示卡内容繁多复杂，易使患者产生错乱感，出现用药错误的情况。

（二）用药宣传手册

1. 报刊等出版物　专业性强，使用方便，缺点是内容较专业，非专业人群理解较为困难。

2. 彩页宣传单、折页宣传单、小册子　传播方便，吸引人，数量大，普及面广，但重复利用率较低，且患者文化程度不一，全篇幅的药品宣传信息阅读可能存在困难。

3. 宣传栏、广告板、易拉宝展架等　宣传目标明确，直观，方式精准，接受度高，但需消耗一定的人力物力成本。

（三）盲文用药标签

盲文是"通用的触觉书写系统"，主要以六个凸点为基本结构，按一定规则排列，靠触觉感受的文字。对于一些视觉障碍的患者，盲文用药标签可以针对性地起到促进患者理解药物服用方法和提醒患者服药的积极作用。常用的方法如下。

1. 3D 打印药片　3D 打印技术可用于制作具有盲文和不同形状不同图案的药片，一些视觉障碍的患者可通过这些形状推断出药物种类和服用时间，可有效提高该类患者的用药依从性。

2. 盲文药盒　采用安全的硅胶材质，内部多格分隔，并使用盲文按对应日期标注，便于视觉障碍患者正确服用药品。

3. 盲文打印机　盲人患者取药时，由专业药师使用便携式手持盲文打印机，打印出盲文版本的药名、用量频次等信息，贴在药品外包装上，方便视觉障碍患者读取。当打印盲文标签时应注意以下事项：使用简约式盲文，保持通俗易读性；在处方药物容器上粘贴盲文标签时须涂上强力胶，防止丢失；尽量不折叠盲文标签。

二、智能健康技术

随着互联网技术的发展，更多的智能健康技术和设备应用在医疗领域，为患者的治疗和预后提供保障。同时，药学领域智能化建设更加突出，多种智能 APP 和数据库为药师的用药教育、与患者的沟通以及患者正确地服用药品都提供了大量的帮助。

（一）用药提醒软件

用药提醒 APP 和小程序种类繁多，安装到手机上即可使用，可输入自己服用的药品名称，用法用量，设置提醒服药的时间，方便快捷也各有特点。如 Medisafe 是一款国外的用药提醒软件，优点是数据库可查药品相互作用，对服药种类多的患者有一定指导作用；可以改变药品外观，方便记忆，一目了然。而另一款软件 Mytherapy 的优点是设置服药周期更灵活，可以自己设置服用几天停用几天；内置运动闹钟，还有体重指数、血压、血糖、心率的记录功能，且能生成健康报告并一键分享给医师。

（二）互联网咨询平台

2018 年国务院和卫健委分别出台了《国务院办公厅关于促进"互联网＋医疗健康"发展的意见》和《关于加快药学服务高质量发展的意见》等文件，各地医疗机构陆续开设了互联网线上用药咨询平台。药师可通过互联网平台向大众提供更便捷的药学服务，保障用药安全，如药师通过互联网药学门诊为患者提供一对一、个体化的用药咨询服务。

患者开展线上药学咨询的常规操作流程如下：

1. 扫码关注医院公众号。

2. 点击互联网医院，完成注册。

3. 进入互联网医院首页，选择"药师服务"。

4. 根据个人疾病特点选择咨询药师。

5. 进行图文或视频咨询。

（三）用药提醒器

市面上用药提醒器大致分为两种：非智能用药提醒器和智能用药提醒器。非智能用药提醒器可以设定用药时间，每天的什么时间段用药都会有提醒，可在一定程度上提高患者用药依从性，但用药种类较多时患者容易重复用药。智能提醒器可使用微信扫描需要服用的药，分仓放置药品，某个时间段需要服用的目标药物的药仓就会自动弹起，还可以通过软件发送用药提醒。缺点是需要智能手机设定和扫码，对于老年患者而言，复杂的智能操作要求较高。

（四）用药教育视频

在信息化飞速发展的今天，多媒体技术已经广泛应用于用药教育的领域中。通过多媒体视频可以让晦涩的药物知识变得生动多样、直观易懂。相较于用药宣传册，多媒体视频药物宣传充分发挥了集声音、文字、动画多功能于一体的优势，将用药教育知识更生动地传递给了患者。目前常见的用药教育视频类型如下：

1. 教学视频　传统的用药教育模式难以让听众产生深刻的印象，用药教育视频的出现，让枯燥的药物知识变成了生动的音乐和影像，更直观地呈现在患者面前，更有利于患者接受和理解。

2. 讲座视频　传统的现场讲座受限于地域性的传播，讲座视频可以让专家学者的知识传播到千家万户，而且可以反复观看，有效促进合理用药知识的传播，提高我国全民的合理用药意识。

3. 宣传视频　宣传视频又分为公益宣传和有偿宣传。公益视频在我国的各大媒体、网站、播放器上播出，拥有大量的观众。但由于其具有商业价值，当宣传视频被不法者利用，通过诱导患者盲目消费，便成了蒙骗患者钱财的元凶，需要公众仔细甄别，提升防骗意识。

（五）药品查询 APP

依托于智能手机的普及，药品信息得以更直观、更快速地通过相关查询 APP 检索到，这类 APP 通常拥有资源足够丰富的数据库内容，内容更新速度很快，检索方式多样。常见的 MCDEX 和用药助手软件中包含了国内外数万种以上的药品说明书信息，以全身系统、药理作用、化学结构等进行分类，既可进行字典类似的检索，也可以直接搜索药品通用名、商品名或疾病名称进行检索，获取相关药品说明书信息。同时这类软件也会集成国内外诊疗指南、共识等文献信息检索阅读功能，依托指南、说明书等数据，衍生出疾病介绍、药品专论、用药教育、药品配伍禁忌、合理用药要点信息等功能。可为临床药师指导用药等工作提供简便、直观的查询服务，方便在工作中使用。

传统的标签类提醒工具如用药提示卡、用药宣传手册、用药标签等因其使用方便、接受度高，在临床上与患者的沟通中应用广泛。而智能健康工具利用智能化的设备以及先进的网络技术实现与患者沟通，可以达到随时随地进行用药教育的目的，使用方便，能够存储的信息量大，但受到使用者技术水平和网络环境、硬件设备的限制，使用率仍不及标签类提醒工具。药师与患者交流的过程中，借助一些工具帮助患者理解药师分享的内容，可以促进沟通有效进行，提高患者的用药依从性，建立良好的信赖关系。

案例 3-2 解析

1. 该案例药师与患者的沟通中使用了沟通基本原则中哪些沟通原则？具体表现是什么？

该案例药师与患者的沟通中使用了沟通基本原则中的以人为本原则、平等原则和尊重原则。具体表现为，药师在药学查房过程中，首先进行自我介绍，随后礼貌地与患者进行沟通，耐心地倾听患者的诉求，拉近了与患者之间的距离，促进药学沟通顺利进行。

2.该案例药师结合患者的特点开展的药学服务借助了哪些沟通工具？请具体说明。

该患者为高龄患者，记忆力减退，合并疾病较多，服用药物种类复杂，对所服用药物的种类和用法用量不能准确记忆，服药依从性不佳，且很有可能是导致此次入院的主要原因。药师了解情况后，适当安抚了患者焦虑的情绪，同时用通俗易懂的语言告知患者长期规律正确服药的重要性，并为患者制作了用药教育小卡片，借用"用药提示卡"帮助患者解决吃药混乱的问题，有利于帮助患者建立长期规律服药的信心，提高患者的依从性，体现了药师应有的药学服务与沟通技能水平。

（姜明燕　陈　艳）

第三节　沟通的实施

案例 3-3

薛某，女，5岁，支气管哮喘患儿，入院治疗7日，病情缓解后出院，出院带药：丙酸氟替卡松吸入气雾剂、硫酸沙丁胺醇吸入气雾剂。出院后父母从网上得知激素的严重副作用后，担心长期吸入激素的副作用，并未坚持长期、规律地给患儿用药，仅在有喘息症状时雾化吸入布地奈德和特布他林，症状缓解后便停用，导致患儿哮喘反复发作。

药师："您好，我是儿科的临床药师，我来给您发出院带药。"

家长："好的，谢谢。"

药师："要出院了感觉孩子好些了吧，这是孩子的出院带药，有丙酸氟替卡松吸入气雾剂、硫酸沙丁胺醇吸入气雾剂。"

家长："嗯，好多了，其实我之前开过雾化药物，家里还有，都没用完呢。"

药师："您的情况我了解，孩子一年前就确诊了支气管哮喘对吧，但是这段时间治疗的效果不太好，这次住院也是因为哮喘发作了。"

家长："对呀，这个氟替卡松是激素，我看网上说长期使用有挺多副作用呢。"

药师："对，这个氟替卡松确实是糖皮质激素类药物，但是它是吸入用糖皮质激素，您在网上看到的副作用是指长期口服或静脉应用糖皮质激素才可能发生的。吸入剂可直接进入肺部起效，真正进入血液循环的药物非常少，所以是比较安全的。"

家长："是药三分毒呀，而且大夫一用就让我们用好几个月，我还是担心。"

药师："非常理解您的心情，担心药物的副作用对孩子产生不良影响，但是您考虑过吗，哮喘如果不规范地治疗，将会导致病情迁延、反复发作，甚至伴随终身，影响孩子身心健康呢。而如果坚持规范化治疗，宝宝的哮喘是可以临床治愈的，对成年后的肺功能也不会有影响。"

家长："哦，这样呀，可是我查到长期用药会影响身高，孩子会不会长不高呢？"

药师："您真是一个认真负责的家长，可以负责任地告诉您，经过专业的研究证实，正规治疗的前提下孩子成年后的身高与健康儿童是无明显差异的。反而哮喘控制不佳会对儿童身高产生不良影响。总之，与严重哮喘带来的风险相比，这些药物的使用是利大于弊的，只要您注意用药后及时漱口，注意口腔卫生，就能有效避免药物造成的口腔黏膜局部不良反应。"

家长："哦哦，这一点我倒是没考虑到。"

药师："家长，那这些药物您会用吗？"

家长："家里有雾化机，会做雾化，这个气雾剂是第一次用。"

药师："好的，气雾剂相比雾化更加经济、方便，氟替卡松需要规律使用，早晚各一次，沙丁胺醇呢在孩子有咳有喘的时候吸，如果两个一起，要先吸沙丁胺醇后吸氟替卡松。"

　　家长："孩子那么小她不配合怎么办？"

　　药师："没关系的，小朋友年纪小不会吸也没关系，可以配合着这个储雾罐，首先将储雾罐和面罩连接好，用药前把气雾剂充分摇匀后连接在储雾罐另一端，然后让宝宝像吹气球一样呼出肺内的气体，之后将面罩紧贴面部注意覆盖口鼻，马上按下气雾剂，然后让宝宝带着储雾罐保持正常呼吸就可以，一分钟后拿下储雾罐。用完记得清水洗净晾干，不要用纸或洗碗布擦拭。"

　　家长："好的。"

　　药师："这个指导单上有每种药物的使用方法注意事项以及储雾罐使用步骤（递上出院带药用药指导单），您还可以关注我们的公众号，在对话框中输入对应气雾剂化学名称或储雾罐，就能看到教学视频，忘记怎么使用的话可以看一下。"

　　家长："太好了，有什么问题我也可以公众号留言吗？"

　　药师："当然可以，我们看到会第一时间回复您的。"

　　家长："这就方便多了。"

　　药师："您一定记得孩子病情缓解后也要继续使用长期控制药物治疗，重在坚持。还有，生活中要注意帮助孩子回避过敏原，比如烟雾、刺激气体、花粉、尘螨、剧烈运动等容易诱发哮喘的危险因素。"

　　家长："好的，这个我明白。"

　　药师："出院后按医师要求定期复查，适时调整治疗方案。您还有什么别的问题吗？"

　　家长："没有了，太感谢了。"

　　药师："不客气，祝孩子早日康复。"

请思考以下问题：

　　1. 该案例中采用了何种沟通实施流程？具体内容是什么？

　　2. 该案例在沟通实施过程中应用了哪些沟通策略？

　　3. 该案例中涉及了哪些药学知识点？

一、沟通实施影响因素

　　沟通技能是药师提供药学服务必备的核心技能之一，熟练的沟通技巧是改善药患关系的根本途径。药学服务的沟通对象是相当广泛的，大致可以分类为患者及患者家属、医疗团队、社会群体（公众人员），不同沟通对象的特点不一。沟通对象的广泛性且各具特点形成了影响沟通实施过程和结果的多因素性和复杂性。下文将从社会文化、医疗团队、患者及主流沟通渠道四个方面来简单阐述影响沟通的因素。

■（一）社会文化因素

　　1. 医疗团队与患者的关系　随着社会的发展和进步，医疗团队与患者的关系正由传统的主动-被动型转向共同参与型，与患者的沟通模式也从单纯的线性沟通模式转向平等的双向交流沟通模式。在传统的沟通模式中，医疗团队为信息发送者，充当着权威者的角色，需要说服患者接受医疗建议；患者则为咨询者，被动接受信息和服从医疗建议。而新的沟通模式——双向交流沟通模式注重沟通双方的地位平等，注重双方的互动，不再是单向交流，患者也不再一味地服从医疗建议，而是沟通双方共同参与医疗决策。这种关系和模式的悄然变化，使得关系双方和沟通双方均需要有一定的过程去适应。

　　2. 医疗团队与患者的信托关系　医疗团队与患者的关系实质上也是一种信托关系，建立在信任的基础上且具有博弈的特点。医疗团队与患者双方信任关系的缺失是彼此沟通障碍及关系恶化的重要原因。诸多原因导致彼此信任关系弱化，如：既作为医疗服务提供者又为医疗机构创收的双重身份的医疗团队极易发生供方诱导需求；在具有博弈性质的医患关系下，医患双方容易相互提防，患者对医师有所保留病情，医师为了规避风险则倾向于选择相对保守、安全的治疗方式。

3. 患者需求与社会特征 国家政府网统计数显示，截至2020年底，每千人口医师数仅为2.9人。国家药监局执业药师资格认证中心数据显示，截至2022年4月底，每万人口执业药师人数仅为4.6人，与世界药学联合会公布的"每万人口应累计拥有注册执业药师6.2人"还有不小的差距。这些数据说明面对如此多的患者，医师资源、药师资源相对紧缺，存在着患者需求与医疗资源不匹配的矛盾。而这种理想与现实不一致的矛盾，滋生了患者对医护的潜在不满意及不信任。传统美德塑造了医护人员的形象及其行为标准，却没有对患者的行为标准进行约束，这就导致部分患者有医疗行为要求却没有自身行为要求，导致了双方沟通不畅。

（二）医疗团队因素

1. 药师沟通技能教育 我国临床药学发展较晚，于2007年12月才开始临床药师制试点工作，沟通能力培养虽已分别纳入临床药学专业教学大纲及药师职业培训的指南，却仍很少发现系统的培训教材。据2009年一份调查报告显示，我国有20所院校开设了医患沟通类课程，但学时较短，最主要的教学方式是理论概念的串讲，实践学时占比偏低，沟通技能的实际应用尚未得到强调。

2. 药师的身份与角色 在传统的药患沟通模式中，药师认为自己是药学服务行为的主体，掌握专业的药学知识，提供的治疗建议都是基于提高患者健康及生活质量的基础而制订，希望得到患者的服从。然而，最正确最好的治疗方案并不一定是患者想要接受的最佳方案，方案选择的决定人是患者，药师只是方案的建议者。

3. 精英教育与大众需求 医学生的培养是精英教育，药师也是精英教育对象之一。精英教育培养出来的药师拥有耀眼的学历，拥有白领、精英的观念。但作为药师，每天要面对的是素质、文化层次、生活环境和方式不同的患者。因此，药师的患者服务意识和态度严重影响到沟通的通畅度。

4. 与患者沟通时间 《2021中国医院门诊量100排行榜》显示单家医院年门诊量高达776万人次（超过2万余人次/天），如此高的患者接诊量说明了药师在高负荷工作状态下，能与患者沟通的时间比较短，针对复杂用药的患者，在短时间内需要与患者沟通的信息量会相对较大，药师难以与患者进行充分的沟通，从而给药患沟通带来不良影响。

5. 药师自身情绪和态度 药师除了承担医院的高接诊量，还需要在短时间内按照《处方管理法》严格执行"四查十对"制度，这就造成较大的心理压力，长期处于高应激状态和高负荷状态，容易导致情绪紧张，进而影响与患者的沟通，容易造成药患冲突。

6. 医务人员之间沟通 医务人员之间沟通不畅也是医疗不良事件的一个重要原因。医务人员间的良好交流沟通氛围对信息的有效传递和交流至关重要，也进一步影响到医疗质量。

（三）患者因素

1. 患者需求多样性 首先，患者就医除了渴望尽快明确疾病诊断、治愈疾病，还期望对病情有更多的知情权。其次，患者有被理解、关注、呵护的需求。经受疾患的痛苦，患者的心理也随之产生变化，通常会有焦虑、无助等情绪，被关爱的需求也随之凸显。再者，患者有帮助适应的要求。面对医院的环境，特别是初诊患者，会有陌生感，并有畏难情绪，渴望能得到周围人的接纳和帮助。最后，患者有过高的心理期望。患者期望医师能提供个性化、低风险的治疗方案，但由于诊疗常规、病情复杂性、医疗工作中的实际医疗条件及相关管理政策规定要求，医师有时难以达到患者的预期疗效。这些方面都有可能导致患者的不满从而产生沟通的障碍。

2. 患者迫切需要自我决定权 基于心理高期望，患者渴望更多的知情权，以便自己能做出更好决定，能选择更好的治疗方案。然而患者本身往往缺乏医学专业知识，有自己掌握决定权的欲望，却又没有作决定及承担风险的能力，患者通常无力感明显，产生了患者难以抉择又不得不决定的冲突，这就增加了沟通的困难。

3. 患者个体差异　不同患者的病情不同，文化程度、心理素质及性格特点不一，沟通需求、治疗目标及期望值不同。一种沟通方式无法满足不同患者，同样的沟通方式，对不同的患者，沟通效果不同。患者的个体差异，增加了药患沟通的难度，对药师的沟通技能有着更高的要求。

（四）主流沟通渠道因素

近20年来，互联网用户获取信息的方式已悄然发生变化。从起初的门户网站（新浪、网易、搜狐）—信息编辑分发，到搜索引擎（谷歌、百度、必应）—信息搜索分发（即手动搜索信息），再到社交网络（脸书、微信、微博）—信息社交分发，到当下的资讯及短视频（头条、抖音、快手）—信息算法—推送分发。在此变化过程中，互联网用户的阅读习惯也在发生变化，信息社交由主动阅读变为被动阅读，从被动阅读进一步转为精准投放。在当前的"后疫情"时代下，信息传播的方式发生了重大变化。线上生活、线上直播活动，尤其是线上信息传播和共享几乎成为近年最大的流动性趋势，网络虚拟空间成为了人们日常交往和信息交流的主渠道。以社交链条为依托的社交传播如微信、微博和基于大数据和人工智能算法型内容推送平台是当下社会信息传播流量份额最大的两大传播平台。

二、沟通实施方式

根据不同的分类方法，沟通实施的方式分为一对一沟通，一对多沟通；单向沟通、双向沟通；在线沟通、线下沟通；传统沟通方式和创新沟通方式等等。传统的沟通方式中语言沟通又分为口头沟通和书面沟通；创新的沟通方式是指新时代下借助互联网及人工智能技术兴起的在线电话会议、微信公众号、微信服务号、短视频、微博、AI虚拟等新兴的沟通。

（一）传统的沟通方式

口头沟通就是运用口头表达进行信息交流活动，如面对面谈话、电话里沟通、公众演讲等。其优点是灵活快捷、双方可以双向自由交换意见，且传递信息较为准确；缺点是不适合大信息量的表达，容易遗漏、不易记忆，不便追溯，因此多用于非正式沟通。例如：当药师需要考虑变更患者的用药方案时，需要充分了解患者目前的情况，不仅是自身感受，还有经济能力和用药习惯等多方面的因素，这时就适合口头沟通，使双方充分、及时地进行信息的交换，便于药师做出进一步判断。

书面沟通是指使用文字形式所进行的信息传递和交流，如通知、文件、邮件等。其优点是经过整理的过程内容不易遗漏，可追溯，多数情况比较正式；例如，药师监管机构下发的一些通知、医院对职工管理需要上交的一些工作汇报，药师给予患者的用药指导单等。

微信、QQ等时下流行的沟通工具既可实现口头沟通，也可实现文字沟通，但多数情况是随意且简短适合的信息，例如，在科室常为了交流方便，成立一个微信群，领导有一些紧急通知可随时公布在微信群中，并要求药师查阅后回复，这就是书面沟通，但也时有同事协调或面向群体询问某些信息时，直接语音留言，就是双向的口头沟通。

（二）创新的沟通方式（借助互联网、AI技术、新媒体等）

媒体融合是"后疫情"时代信息传播创新的趋势之一。个人自媒体如医师或药师的微博、抖音号和医院科研院所的公众号、社会公众医学服务平台，都可实现对患者咨询的回答和药学信息发布。

一方面，完善药学服务微信公众号、微博、短视频等媒体平台，高效发布和传播各种药学服务信息和资讯，既能推动药学服务信息公开，又能提高社会大众的获得感和参与感，进而提升社会大众的认同感和信任度。

另一方面，可以开设"药学服务投诉平台""药学服务（维权）小程序""药学服务热线"等互动渠道，以改善沟通的便利性，增强互动沟通，构建良好的药学服务形象。例如：很多医院请专业的公司把一些中老年患者常用慢性病的用药说明，如糖尿病胰岛素注射液的使用方法拍成小视频，在医院的公众号、医院门诊大厅的电子设备上滚动播出，更方便中老年患者更好掌握用药方法。

　　媒体智能化发展已成为推动新旧媒体融合发展又一新趋势。借力智能技术（如 5G + AI，5G + AR，5G 全息虚拟投影技术等）可以让药患沟通、医务人员间沟通以及与社会大众的沟通收到良好沟通效果。智能技术不仅可以实现智能闭环，还能实现全面化视听，给用户带来全景沉浸式绝佳体验。

三、沟通实施的流程

（一）沟通过程要素

　　沟通过程（communication process）是指发送者把想表达的信息、思想和情感，通过语言发送给接收者的双向交流过程。沟通过程应包含如下五个要素：

　　1. 沟通主体　沟通主体是指有目的地对沟通客体施加影响的个人和团体，如主动与患者沟通中医疗机构的药师。沟通主体在沟通过程中属于主导角色，可以选择和决定另外四个要素—沟通客体、沟通介体、沟通环境和沟通渠道。

　　2. 沟通客体　沟通客体亦指沟通对象，例如临床药师提供药学服务要沟通的对象包括患者及患者家属、医务人员和社会公众等。

　　3. 沟通介体　沟通介体是指沟通主体用以影响、作用于沟通对象的中介。沟通内容和沟通方法都属于沟通介体范畴。

　　4. 沟通环境　沟通环境囊括与个体间接联系的社会整体环境（如医保支付政策、医德医风等）、与个体直接联系的区域环境（如医院诊疗环境、提供药学服务的场地环境等）、对个人直接施加影响的社会情境及小型的人际群落（如各种社群、患者家属群等）。

　　5. 沟通渠道　简单地说，沟通即信息双向或多向传递的过程。信息在沟通主体和沟通对象之间的传递过程通常会经历七个环节，如图 3-1 所示。在沟通各环节中存在着许多干扰和扭曲信息传递的因素，这些因素通常被称为噪声。噪声的存在会大大降低沟通效率。此外，沟通流程中的

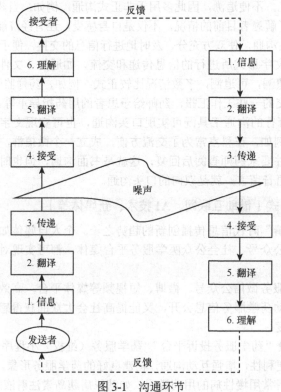

图 3-1　沟通环节

反馈环节也就形成了信息的双向沟通。

（二）沟通实施流程

1. "5W + 1H"沟通实施流程 有目的、有组织、有计划地进行信息沟通时，并希望沟通高效而成功，应按以下"5W + 1H"沟通实施流程设计沟通过程（如图3-2）。"5W + 1H"沟通实施流程需要具备明确沟通目的、分清沟通实施者和对象、选择适宜的沟通的场景和场合、选择恰当的沟通时机、选择恰当的沟通内容和沟通方式。

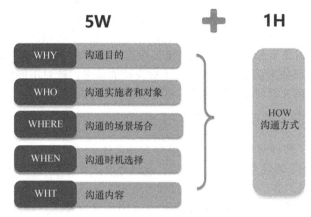

图 3-2 沟通实践中的"5W+1H"沟通实施流程

2. "5W + 1H"实施策略 通常沟通的目标是沟通双方最终达成共识。那么如何能顺利达成这样的目标呢？有以下几个核心策略：首先是要与沟通对象建立良好信任关系；其次是要充分了解沟通对象的需求，这是相当关键的一个步骤，接着就是要高效传递信息，沟通过程中若不能充分了解沟通对象的需求，就难以准确传递有效信息；再者就是处理异议，如果没有正确处理异议，那么将无法达成真正的共识。每一个核心策略都有对应的沟通技巧，如不能正确、娴熟地运用这些沟通技巧，那么沟通的过程就难以顺畅，进而难以实现有效沟通。

（三）国内外药患沟通模式

国内外对医患沟通的大范畴研究均比较丰富，但对医患沟通模式及药患沟通模式的研究尚鲜见。下文简单介绍国内外医患、药患沟通的主要几种沟通模式和创新的药患沟通模式。

1. 国外常见的沟通模式 国外现有常见的医患沟通模式是：E4 模式、三功能模式、卡尔加里-剑桥观察指南、以患者为中心的临床策略、SEGUE 框架以及 Macy 模式等。这些医患沟通模式在形式上具有一定的相似性，将沟通过程划分为不同阶段且提出对应的沟通方法，收集患者信息、建立医患关系。国外现有的医患沟通研究主要局限于"医师"与"患者"之间的沟通，而广义的"医"是指医疗机构这一整体，"患者"应囊括患者的亲属、监护人、单位组织等群体。

2. 国内自主研究的 6S 模式 "6S 延伸医患沟通模式（6S doctor-patient communication model）"是一种适用于当前和未来我国医患沟通的模式，是 2012 年国家中医药管理局重点学科"中医文化学"的研究成果。6S 医患沟通模式把医患沟通过程划分为 6 个环节：预备（prepare）、融入（engage）、互动（interact）、教育（educate）、商定（agree）和维系（retain）。

与国外现有沟通模式相比，6S 医患沟通模式扩展了医患沟通的范围，将信息技术（互联网技术如网站、社交媒体如微博、博客等）引入到医患沟通中，把提升医疗机构形象、赢得患者忠诚作为医患沟通的新目标，而不仅局限于完成患者信息收集、患者教育、医患关系的建立等。

3. 国内陆续开始使用的 SBAR 模式 SBAR（situation-background-assessment- recommendation）沟通模式亦称为共识医护沟通模式（现状—背景—评估—建议），是一种以证据为基础的标准的沟通方式，曾被用于美国海军核潜艇和航空业，在紧急情况下保证了信息的准确传递。也是世界卫生组织所提出的标准化沟通模式。目前在国外，有美国、英国医疗机构中已经使用这种沟通方式，亚利桑那州医疗协会要求下属100余家医疗机构采用SBAR作为医疗沟通的标准方式，以减少由于沟通不良而引起的不安全因素。在国内，浙江、上海、江苏、湖北、广东等地陆续开始运用SBAR沟通模式。

S即患者的一般信息、现状、存在的问题。

B即患者的基本病历资料信息。

A即评估，包括患者的生命体征数据、是否给氧、疼痛的程度、所观察到的病情变化等。

R即建议，包括要求采取的行动，如后续的治疗及用药情况等。

沟通技能是药师提供药学服务必备的核心技能之一，熟练的沟通技巧是改善药患关系的根本途径。药学服务的沟通对象十分广泛且各具特点，导致沟通实施过程和结果的多因素性和复杂性，因此需要多样化的药学服务来满足与不同患者人群交流的需求，针对不同情况的患者选用适宜的沟通方式，也是药师与患者顺利有效沟通的重要环节。

案例3-3解析

1.该案例中采用了何种沟通实施流程？具体内容是什么？

采用了"5W＋1H"沟通实施流程，"5W"分别为沟通目的、沟通实施者和对象、沟通的场景、沟通时机、沟通内容。"1H"为选取何种沟通方式。

本次沟通的目的是需要使患儿家属了解儿童哮喘的治疗特点，指导药物使用注意事项，消除患者疑虑，提高用药依从性；沟通的实施者为药师，沟通对象是患儿家长；沟通场景在即将出院患儿的病房内；沟通内容为出院带药的用药教育等。采取了口头辅以书面的沟通方式。

2.该案例在沟通实施过程中应用了哪些沟通策略？

本次沟通实施过程中，①实施者进行了充分准备（了解治疗效果不佳的原因以及患儿家长的顾虑），进行了有目的的沟通；②沟通的实施者表明身份和来意，与沟通对象建立良好信任关系；③沟通时面对家长的异议（认为使用激素有不良反应）采取了理解（"非常理解您的心情"）并且用赞美表示肯定（"您真是一个认真负责的家长"），再提出家长最关心的问题（影响身高），给予针对性的解释，最后权衡利弊达成了共识；④沟通过程中，通过信息收集了解了患者的需求，（家长首次使用储雾罐）开展清晰化、生动化的讲解；⑤书面沟通加以辅助（递上出院带药用药指导单），便于患者理解，提高患者的用药依从性。

3.该案例中涉及了哪些药学知识点？

该案例中的药学知识点有：支气管哮喘疾病相关知识、坚持药物治疗的重要性，药物不良反应的规避方法及患者的生活指导。如丙酸氟替卡松吸入气雾剂、硫酸沙丁胺醇吸入气雾剂不规律使用会诱发哮喘的发作；气雾剂的使用方法；气雾剂吸入后直接进入肺部起效，相较于进入血液循环的药物安全性更高；气雾剂用药后需要及时漱口，注意口腔卫生，避免药物造成的口腔黏膜局部不良反应；哮喘患者需要回避变应原，比如烟雾、刺激气体、花粉、尘螨、剧烈运动等容易诱发哮喘的危险因素。

（刘　芳　邱　越）

第四章　普通患者的药学沟通

学习要求:

记忆: 各类普通患者的人群特点与药学沟通的主要方法。

理解: 普通患者药学服务中常见沟通障碍及应对方法。

运用: 熟练运用语言与非语言沟通技巧与普通患者进行沟通。

第一节　急诊患者

案例 4-1

傍晚,一位母亲抱着孩子急匆匆地走到医院急诊药房窗口进行咨询。

孩子母亲:"你好,我对这个治疗破伤风的药有点疑问,可以咨询你吗?"(患者手里拿着破伤风抗毒素注射液,并递过来一张处方)

药师(身体前倾,双手接过处方,处方显示,患者李某,年龄3岁2个月):"可以的,您先别着急,请坐下来说,我是药师小胡,请问您遇到什么问题了?"

孩子母亲:"我小孩昨天上午在楼下玩的时候膝盖摔破了,还流血了。孩子只顾着玩了,也没及时告诉我。回到家我才发现孩子膝盖上的伤口,伤口上都是泥土,当时也没在意。刚才看微信时,我看到了一个小孩摔伤后得了破伤风,所以才带孩子来医院找医师看看,医师给我开了这种破伤风针。但是我有些不明白,我想问一下到底什么是破伤风,是一种病还是药?如果是病的话能治好吗?"

药师(微笑,语速缓慢):"您别着急,我给您解释一下。受伤后皮肤破损,有一种叫破伤风梭菌的细菌有可能进入体内,这个破伤风梭菌产生的毒素会引发疾病。但是您别担心,破伤风是可以预防的,医师给您孩子开的破伤风抗毒素注射液就是起预防作用的。"

孩子母亲:"哦,我明白了,那为什么医师还开了一瓶氯化钠注射液呢?"(患者从包里取出一瓶100ml的0.9%氯化钠注射液)。

药师:"是这样的,破伤风抗毒素有过敏风险,接种前需做皮试。这瓶氯化钠注射液就是做皮试时稀释用的。"

孩子母亲:"我听说还有不用皮试的破伤风针,是吗?"

药师:"是的,还有一种是破伤风人免疫球蛋白,不需要皮试。这种药物适用于破伤风抗毒素过敏的人,价格较高。"

孩子母亲:"对了,还有网友说应该在外伤后24小时内给小孩注射破伤风针,否则无效。我的孩子摔伤的时间已经超过24小时了,医师为什么还要给我的孩子开破伤风针?"

药师:"是的,网上是有这种说法,但其实这是一种误解。破伤风梭菌感染后发病的潜伏期为6~12天,根据其发病机制,伤后24小时之内甚至稍晚应用破伤风抗毒素,都能起到预防作用,即使发病,症状也比较轻微。临床专家认为外伤患者应尽早注射破伤风针,但只要未发病,2周内应用破伤风抗毒素都应视为有预防作用。"

孩子母亲(如释重负的表情):"胡药师,我明白了,我现在就去找护士,谢谢你。"

药师:"不客气,您还有别的问题吗?"

孩子母亲:"没有了。"

请思考以下问题：

    1. 该案例涉及到急诊患者的哪些特点？具体表现是什么？

    2. 该案例药师与孩子母亲的沟通中使用了沟通基本原则中哪些沟通原则？具体表现是什么？

    3. 该案例中涉及到哪些药学知识点？

一、人群特点

急诊科是医院全天候提供医疗服务的窗口科室，既是门诊服务的延伸与扩大，又兼具病区的功能。急诊医疗服务工作具有高强度、高风险、高难度的特点，同时患者病情突发，患者的疾病特点、患者及家属心理特点显著异于门诊患者，因此，应熟悉急诊药学服务的特点和注意事项。

（一）疾病特点

1. 起病急、病情危重　急诊患者最大的特点就是起病急，时间性强且病情大多危重，疾病表现呈现多样性、不典型性，大多无法立即给予明确诊断，导致病情危急程度难以准确评判。有学者对 169 家综合性医院 2015 至 2017 年 591 万份住院病案首页进行数据分析，结果表明，居前五位的急诊病种依次为循环系统疾病（21.53%），损伤、中毒和外因所致的某些其他疾病（14.27%），呼吸系统疾病（11.70%），消化系统疾病（10.74%）和妊娠、分娩和产褥期（9.23%）。与急诊关联密切的 13 个重点疾病中，急性心肌梗死、心力衰竭、急性脑卒中、肺炎（成人）、急性胰腺炎呈逐年上升趋势，半数重点疾病占总住院患者近 50%。

2. 预后不佳　急诊患者的不良预后常常涉及多种复杂的病理生理因素，通常表现出不稳定的生命体征、严重的组织器官功能障碍以及临床实验室指标异常，这些因素导致患者病情发展无法预测，直接影响了患者的生存率和康复机会。此外，急诊患者在医疗干预方面可能会出现延迟，从而导致治疗时机的错失；病情恶化迅速以及初始治疗的无效可能会进一步增加预后不良的风险。大数据调研分析表明，无论二级还是三级医院，历年急诊入院患者病死率都高于总住院患者病死率。

（二）心理特点

1. 就医心情迫切　急诊患者出现严重症状寻求医疗帮助时，希望医师能马上给出明确诊断并及时采取治疗措施。然而，大部分急诊患者缺乏对病症知识的了解，加上难以预料的治疗结果，往往导致患者及家属出现焦虑、恐惧、抑郁等负面情绪。遭受意外伤害或病情急剧恶化的突发情况，使患者和家属没有足够的思想准备。加之医院环境、抢救设备和各种救治措施的陌生，大多数患者表现出严重的焦虑、紧张、恐惧、情绪波动等情绪难以控制的情况。

2. 敏感、多疑、易冲动　由于起病突然，患者高度关注自身健康问题，对自己认为可能影响康复的问题都十分敏感、计较，希望得到家属、亲人陪伴并分担精神上的痛苦。患者往往会通过观察医护人员的言行来猜测自己的病情严重程度，尤其常见于慢性病急性发作或慢性病加重的患者。

3. 抗治心理　多见于服毒自杀、伤残、久治不愈的患者，因为对生活、治疗失去信心，抗拒各种检查治疗，表现为极度恼怒、易激动，不配合医务人员。

二、药学沟通

急诊药学服务是医院药学服务的重要组成部分，因急诊医疗服务需求的特殊性，使急诊药学服务与其他医院药学服务有明显区别。急诊药学服务需要处理各种疾病严重程度不同的患者，面临高风险和繁重工作，需要在短时间内做出正确的用药决策，这增加了用药错误的风险。急诊患者及家属由于突发疾病可能情绪不稳定，焦虑和担忧可能会影响他们对药物治疗的期望和反应，容易引发药患矛盾。因此，药师应根据急诊患者疾病、心理、用药特点开展药学服务。

（一）针对急诊患者疾病特点

1. 病情危重的患者　在面对急诊患者，特别是那些起病急、病情危重和预后不佳的患者时，在与急诊患者沟通时，使用以人为本的沟通原则至关重要。

开展急诊药学服务时，要主动鼓励患者提出有关用药的问题和顾虑，使用清晰、简单的语言向患者解释药物治疗方案以及可能带来的风险和好处，与患者共同确认治疗计划，确保患者对治疗方案的知情同意，尊重患者的决策。

在进行医嘱审核、药学信息提供、中毒解救、抢救支持和个体化药物治疗方案等日常工作中要做到敬畏生命、关怀每一位患者，向患者提供明确、诚实和易懂的用药信息，针对不同的患者采用个性化的方式向患者及家属阐述治疗方案中药物的药理作用、使用方法等信息，给予更多的人文关怀，落实"以患者为中心"的药学服务要求。

2. 预后不佳的患者　急诊患者的病情发展无法预测，常常预后不佳。针对这类患者进行沟通时，药师要倾听患者表达的情感和顾虑需求。患者可能会感到害怕、沮丧或愤怒，药师应给予患者机会表达这些情感，并表示同情。若药师表现得漠不关心，情感淡漠，往往会产生负面作用，所以在工作中药师应遵循沟通的同情原则，换位思考，提供情感支持，减轻患者的情感负担。

（二）针对急诊患者心理特点

1. 紧张焦虑的患者　急诊患者常常因担心自身病情而表现出紧张和焦虑的心理特点，在开展急诊药学服务时，药师需要保持稳定和自信的态度，以安抚患者的情绪。同时，提供迅速而明确的信息，积极倾听和回馈，表现出关心和同情，给患者提供情感支持。

2. 敏感、多疑、易冲动的患者　针对此类患者的心理特点，药师的首要任务是建立与患者及家属之间的信任关系。药师应表现出真诚、关心和尊重以获得患者的信任。

药师应避免责备和批评患者，熟练运用积极的暗示性语言，例如安慰性、鼓励性、劝说性语言。使用安慰性语言能够安抚急诊患者突遇疾病焦虑紧张的心情，减轻患者压力；使用鼓励性语言则能够给予患者心理支持，增强患者战胜疾病的自信心；使用劝说性语言时，可以克服冲动，使患者变得冷静，减少药患矛盾的产生。

3. 具有抗治心理的患者　针对这一类心理特点的患者，药师要倾听患者的抗治理由和担忧，了解患者的观点，探索产生抗治心理的原因，例如害怕药物治疗的副作用、不信任该医疗机构抑或是无法承担高昂的治疗费用等。其次，如果有家属陪同，可以与家属进行有效的沟通，以协助患者理解治疗的选择和风险，家属的支持可以对患者的抗治心理产生积极的影响。

（三）针对急诊患者用药特点

1. 患者用药需求急迫　疼痛、急性感染、中毒、急性过敏反应或心血管急症是急诊常见的症状或疾病，在此情况下，时间对于治疗结果和生存率至关重要。因此，面对用药需求迫切的患者，急诊药师需要快速响应患者需求，有序开展药学服务工作，确保患者获得合适的药物治疗，最大程度地提高药物治疗的有效性和安全性。

2. 强调急诊药物治疗的重要性　针对急诊情况，药师应向患者强调药物治疗的紧急性和必要性，强调患者应该严格按照医嘱用药，不要中断治疗，以确保患者对所接受的药物治疗充分知情。

案例 4-1 解析

1. 该案例涉及到急诊患者的哪些特点？具体表现是什么？

该案例涉及急诊患者的疾病、心理和用药方面的特点，具体如下：

（1）疾病特点：急诊患者多具有病情危急、预后不佳的特点。本案例中的具体表现为，该患儿由于膝盖受伤而存在破伤风的风险，破伤风存在症状发展较慢，但一旦发病即可引发严重的神经系统问题。

（2）心理特点：急诊患者存在紧张焦虑、敏感的心理特点。本案例中的具体表现为，由于孩子母亲在社交媒体上看到一些关于破伤风的信息，孩子母亲前来咨询破伤风疫苗相关问题，此时她的心理特点是担心和焦虑，因此需要药师提供准确的信息和建议，以缓解她的担忧。

（3）用药特点：急诊患者存在用药需求迫切的用药特点。本案例中的具体表现为，医师为患儿诊断后开具了破伤风抗毒素注射液，患儿应及时用药，预防破伤风的发生。因此，该案例体现了患儿用药需求迫切性以及药物治疗的必要性。

2.该案例药师与孩子母亲的沟通中使用了沟通基本原则中哪些沟通原则？具体表现是什么？

该案例药师与患者的沟通中使用了沟通基本原则中的以人为本原则和尊重原则。具体表现如下：

（1）以人为本原则：具体表现为药师以尊重和关怀的态度对待孩子母亲，仔细倾听她的问题，并表示理解她的担忧和焦虑，回馈时使用温和、理解的语气，有助于减轻患者家属情绪压力。

（2）尊重原则：具体表现为药师在与孩子母亲交流时使用了礼貌的语言，对话中倾听患儿母亲的问题和疑虑，不打断她的陈述，显示出对患者家属的尊重，让患儿母亲有机会表达自己的需求。药师向孩子母亲提供关于破伤风的详细信息，解释破伤风抗毒素注射液的用途，并对孩子母亲提及的免皮试破伤风人免疫球蛋白进行了解释，有助于孩子母亲理解并接受最佳的治疗建议。其次药师纠正了孩子母亲对于破伤风的相关错误认识，特别是关于破伤风治疗的时间窗问题，有助于消除孩子母亲潜在的困惑。

3.该案例中涉及到哪些药学知识点？

此次沟通涉及的药学知识点：破伤风抗毒素注射液的作用及氯化钠注射用于皮试的目的、人破伤风免疫球蛋白免于皮试的使用方法以及注意事项、外伤后应用破伤风抗毒素注射液使用时间窗等。

（王建华　滕　亮　苏文斌）

第二节　门诊患者

案例 4-2

门诊药房窗口外，一位年轻女士手拿着一盒双歧杆菌三联活菌胶囊踌躇着由取药窗口向用药咨询窗口走来。

患者："嗯……药师你好，我……有个问题想咨询一下。"

药师："您好，许女士，我是刘药师，请问您遇到了什么问题呀？"（接过患者手中导诊单：许某某，女，25岁，诊断为胃肠功能紊乱）

患者："我刚在你们那边那个窗口拿到这个药，手摸着是凉的，这……是不是要放冰箱储藏啊？"（同时患者将手中的双歧杆菌三联活菌胶囊递到了药师面前）

（药师留意到患者说话声音不大，断断续续说话不确定，看起来有点犹豫与焦虑，好像在担心什么。）药师于是微笑着说："许女士，您的感觉是对的，这个药啊，确实是放冰箱保存的，它是通过补充人体正常生理菌群来调节肠道功能紊乱的，是活菌成分，需要2～8℃保存才能保证它的活性，在您取药的时候，我们的药师也是刚从冷藏冰箱给您取出来的，所以您摸起来凉凉的。"

患者："啊？这样啊！可我是住校的学生，宿舍里没有冰箱，怎么办呢？"

药师（留意到患者眉头紧锁，显得忧愁）："哦，了解您的情况了。这样，您先别急，我这给您提供三条建议：第一，一般大学宿管阿姨那里都会有冰箱，您可以了解一下看您宿管阿姨那边能不能帮您暂存一下这个药；第二，目前我们药房用于成人的类似药也都需要冷藏，只有用于儿童的枯草杆菌二联活菌颗粒不需要冷藏，您可以再去咨询一下刚刚给您看诊的医师，请他给您出具其他适宜的用药方案；第三呢，如果您需要退掉手中的双歧杆菌三联活菌胶囊，您现在可以将这个药暂存在我们这里，再去请开药医师在电脑上发出退药申请后来我们这办理退药手续，最后去收费处退费就可以了。"

患者："啊，这么麻烦啊……我考虑下。"

药师："嗯嗯，不急，您有宿管阿姨电话吗，方便的话可以现在联系一下，再做决定。"

患者（恍然大悟）："对哦，我有阿姨电话，我现在就问，你等一下哦。"

药师："没事，我就在这里等您。"

2分钟后……

患者："刘药师，我刚刚问过了，阿姨同意帮我暂存，那我就把这个药拿走吧，这个路上怎么办啊？"

药师："嗯，可以的。我们一般建议尽快冷藏保存，以免影响药效，如果路远可以在楼下超市买一个冷藏袋方便路上保存。"

患者："好的好的，明白了，谢谢您！"

药师："不客气，许女士，您还有其他问题吗？"

患者："哦，想起来了，我前两天牙疼，医师给我开的这两种药，能和今天这个药一起吃吗？"（患者说着掏出手机打开照片给药师看）

药师（药师看到照片上是甲硝唑片和阿莫西林胶囊，同时拿出患者手中的用药指导单）："许女士，您给我看的这两种药是抗菌药物，是用来治疗牙齿细菌感染问题的，对活菌是有影响的，所以这两种药不能和今天开的双歧杆菌三联活菌胶囊同时吃哦，需要错时分开服用哦，我们一般建议间隔两小时以上。您看，我们窗口给您的用药指导单上也有这个注意事项，单子上也有具体的用法用量，您可以根据这个单子用药。"

患者（患者拿着用药指导单仔细看了起来）："哦，还有这个单子呐，刚刚拿到都没有看，这个讲得很清楚哎。"

药师："是的，您回去有疑问也可以打单子上的电话给我们。"

患者："真是太感谢了。"

药师："不客气，这是我们该做的，您现在还有疑问吗？"

患者："没有了，没有了"。（患者微笑着回答）

请思考以下问题：

1. 该案例涉及到门诊患者的哪些特点？具体表现是什么？
2. 该案例药师与患者的沟通中使用了沟通基本原则中哪些沟通原则？具体表现是什么？
3. 该案例中涉及了哪些药学知识点？

一、人群特点

医院门诊是集医疗、预防、检测、康复为一体的综合性医疗部门，是医院医疗服务的前沿窗口，为非住院患者提供医疗、咨询服务。门诊医疗服务工作具有患者集中、流动量大、就诊时间受限以及病情轻重缓急不等的特点，熟悉门诊药学服务的特点和注意事项有助于提升药学服务质量、提高药学服务水平。

（一）疾病特点

1. 病种多、症状复杂　门诊患者涵盖病种广泛，病情轻重缓急不等，既有如呼吸道感染、肠胃炎等急性疾病，也有如高血压、糖尿病等慢性疾病。到三甲医院就诊的患者疑难症较多，存在许多基层医院久治不愈、未能明确诊断以及合并多系统疾病的病情复杂患者，治疗存在一定难度，对门诊医师的诊疗水平要求较高。

2. 病情稳定、病程长　门诊患者病情较急诊患者更轻微或属于疾病的早期阶段，通常疾病稳定、不会在短时间内快速进展，在没有严重的并发症或症状难以控制的情况下，患者可自行在家中进行自我护理或治疗。并且门诊患者中包含许多慢性疾病患者，这些患者病程长，往往需要终身用药，例如慢性阻塞性肺疾病患者需长期使用吸入制剂控制疾病，导致依从性较差，需要药师的持续干预和监护。

（二）心理特点

1. 期望心理　门诊患者通常希望医师能帮助他们缓解症状、诊断疾病，期望在一次就诊过程中得到有效治疗。

2. 急躁心理　门诊患者到医院就医，求治心切，希望尽快办理就诊手续，缩短候诊时间。但就诊过程要经过挂号、候诊、就诊、交费、检查、取药等过程，如人多排队，就会产生急躁心理，导致冲突或纠纷。

3. 紧张心理　部分患者首次来医院就诊，对医院的环境不熟悉，对就诊程序不了解，加上对自己的疾病能否治好的担心，易产生惧怕、害羞、担心、紧张等情绪。

4. 焦虑心理　有的患者表现出焦躁不安的状态，他们的情绪不稳定，遇事激动易怒，甚至与其他患者或医务人员发生冲突。这些患者可能是由于内分泌失调，或者家庭、工作不顺心，或者之前在挂号、收费、检查等环节积累的情绪等原因导致不能控制自己情绪而发泄。

5. 失望心理　一些慢性疾病患者由于在精神上和肉体上饱受疾病的折磨，长期的服药、打针治疗使他们麻木，对药师的用药交代不关心，他们甚至对治愈疾病失去了信心。

二、药学沟通

门诊药房药学服务是医院药学服务的重要组成部分，其药学服务水平直接影响医院的形象和声誉，关乎药物治疗的安全性和有效性。取药通常是患者在门诊就诊的最后环节，患者都希望药师的药学服务能够方便、快捷、准确。门诊药房取药人员聚集，环境嘈杂，取药等候时间一般在10分钟左右，患者及其家属不仅易急躁、焦虑不安，药师情绪也易受到不良影响，造成沟通障碍，导致冲突或纠纷。药患沟通是门诊工作的重要内容之一，良好的药患沟通可以消除药师与患者之间的误解和隔阂，保障患者用药安全。因此，药师应针对门诊患者疾病与心理特点开展药学服务，针对不同类型的患者采用不同的沟通方式和技巧，强化患者被关注和被认同的感觉，保证沟通的顺利进行。

（一）针对门诊患者疾病特点

1. 症状复杂的患者　面对病情复杂的门诊患者，使用以人为本的沟通原则至关重要。药师在门诊药学服务中，要认真倾听和思考，提炼出患者能传递的与药物治疗相关的信息，包括既往用药史、药物过敏史、既往史及生理状况（患者肝肾功能有无异常）等。药师沟通时选择的语言应尽量与患者的知识层次相适应，既通俗易懂又言简意赅，对于知识水平较低、难以清楚表述复杂症状的患者，药师在必要时可适当提问以帮助患者完整叙述，收集一些患者认为与用药无关或不重要的信息。当患者表述与治疗和用药无关的内容时，药师可适时提示谈话的内容，把话题引向正确的方向，顺利转换发言者和倾听者的角色，以达到有效沟通的目的。

2. 病情稳定、病程长的患者　针对病情稳定的患者，药师首先要了解患者的诉求，为其提供有针对性的用药教育,增强患者对疾病和药物的认知及掌控感,让患者明确疾病的病程、转归、治疗方案等。倾听是了解患者诉求最重要的方式,通过倾听可以使药师与患者建立信任,药师的倾听能力会较大地影响药师从患者处接收信息的准确性。在倾听过程中,药师要适当地把自己的感情反馈给患者。在给予反馈时,药师要运用同理心,也就是站在患者的角度给予回应。病程长、需要长期用药的患者往往依从性较差,门诊药师应尽量使用确定性语言,尽量不用不确定语言与患者进行交流,避免产生失望情绪的患者对药师产生怀疑,从而提高患者用药的依从性。

（二）针对门诊患者心理特点

1. 期望的患者　门诊患者或家属拿到药品后,期望尽快治疗,但由于药品知识缺乏、不识字等原因,许多患者无法正确使用药物,需要门诊药师帮助。药师在门诊咨询服务中应当为患者详细介绍药品的使用方法,同时注意患者的文化程度,多用通俗易懂的语言,深入浅出地回答患者提出的问题。门诊咨询服务中应重点交代患者比较关心的餐前餐后服药问题以及药品相关的注意事项,如服用磺胺类药物或抗痛风药物应嘱咐其多饮水,活菌制剂与抗生素同服需间隔 2 小时以上等。

2. 急躁、焦虑的患者　针对此类患者,药师在门诊药学沟通时要使用以人为本和尊重的原则,以患者为中心,注意倾听患者的想法,通过同理心了解患者的感受,给予其足够的尊重和热情。当遇到情绪不稳定的患者,门诊药师应先了解事情的原委,耐心与其交流,并借助自己的语言、表情、行为和周围环境,对患者进行启发、劝告、暗示以改善患者的情绪。同时门诊药房窗口药师应注意规范使用礼貌用语,选用适当的称呼和合适的语言与患者进行交流,这样能让患者感觉到自己被尊重。药师在接收患者递交的处方时,身体微向前倾,主动伸出双手,也能让患者有一种被主动接纳及温暖的感觉。

3. 紧张的患者　在与紧张的患者沟通时,药师可通过热情的态度来消除医患之间的陌生感,并建立密切的医患关系,为实施药学服务打下良好的基础。药师在沟通中尽量和患者保持目光接触,并给予简单的反馈以示对患者的关注,如点头、微笑等。良好的反馈有利于激发患者讲话的欲望,提高患者说话的积极性。尽量听取患者完整的信息,不轻易打断患者的叙述,特别是给患者在叙述过程中留一些思考的时间,不催促患者。门诊药师与患者沟通时语调要适宜,让患者有亲切感和信任感。音量适中,不要过大声或过细声。说话尽量清晰流畅,不要过于简略或含糊。

4. 失望的患者　当发现患者对治疗失去信心时,门诊药师要伸出援助之手,主动去安慰和鼓励患者,也可举出治愈相同疾病的例子,增强患者战胜疾病的信心,药师在交流中表现出来的自信可以增强患者对药物治疗的信心。

（三）针对门诊患者用药特点

1. 药品用法用量不明确　门诊患者及其家属拿到药品后,最关注的问题是用药时间(餐前或餐后)、剂量及次数,其次是对特殊剂型(如缓控释制剂、吸入剂、咀嚼片、栓剂、泡腾片等)药品知识缺乏。门诊药师需要具备丰富的药学知识,有针对性地对患者及其家属进行用药交代,体现出药师的专业性,有助于患者对门诊药师产生信赖感。

2. 患者用药依从性不高　药师在沟通中把专业的知识用简洁而通俗易懂的语言对患者进行用药交代,能提高患者用药的依从性。如有患者对用药有所疑虑,门诊药师应详细耐心地介绍药品的用法、用量、适应证和注意事项等,并承诺在用药期间随时提供用药咨询服务来打消患者的疑虑。

案例 4-2 解析

　　1. 该案例涉及到门诊患者的哪些特点? 具体表现是什么?

　　该案例涉及到门诊患者的疾病、心理和用药方面的特点,具体如下。

　　(1) 疾病特点:该患者存在病情稳定、病程长的疾病特点。具体表现为该患者胃肠功能紊乱,病情稳定、不危急,需要通过补充人体正常生理菌群来长期调节肠道功能紊乱。

（2）心理特点：该患者存在急躁、紧张、焦虑的心理特点。具体表现为该患者对医务人员敏感，在最初与咨询药师沟通时声音小且断句。存在犹豫和焦虑，担心自己手中的药需要冷藏但自己却无法提供冰箱冷藏。同时缺乏耐心，在经历过就诊、检查、排队，最后再来等候取药时，已经没有耐心去听取药师的用药交代，也没有耐心再去仔细看手中的用药指导单。

（3）用药特点：该患者存在对药品用法用量不明确的用药特点。具体表现为该患者领取的双歧杆菌三联活菌胶囊与其正在服用的抗菌药物不能同时服用，如同时服用会导致治疗失败。因此，该案例体现了门诊药师药学服务与咨询的必要性。

2.该案例药师与患者的沟通中使用了沟通基本原则中哪些沟通原则？具体表现是什么？

该案例药师与患者的沟通中使用了沟通基本原则中的以人为本原则和尊重原则。具体表现如下。

（1）以人为本的原则：具体表现为该药师在与患者沟通过程中，以患者为中心，能够运用恰当的语调和"呀、哦"等语气词，在察觉到患者的敏感语气后微笑地回答患者问题，消除了患者的敏感与紧张情绪。

（2）尊重原则：具体表现为该药师在沟通过程之中，与患者交流时热情自信，态度真诚，一直使用"您"这个第二人称敬语。在整个咨询过程中药师多次提示患者不急，这其实既是请患者不要着急，同时也让患者相信自己会为她解疑。药师遵循患者有利原则，从患者的立场出发，在察觉到患者疑虑时，及时给患者提供合理建议，帮助患者消除忧虑，在患者犹豫不决不知道该怎么办时，明确告诉患者处理方法，帮助患者理清思路。在帮患者解答疑惑时语言通俗易懂，言简意赅，能够准确清晰地向患者解释清楚双歧杆菌三联活菌胶囊为什么要冷藏，为什么不能与抗生素同服。药师结合了纸质的用药指导单为患者进行进一步用药指导，消除患者疑虑的同时也大大增加了患者依从性。

3.该案例中涉及了哪些药学知识点？

该案例中的药学知识点有：双歧杆菌三联活菌胶囊中包含活菌成分，需要2~8℃保存才能保证活性；抗菌药物对活菌成分有影响，不能同时服用，错开服用一般建议间隔两小时以上等。

（张晋萍　夏　星）

第三节　住院患者

一、外科手术患者

案例 4-3

王某，女，68岁，行主动脉腔内隔绝手术后3天，在病区进行咨询。

患者："你好啊，我是3床的，这是今天医师开给我的三盒药，我对这些药有疑问，医师叫我来问一下你。"（患者手里拿着琥珀酸美托洛尔片、硝苯地平控释片、盐酸贝那普利片）

药师："好的，我是药师小李，请问您有什么疑问啊？"

患者："我前几天刚做了主动脉支架植入的手术，医师给我开了这些药，我不知道怎么吃。"

药师："王阿姨，您之前知道自己有高血压，吃过降压药吗？"（查看电子病历系统）

患者："在家吃过这种（患者指着硝苯地平控释片），医师交代我每天早上吃一片。但我有的时候会忘了吃，另外两种没吃过。"

药师："那您平时自己在家经常量血压吗？"

患者："量的，偶尔量一下。"

药师："那您平时量血压大概多久一次？最高到多少呢？"

患者："我一个月量一次，大概 150，最高的时候 180。"

药师："好的，王阿姨，您之前除了这个药还吃别的什么药吗？"（药师一边询问一边在电脑上记录患者用药情况）

患者："我之前血脂有点高，每天晚上吃一片阿托伐他汀钙片，血糖也有点高，每天吃两片二甲双胍，医师还叫我每天吃一片阿司匹林。现在我手术都做完了，怎么还要多吃两种降压药啊，是不是没治好啊？"

药师："您别担心，您的手术是非常成功的，但是由于您之前一直患有高血压，又断断续续服用降压药，导致血压一直控制得不是很好。持续的高血压会对我们人体的血管产生较大的压力，可能导致血管壁损伤，容易形成夹层动脉瘤。您看（药师拿着主动脉夹层的模型和患者进行解释），主动脉是人体最大的一根血管，也是离心脏最近的一根动脉。动脉壁分为内膜、中膜和外膜三层结构，当人体血压长期不稳定，血液可能会冲破内膜进入中膜，导致血管壁分层，夹层就会逐渐形成，一旦血管外膜破裂，可能引发严重出血，最终可能导致生命危险。因此，良好的血压管理可有效地减少主动脉夹层的发生，对您的康复非常重要。因此，这几个降压药您一定要继续服用哦。"

患者："好的，谢谢你，我还以为是我的手术不成功才需要吃药呢，那这几个降压药我要吃多久啊？"

药师："您需要长期服用降压药物，来避免夹层的复发。您今天上午的血压是 140/92mmHg，心率是 86 次/分（药师在电脑上查看患者的护理单），和之前相比已经好多了。一般来说有主动脉夹层的患者我们希望血压控制在 120/80mmHg，心率在 60～80 次/分是最合适的，所以您现在的指标还没达标，需要继续控制。"

患者："不好好吃药还可能复发啊，那我现在这些药该怎么吃，吃的量够不够啊？"

药师："您不必担心，您目前就按照医嘱琥珀酸美托洛尔片一天一次，一次一片，硝苯地平控释片每天一次，一次一片，盐酸贝那普利片一天一次，一次一片服用。住院期间，我们会根据您血压的情况对您的降压药物进行相应的调整。只要您好好吃药，定期到门诊复查，夹层复发的发生率会明显降低！"（边和患者交代边写用药指导单）

患者："我晚上有的时候睡不好，白天又只有我一个人在这儿，每天还要打针，我也好烦，总会忘记药什么时候吃。"

药师："您现在看起来恢复得不错，只要好好服药，配合医师治疗，相信很快就能出院啦！吃药的事情您也不用焦虑，我给您制作了一张用药指导单，里面有详细的用法用量还有注意事项，忘了怎么吃您就可以看一下或者再来问我。"

患者："好的，真是太感谢了！看来以后我要好好地吃降压药，坚持测量血压，最好每天都记录下来。"

药师："是的，您说得很对，您还有别的用药问题吗？"

患者："没有了，谢谢！"

药师："不客气，我就是这个科的临床药师，您有问题可以随时来办公室咨询我！"

请思考以下问题：

1. 该案例中涉及到外科手术患者的哪些特点？具体表现是什么？

2. 该案例药师与患者的沟通中使用了沟通基本原则中哪些沟通原则？具体表现是什么？

3. 该案例中涉及了哪些药学知识点？

【人群特点】

（一）病理生理特点

围手术期是指从决定手术治疗时起，到与本次手术有关的治疗基本结束为止的一段时间，包括术前、术中和术后三个阶段，是外科患者的一个特殊阶段。应激反应是所有患者在围手术期都会面临的问题，是围手术期病理生理变化的典型特点，可发生在机体的整体、细胞乃至基因各个水平。应激反应表现主要有：①神经-内分泌反应；②细胞体液反应；③器官、组织功能代谢变化。

1. 神经-内分泌反应　神经-内分泌改变是机体应激状态下最早最基本的反应，最主要改变为蓝斑-交感-肾上腺髓质系统和下丘脑-垂体-肾上腺轴（hypothalamic pituitary adrenal axis，HPA）的强烈兴奋。多数应激反应的生理、生化及外部表现均与这两个系统的强烈兴奋有关。蓝斑-交感-肾上腺髓质系统的基本组成单元为脑干的去甲肾上腺素能神经元及交感神经-肾上腺髓质系统。该系统的主要中枢效应与应激时的兴奋、警觉有关，并可引起紧张、焦虑的情绪反应。应激时该系统的外周效应主要表现为血浆肾上腺素、去甲肾上腺素浓度迅速升高。HPA 主要由下丘脑的室旁核、腺垂体和肾上腺皮质组成。室旁核是该轴的中枢部位，其与边缘系统有着广泛的往返联系，并直接参与调控肾上腺糖皮质激素的合成和分泌。

2. 细胞体液反应　应激状态下，机体细胞也可能出现一系列细胞内信号传导和相关基因的激活，表达相关的、具有保护作用的一些蛋白质，如热休克蛋白、急性期反应蛋白、某些酶或某些细胞因子等。热休克蛋白在细胞内含量很高，功能涉及细胞的结构维持、更新、修复、免疫等。热休克蛋白合成的增加可使机体对热毒素、内毒素、病毒感染、心肌缺血等多种应激源的抵抗能力增强。急性期反应蛋白主要由肝细胞合成，可抑制蛋白酶活性、清除异物和坏死组织、抑制自由基产生等生物学功能。急性期反应蛋白在各种炎症、感染、组织损伤等疾病中迅速升高，临床上常作为炎症和疾病活动性指标。

3. 器官、组织功能代谢变化　应激时机体的功能代谢变化包括能量和物质代谢变化、中枢神经系统变化、免疫系统变化、心血管系统变化、消化系统变化、血液系统变化及泌尿生殖系统变化。以消化系统变化为例：当机体产生应激反应时，消化功能的典型变化为食欲降低，严重时可能发生神经性厌食症。

（二）心理特点

外科手术患者的心理行为变化主要与手术相关。无论是何种手术，都会给患者带来相应的心理刺激，严重的可能导致心理障碍，影响手术效果或引起并发症。

1. 术前患者的心理特点　患者术前最常见的心理反应是焦虑、恐惧和睡眠障碍。一般患者入院 24 小时内焦虑恐惧程度最高，随着适应医院环境会逐渐减轻。引起患者术前焦虑的原因有：①担忧疾病严重程度、有无并发症；②对手术是否成功、恢复情况信心不足；③害怕术中、术后疼痛；④不懂医学知识，害怕麻醉及手术台上的状态，缺乏安全感；⑤对医师的技术不放心，同时又渴望得到医护人员的关注；⑥经济问题，怕给家庭带来负担；⑦药物的副作用；⑧担心术后生活、工作、学习受到影响。

因而术前手术患者会产生一系列应激反应，患者表现为沉默寡言、食欲下降、睡眠不佳。这些影响因素个体差异性较大，一般年轻患者反应较重，女性患者相对明显。其中，性格内向、不善言辞、情绪不稳定及有心理创伤的患者更容易出现焦虑情绪。不同年龄段的手术患者恐惧心理不同，儿童害怕术前术后的疼痛，青壮年更关注术后对生活的影响，老年人则担忧手术的风险等等。且此种情绪在术前一晚达到最高峰，有些患者即使服用安眠药仍难以入睡。

2. 术中患者的心理特点　在外科手术进行中，患者可能经历多种复杂的心理特点。首先，患者可能感到焦虑和紧张，对手术成功和潜在风险感到担忧。其次，由于手术中无法掌控情况，患者可能感到无助，增加了焦虑情绪。一些患者可能因为麻醉药物的影响经历幻觉或梦境，这可能会引起患者的焦虑不安、情感波动。此外，对于非全身麻醉的患者，在手术中的恐惧心理达到最高点，表现为对手术中医务人员的言行举止等格外留意，猜测是否与自身病情相关。手术器械撞击声、人员走动、灯光闪烁都可能引起患者的惊慌。面对这些术中心理特点，医疗团队需要提供适当的情感支持、信息传达和麻醉管理，以确保患者在手术期间感到安心。

3. 术后患者的心理特点　术后，部分患者会感受到疾病痛苦解除后的轻松感，这是积极的心理反应期的开始。这些患者通常情绪较为稳定，随着手术的成功完成和疾病或症状的减轻，他们不再受到疾病或痛苦的困扰，因此产生解脱感，积极的心理反应期伴随着乐观和希望的情绪，帮助患者保持积极的心态，有助于身体康复和恢复正常生活。但有些患者在病情平稳、脱离生命危险后，也可能进入术后抑郁阶段，怀疑病灶是否完全根除、手术是否成功等。尤其是有些患者可能会面对部分生理功能的丧失或形体上的改变，术后一时生活不能自理、无法工作，加之缺乏亲人陪伴、术后疼痛、持续地输注或服用药物、对手术效果不满意等原因，继发严重的心理障碍。主要表现为烦躁、惶恐不安、话语不多，睡眠质量不佳及食欲不振等。长期这种心理状态可能会导致术后不良后果，如肠粘连、营养不良、继发感染等，影响患者健康恢复。

【药学沟通】

外科手术是治疗外科疾病的主要治疗手段，不论患者病情的严重程度如何，对于患者而言都是一次强烈的生理心理刺激。外科手术患者生理上的疼痛不适和心理上的负面情绪会对围手术期产生不良影响。多数外科手术患者合并多种基础疾病，具有联合用药的特点。外科手术、外科疾病及其并发症可能会引起药物代谢动力学变化，制订合理的个体化治疗方案，全程化监护患者用药，对手术预后也至关重要。因此，药师应针对外科手术患者生理、心理、疾病及用药特点开展药学服务。

（一）针对外科手术患者的生理特点

1. 存在病理疼痛　外科手术治疗的患者在术前和术后阶段都可能存在疼痛症状，包括病灶引起的疼痛和术后创口缝合引起的疼痛。在与患者交流时应遵循同情原则，倾听患者的止痛诉求，并设身处地地考虑患者的利益。综合考虑患者的情况后，判断是否进行镇痛治疗或提供物理措施缓解疼痛。

2. 存在形体隐私问题　部分外科手术会影响个体的形体，例如手术瘢痕、残肢或切除的器官，这些改变可能对患者的身体形象和自尊心产生深远的影响。药师与患者交流时应尊重对方人格，保护患者隐私，平等对待。对于术后的形体改变，应尊重患者知情权利，告知术后形体变化和治疗必要性，患者自主选择治疗方案，并对患者隐私保密。

（二）针对外科手术患者的心理特点

1. 术前焦虑、恐惧患者　面对患者在术前产生的焦虑恐惧等应激反应，药师应密切关注手术患者心理特点，以积极主动的态度耐心倾听患者及家属的陈述，领会他们的需求及困惑。以同理心不断鼓励患者，增强其对于手术成功及康复的信心，舒缓患者焦虑烦躁的情绪。积极为患者提供用药信息和教育，解释有关手术和用药的细节，帮助患者更好地理解治疗过程，以减轻患者的焦虑感。

2. 术中敏感患者　进入手术室后，患者失去对自身的控制，会对周围环境特别关注，对医药护人员的行为言语十分敏感。因而医药护人员注意自身良好形象，掌握好语调语速，拉近与患者的距离，遇到意外情况切忌惊慌失措，防止影响到患者，关注患者安全感，理解患者对于疾病和手术的恐惧。

3. 术后心理不稳定患者　部分患者对术后恢复正常活动表示怀疑、忧虑；有的因疼痛而对训练产生反感情绪；还有些患者因自强心理而擅自下床等。因而与患者沟通时真诚鼓励，让患者说出自己的担心和不安，解除焦虑的情绪，按知情通知权，告知手术过程和术后给药的必须性，术后功能性锻炼的必要性。

（三）针对外科手术患者的用药特点

1. 术前用药　外科手术患者术前用药包括抗感染药物的预防使用、麻醉前用药和慢性病管理用药。在术前，药师负责评估患者的用药史，确保没有潜在的药物相互作用或风险。并根据外科手术性质和患者的病理生理特点判断是否需要调整用药方案。根据手术性质和患者个人情况选择合适的预防性抗感染药物，以降低手术引起感染的风险。对于极度焦躁的患者，可以选择适当的镇静剂，帮助患者放松和减轻焦虑，以确保麻醉的顺利进行。对于有慢性病史的患者，药师协助医疗团队评估患者的慢性病状况，包括药物剂量的调整、暂时停药或替代治疗方案，以降低手术风险并确保患者的安全。

2. 术中用药　术中用药特点以麻醉用药为主，药师协助麻醉团队提供药物支持，选择适当的药物，密切观察患者的生命体征和给药过程，确保麻醉效果和安全性，根据患者的生理状态和手术需求调整药物剂量。

3. 术后用药　术后患者通常需进行镇痛治疗，抗感染治疗，抗凝抗栓治疗和慢性病管理。药师参与制订镇痛治疗方案，根据患者的疼痛程度和个体差异确定治疗方案。密切监测患者的疼痛控制效果，确保患者疼痛得到有效缓解，同时最小化不良反应和药物滥用的风险，避免依赖和戒断症状。根据手术类型和患者的感染风险制订抗感染治疗计划，以有效控制或预防感染。针对需要抗凝或抗栓治疗的患者，药师参与药物的选择、剂量计算和监测，以预防血栓形成或减少凝血风险。与患者沟通时，应遵循同情原则，药师及时了解患者创口情况，判断患者行动能力，并给予帮助。在术后使用辅助用药，应注意药物必要性，注意辅助药物的经济性，和患者沟通，尊重患者自主选择的权利。

案例 4-3 解析

1. 该案例中涉及到外科手术患者的哪些特点？具体表现是什么？

该案例涉及到外科手术患者的心理、疾病和用药方面的特点，具体如下。

（1）心理特点：该患者存在对手术是否成功的怀疑、缺乏亲人陪伴的焦虑、孤独的特点。具体表现为，术后反而增加药物种类，担心手术的成功与否。其次缺乏亲人陪伴、因长期服用多种药物，以及缺乏相关的医学知识而表现为烦躁、睡眠质量不佳及食欲不振。

（2）疾病和用药特点：该患者存在支架术后状态、合并多种疾病、使用多种药物的特点。具体表现为，对该患者采取主动脉支架腔内隔绝手术治疗主动脉夹层，手术的目标是预防夹层的进一步发展和减少与夹层相关的并发症，同时该患者合并多种慢性疾病，既往有高血压、高血脂、高血糖病史，在术后需要长期服用多种药物对血糖、血脂、血压的管理，同时需长期服用阿司匹林预防夹层复发、再狭窄和心血管事件的发生。

2. 该案例药师与患者的沟通中使用了沟通基本原则中哪些沟通原则？具体表现是什么？

该案例药师与患者的沟通中使用了沟通基本原则中的以人为本原则和尊重原则。具体表现如下。

（1）以人为本原则：具体表现在药学沟通过程中，药师认真倾听患者对于术后用药的疑问，设身处地站在患者立场，告知高血压用药的特点，以及对患者科普日常的血压监控，用通俗易懂的语言告知患者自身病症的情况，使患者术后能更好地恢复。药师运用用心倾听、及时反馈、共情等沟通技巧，用通俗的语言正确指导患者围手术期用药，降低其对药物副作用的担心，争取患者最大程度地配合手术治疗及药物治疗。

（2）尊重原则：具体表现在药学沟通过程中，药师亲切地称呼患者王阿姨，拉近了与患者之间的距离，从王阿姨的疑惑和担忧角度进行药学沟通；关注王阿姨的需求立场，为帮助患者更好地控制血压，建议患者按时吃药，监测日常血压，尽心为患者提供药学服务。药师在发现患者对手术情况和疾病预后表示担忧时，巧妙地借助模型，运用专业知识对患者进行科普，帮助患者正确理解服用药物的必要性，减轻患者的焦虑和恐惧。

3.该案例中涉及了哪些药学知识点?

该案例中的药学知识点有：高血压与主动脉夹层形成病灶的相关性，高血压患者的日常用药及自我监测管理。

(胡锦芳 范蒋青)

二、恶性肿瘤患者

案例 4-4

患者王阿姨，52岁，因"咳嗽咳痰6月余"入院。经肺部肿块穿刺取组织病理检查结果示：非小细胞肺癌，确诊为右下肺周围型非小细胞肺癌 T4N2M0 ⅢB 期，失去手术机会，进行放疗或化疗。

药师面带微笑地走进了王阿姨的病房，热情地招呼道："王阿姨，您好，我是这个病区的药师，您叫我小李就行。"

李药师接着说："您哪里不舒服啊？我看您情绪不太好，有什么不愉快的事情能告诉我吗？我来帮您分析分析。"

王阿姨虽有点不情愿，但还是开口说道："我真的是命苦，唉！我两个孩子一个正在外地上大学，一个还在上高中，我丈夫工作在外地，家里还有卧床的老人，所有事情都是我在做，我现在得了这个病，不知还能活多久，你说怎么办啊！"说着便开始哽咽，随后又大哭起来。

李药师立即从桌边抽出些纸巾递给患者，一只手握着患者的手，另一只手放在患者的肩膀上轻拍。

药师："王阿姨，我能理解您现在的心情，您不要太难过，您的病还不至于那么糟糕，现在有很多的药物可以用来治疗肺癌，您一定要保持一个乐观的心情，树立战胜疾病的信心，积极配合医师的治疗。多做自己喜欢的事情，要让自己开心，我相信您的病一定会好起来的，奇迹都是发生在爱笑的人身上的。您的家人需要您，他们最希望您早日康复（患者从无精打采到点头认同）。而且您想想，您对待生命的这份积极和乐观对孩子们是莫大的鼓励，对他们的成长和生活是最大的财富。为了他们您能配合我们好好治疗吗？"

患者表示认同，然后微笑着说："我心情好多了，谢谢你对我的关心。"

药师："王阿姨，接下来刘医师会和您交代化疗的周期和相关注意事项，我也会根据每个周期治疗情况和您交代注意事项，您需要做的就是积极配合，有任何疑问或者不适都要和我们说，医师、护士还有药师，我们是一个治疗团队，您要和我们一起努力，战胜病魔！"

经过多学科治疗团队的协商，并根据患者病情、身体情况和经济条件，最终决定该患者采用顺铂+紫杉醇（TP方案）。

药师："阿姨您看，肺癌的治疗方案很多的，我们是经过商讨决定给您用这个顺铂+紫杉醇的方案，这个方案比较适合现在您的病情。住院期间，我会全程监管您的用药情况，所以接下来如果您有任何不舒服都可以跟我说。"患者听得非常认真，几乎没有打断药师的说话，不住地点头，还能看到些许微笑。

王阿姨："小李，我明白你说的意思，我的病就交给你们了，你有空了就来鼓励我。"

药师："放心，阿姨，我们一起努力！"

王阿姨："好的，谢谢你！"

几日后，第一个疗程顺利结束，患者即将出院，李药师走进病房进行出院用药教育并将纸质版册子发给了患者。

药师："王阿姨，第一个周期已经顺利结束，各项指标看起来非常好。我要是您孩子也为您感到骄傲！"（药师伸出大拇指，不住地夸奖着患者）

王阿姨："真是太感谢你了，小李，要不是你的鼓励我觉得我都挺不过来！"

药师："阿姨千万别这样说，这是我应该做的！这里有本小册子，是给您个体化订制的一个出院教育单，里面涵盖了所有出院后需要注意的事项，还有一个我的工作微信号和医师的办公室电话，有什么问题您可以直接联系我们。"

王阿姨："嗯，行，我明白，你一下说得太多我也记不住，我自己回去慢慢看。"

第二周期化疗开始，鉴于患者上一周期并未发生骨髓抑制和其他不能耐受的不良反应，治疗评估根据 RESIST 评分，本周期化疗维持上周期化疗方案和剂量。用药结束后的当晚，患者出现严重呕吐和不适。

药师："王阿姨，今天怎么样啊？"

患者："就是浑身没劲不舒服，这次化疗太难受了，呕得我昏天暗地，不想化疗了，唉，小李，上次不是这样啊？这次怎么会这么难受，是不是药用多了，还是用错了？"

药师："因为您上次化疗的效果很好，所以治疗方案没变，这次顺铂引起了较明显的恶心呕吐，我们已经将顺铂换成胃肠道反应较小的卡铂，所以您不要太担心。"

患者："那为什么我第一次不吐？换药是不是会影响疗效？"

药师："可能是个体原因，或者是与这次您在院期间的饮食不适宜有关，您可以想想昨天吃了什么？"

患者："昨天我妹妹来看我，给我带了家里做的肉粽，特别香，我就多吃了点，然后还喝了些奶茶，是不是有影响？"

药师："可能有一定的关系，化疗期间您还是要饮食清淡，少食多餐，尽量吃些容易消化的食物，减少辛辣油腻等食物对胃肠道的刺激，恶心呕吐一定会有所改善。"

患者："行，我注意这些，本来想着以后化疗我就不吃东西了，你这么一说，我就知道该怎么办了，不过下次化疗前麻烦你再给我交代一下注意事项，谢谢你小李！"

药师："不客气，阿姨，您先休息，有什么事情我们再沟通。"

请思考以下问题：

1. 该案例涉及到恶性肿瘤患者的哪些特点？具体表现是什么？
2. 该案例药师与患者的沟通中使用了沟通基本原则中哪些沟通原则？具体表现是什么？
3. 该案例中涉及了哪些药学知识点？

【人群特点】

（一）疾病特点

1. 易发生组织侵袭和转移 与正常细胞不同，肿瘤细胞生长、增殖和生存过程严重失控。它们表现出无限的复制能力和持续增长。这些细胞具备侵袭周围组织的能力，导致局部转移。同时，随着肿瘤周围血管的建立，一些肿瘤细胞也可以通过血液流动，引发远处部位的肿瘤转移。

2. 症状多样性 与恶性肿瘤相关的疾病通常表现出多种多样的症状和体征，这些症状的出现取决于肿瘤的类型、位置和大小。常见的症状包括如恶心、呕吐、疼痛、乏力、淋巴水肿、畸形、便秘、认知问题、交流困难、吞咽困难、呼吸症状、食欲下降、营养不足和生育能力受影响等问题，最主要的症状为疲劳、睡眠障碍、疼痛。有时，肿瘤分泌的物质也可能导致远离原发灶的相关症状和表现，这被称为副肿瘤综合征效应。

3. 预后较差 与良性肿瘤不同，恶性肿瘤细胞的生长无限制，浸润范围广泛，伴随局部和全身性症状。手术切除后，恶性肿瘤复发的风险较高，晚期患者常表现虚弱，最终导致死亡。

4. 治疗易引发不良反应　恶性肿瘤的治疗方法包括外科手术、放射治疗和内科治疗等多种干预手段。这些治疗可能引发各种不良反应和并发症。

（1）外科治疗：通过外科手术的方式尽可能完全地切除肿瘤，从而去除或减少体内的肿瘤细胞。但患者可能面临感染、出血、疼痛、伤口问题、深静脉血栓形成、肺部并发症、麻醉反应、术后恶心和呕吐等风险，以及潜在的长期并发症。

（2）放射治疗：使用高能放射或粒子辐射治疗疾病称为放射治疗。放射线不仅可以杀死癌细胞，还可以对人体造成辐射损害，如口干、咽燥、咽痛、口腔溃疡、吞咽困难、声音嘶哑、放射性肺炎、放射性食管炎、腹泻、尿频、便血、尿血甚至可引起骨髓造血功能低下，或直接杀伤造血细胞使血常规降低，患者可出现感染、发热等症状。

（3）内科治疗：内科治疗主要指通过传统化疗药物、内分泌药物、靶向药物和生物反应调节剂（免疫治疗）治疗肿瘤的方法。利用化学物质干扰肿瘤细胞复制 DNA 的能力而阻止其增殖或诱发其死亡，这种方式统称为化疗。在患者对化疗的毒副作用能耐受的情况下，通过反复多次给药，最大程度地消灭肿瘤细胞，以达到部分或完全控制肿瘤的目的。但由于化疗药物对肿瘤细胞的选择性差，除能杀死肿瘤细胞外，对正常组织细胞、器官功能也有明显损害作用。化疗常见的毒副作用有骨髓抑制、消化道反应、心脏毒性、肝脏损害、肾脏损害、肺毒性、神经系统毒性、过敏反应、皮肤毒性等。

（二）心理特点

1. 外向投射性心理反应　当患者确诊为恶性肿瘤时，他们倾向于将肿瘤或治疗困难的原因归咎于外部因素，如医师、家庭成员、环境等，而很少责怪自己。他们可能会对治疗提出过高的期望，因为他们希望最大程度地摆脱肿瘤的困扰，这可能导致不必要的干预或过度治疗。在接受肿瘤治疗时，他们对身体上的细微变化非常敏感，很容易情绪波动，从而导致与家人、朋友的关系紧张。

2. 内向投射性心理反应　这类患者倾向于将恶性肿瘤及肿瘤治疗中的问题归咎于自己，感到患病是自己的错，或者认为患病给家人和社会带来了负担。他们可能会感到自卑，认为自己是"不值得"或"有缺陷的"，表现出抑郁、自责、退缩等情绪。如果治疗效果不佳，他们可能会对治疗失去信心，从而丧失生活信念，产生厌世消极意念，对未来充满绝望，甚至有自杀倾向。

【药学沟通】

恶性肿瘤患者对治疗药物信息需求很高，除临床医师外，药师是信息来源最主要的渠道。与一般患者相比，肿瘤患者面临着特殊的生理、心理问题，希望进行更多有效的沟通、交流，面对这一特殊群体进行药学服务时，沟通应个体化并不断调整策略。药师作为重要的医疗团队成员，拥有更丰富的药学知识，可以为患者提供更加专业的建议和心理疏导。药师应根据恶性肿瘤患者疾病、心理、用药特点开展药学服务。

（一）针对恶性肿瘤患者疾病特点

1. 发生转移的患者　发生转移的恶性肿瘤患者通常面临着更复杂的疾病情况和更大的不确定性，他们感到更加的焦虑和不安。药师要遵循沟通的尊重原则，尊重患者的感受和意见，理解他们的恐惧和焦虑。药师需向患者提供关于肿瘤转移的准确信息，包括转移的部位、影响和治疗方案选择。确保患者理解疾病的现状。与患者一起讨论可能的治疗选择，包括化疗、靶向治疗、放疗等。根据患者的疾病特点和偏好，提供个性化建议。

2. 具有多个症状的患者　患者可能同时面临多个症状，这可能影响他们的生活质量和情绪状态。药师应采取以人为本的原则，以患者为中心，与他们讨论主要的症状和不适，并提供药物和非药物疗法的建议。例如，对于疼痛患者，药师可以介绍疼痛管理计划，包括适当的药物治疗和疼痛评估方法。对于出现恶心和呕吐症状的患者，药师可以推荐抗恶心呕吐药物，以帮助他们缓解恶心呕吐。药师可以解释为什么患者可能会出现特定的症状，以帮助他们更好地理解。此外，药师还可以提供关于营养、饮食、锻炼和其他生活方式方面的建议，以帮助患者维持良好的生活质量。恶性肿瘤治疗通常是一个长期过程，症状和需求可能会随时间而变化。药师与患者应建立持续的沟通渠道，以监测患者的症状和反应，并随时提供支持和调整治疗计划。

3. 预后不佳的患者 预后不佳的恶性肿瘤患者通常面临严峻的情况，他们可能已经被告知癌症的晚期阶段或治愈的可能性很小。药师与他们沟通时要向患者表达尊重和同情，尊重他们的决策和选择。药师应避免向患者提供虚假的希望，但也不要剥夺患者的尊严。与患者家人一起讨论最佳的支持方式，包括疼痛管理、护理服务和心理支持。确保患者在疾病的最后阶段获得舒适和尊严的关怀。

4. 发生不良反应的患者 这类患者可能经历了化疗或其他治疗方法后的不良症状，可能感到不适和情绪波动，药师要对患者表示同情和理解，交代好可能出现的不良反应种类和应对措施。不同的不良反应沟通细则包括：

（1）骨髓抑制：嘱咐患者化疗后出现白细胞、中性粒细胞降低，不明原因发热及乏力头晕等症状；不要盲目使用退烧药，要第一时间到肿瘤专科门诊就诊，或联系主诊医师寻求帮助。嘱咐患者可多吃富含蛋白质、铁、维生素的食物，如鱼类、瘦肉、新鲜水果和蔬菜等。强调必要时可通过静脉滴注补充营养。

（2）消化道反应：出现呕吐的患者，告知患者不同类型呕吐有特定的止吐方案，并在化疗前会预防性给药。鼓励患者通过音乐、与病友交流等方式放松心情，以减轻恶心和呕吐。建议患者在化疗期间要多吃清淡、高蛋白质、高能量、易消化、低脂肪的食物。

（3）心脏毒性：提醒患者定期进行心电图检查，并根据检查结果相应调整治疗方案。建议患者卧床休息，以降低心肌耗氧量，减轻心脏负担，饮食上注意少食多餐，避免饱食而加重心脏负担，有条件的患者可使用家庭制氧机进行吸氧治疗。

（4）肝脏损害：告知患者要密切关注肝区疼痛、厌油、皮肤黏膜发黄等症状，以及转氨酶升高。如果出现上述症状或转氨酶水平升高及时前往医院就诊。鼓励患者学会自我观察，定期复查肝功能，同时要保持积极乐观的心态。在化疗期间，建议食物清淡、软硬适中，多吃一些具有清肝作用的食物如菠菜、枸杞等。

（5）肾脏损害：强调患者出现腰痛、肾区不适等或血中尿素氮和肌酐升高等症状时，要及时就医。化疗期间叮嘱患者要多饮水，以促进药物和代谢物在体内的排泄，减少对肾脏的损害。

（6）神经毒性：告知患者如何识别神经毒性症状，如手足麻木无力。鼓励患者积极配合医疗团队，根据症状严重程度进行治疗调整。倘若患者严重感觉神经功能受损可减量药物，运动功能已受损则需停药。注意已经出现神经损伤的患者，因为感觉较正常迟钝，嘱咐他们避免驾驶、热水泡脚等，以免造成更大的伤害。

（7）过敏反应：在化疗前了解患者的用药史和食物过敏史，以减少过敏反应的风险。告知患者一旦出现任何程度的过敏反应，应立即停用化疗药物并就医。

（8）皮肤毒性：提供皮肤护理建议，避免穿紧的鞋子，不要过度摩擦皮肤。建议患者使用润滑乳液或其他含有乳液的产品来保持皮肤湿润。

（二）针对恶性肿瘤患者心理特点

1. 具有外向投射性心理反应的患者 这类患者可能受到对治愈的迫切愿望、对未知的恐惧、社会压力等因素的影响，对治疗效果关注过多，以及过高的治疗期望，而将责任归咎于客观条件。药师要遵循尊重原则，尊重患者的个人需求，尽量向患者提供真实、准确的信息，明确治疗的期望和可能的副作用，以帮助他们建立合理的期望。教给患者情绪管理技巧，如放松技巧和冥想，以减轻焦虑和情绪波动。鼓励患者与家人和朋友保持沟通，以改善人际关系和增强社会支持。

2. 具有内向投射性心理反应的患者 这类患者往往感到患病是自己的错，自卑、自责，对治疗失去信心，并可能出现抑郁和自杀倾向。这种反应可能与自我价值观、社会期望、个体性格特点等因素有关。药师应遵循同情原则，帮助患者理解患病不是他们的错，提供情感支持和理解。推荐心理治疗，如认知行为疗法，以帮助患者应对负面情绪和情感问题。鼓励患者积极参与治疗过程，了解自己对康复的积极作用。

（三）针对恶性肿瘤患者用药特点

1. 化疗易产生副作用　化疗药物可能引发一系列副作用，其中包括常见的恶心、呕吐和疲劳。这些副作用可能会影响患者的生活质量和治疗的依从性。药师要向患者详细解释化疗药物可能引起的副作用。提供应对副作用的建议和药物管理计划。建议患者定期接受治疗后的监测，以确保治疗的效果，并在需要时调整药物剂量或治疗方案。

2. 药物具有相互作用　患者通常同时使用多种药物，包括治疗恶性肿瘤的药物和其他慢性病的药物。这些药物之间可能存在相互作用，可能会影响治疗效果或增加不良反应的风险，因此需要监测和管理。药师应监测患者正在使用的所有药物，以及潜在的相互作用。向患者提供药物相互作用的预防和管理建议，可能需要根据相互作用的严重性来调整治疗方案。

3. 需要长期治疗　恶性肿瘤通常需要长期治疗和监测，以确保肿瘤控制和预防复发。长期治疗需要患者的积极参与和依从。药师应与患者一起建立长期治疗计划，包括药物管理、复查和监测。提供治疗计划的清晰指导，包括药物的用法、用量、定期复查和监测的时间表。帮助患者制订并遵守治疗计划，以提高治疗的长期效果。

案例 4-4 解析

1. 该案例涉及到恶性肿瘤患者的哪些特点？具体表现是什么？

该案例涉及到恶性肿瘤患者的疾病、心理和用药方面的特点，具体如下。

（1）疾病特点：该患者存在治疗易发生不良反应的疾病特点。具体表现为，患者在化疗一段时间后，产生了严重的消化道不良反应。

（2）心理特点：该患者存在情绪低落、哭泣，对病情和未来感到焦虑和不安的心理特点。具体表现为，患者发生严重的消化道不良反应，对医师的治疗方案产生担忧。药师提供准确的信息和建议，缓解了患者的焦虑情绪。

（3）用药特点：该患者存在需要个体化治疗的用药特点。具体表现为，医务人员根据患者具体情况，制订个体化化疗方案。药师对患者开展积极的治疗药物监测，以及个体化的出院用药教育，以确保患者获得最佳的治疗结果和生活质量。

2. 该案例药师与患者的沟通中使用了沟通基本原则中哪些沟通原则？具体表现是什么？

该案例药师与患者的沟通中使用了沟通基本原则中的以人为本原则、尊重原则和同情原则。具体表现如下。

（1）以人为本原则：具体表现为，药师在与王阿姨的沟通中将王阿姨的需求和情感置于中心，采用柔和的语气主动询问患者，并提供情感支持，关心患者的感受。在服务过程中药师自始至终很有礼貌地与患者交谈，让患者感受到尊重与亲切。

（2）尊重原则：具体表现为，药师以平等的姿态与患者交流，称呼患者为"阿姨"，尊重患者的意见和情感反应。

（3）同情原则：具体表现为，药师觉察患者的低落情绪后，表达了对她的理解和同情，与患者建立情感联系；适时提供鼓励和支持，鼓励患者保持乐观的心态，树立战胜疾病的信心。

3. 该案例中涉及了哪些药学知识点？

该案例中的药学知识点有：不同类型肺癌的化疗方案、化疗引起的不良反应及管理等。

（贾乐川　张　源）

三、重症患者

案例 4-5

患者，女性，48 岁，因间断发热 7 月余，心动超声示二尖瓣赘生物形成及大量反流，入院行"赘生物清除术＋二尖瓣机械瓣置换术"。手术治疗顺利，术后安返 ICU。术中二尖瓣赘生物培养示：耐甲氧西林金黄色葡萄球菌，给予万古霉素 1g q12h。2 天后手臂开始出现红色斑点，随后停用万古霉素改用达托霉素，及时给予相应的对症治疗，如外用药物擦拭皮肤等。后患者胸部、腹部和四肢的红色皮疹症状逐渐加重并伴有瘙痒和疼痛感。患者因不能接受突发的药物不良事件，反复诉说液体输注后有濒死感，以致医师、护士怀疑是输液引起的过敏反应。患者也因此拒绝继续输液治疗。

药师："您好！我是临床药师小李，每天都来查房，专门负责本病区内的药物相关问题。您之前使用了一种叫万古霉素的药物后出现了皮疹，是吗？"

患者："是的，有两天了，看我的胳膊、腿上都是红疹子。"

药师（握着患者的手，身体稍前倾）："您以前有发生过敏的情况吗？现在感觉怎么样？瘙痒和疼痛的感觉还严重吗？"

患者："以前没有发生过过敏的情况，现在痒和疼痛的感觉与之前差不多，变化不明显。"

药师（鼓励的目光望向患者）："哦，您别太担心，这是一种轻度的药物不良反应。针对您这种情况，医师已经在第一时间给您调整了药物。我们医院可以检测这个药物在血液中的浓度，今天护士给您抽了血，检测出您血液中的药物浓度只有 5μg/mL，非常低，说明药物在您体内残留很少；护士每天给您涂药，医师给您请了皮肤科主任的会诊，您的情况和指标都在好转。"

患者："好吧，但是每天在这里面待着见不到家人，我家里还有老人孩子，这个花销太大了。"

药师："您先别着急，您现在刚做完手术，需要在监护室帮您平稳度过术后这几天，待您情况稳定，您就可以转到普通病房见到家人了；另外您得好好配合治疗，这样身体恢复起来也能快一点，实际上也是节省了费用，还能早日康复回家与家人团聚。"

患者："我可不可以不打这个针，你看这一身的疹子？"

药师（拍拍患者的手）："我非常理解您现在的心情。您反复发热了 7 个月，到我们这才查出了病因。这个疾病呢，手术治疗效果比较好，但是还需要用药物维持治疗 4～8 周，所以您还得继续坚持坚持，把您身体里的致病菌彻底清除掉。"

患者："好的，谢谢你！"

请思考以下问题：

1. 该案例涉及重症患者的哪些特点？具体表现是什么？
2. 该案例药师与患者的沟通中使用了沟通基本原则中哪些沟通原则？具体表现是什么？
3. 该案例中涉及了哪些药学知识点？

【人群特点】

▍（一）生理特点

重症患者指发病急、病情危重、变化迅速、稍有不慎有可能会发生生命危险的患者。重症患者常出现多器官功能障碍，包括肺、肾、肝、心、脑和凝血等功能障碍等。多数患者的认知水平和精神状态不稳定，情况复杂。

1. 心血管系统变化　血液循环障碍分为全身血液循环障碍和局部血液循环障碍。常见血液循环障碍的表现有弥散性血管内凝血（DIC）、局部血量异常、局部血液性状改变和血管内容物异常、血管壁通透性和完整性改变以及休克等。

重症患者心功能障碍不仅影响到心肺或心肾之间的生理功能，还会影响到心、肺、肾、脑等多个脏器功能的相互作用，因此需要动态评估患者的心功能状态。与单纯心脏疾病引起的心功能障碍相比，这种多系统、多脏器之间的相互作用和影响使得重症患者的心功能障碍在病理生理学变化上更为复杂。

2. 呼吸系统变化　导致重症监护室患者呼吸衰竭的诱发因素较多，包括急性肺损伤、有毒气体吸入和药物中毒等。主要表现为呼吸道和肺部病变，前者由支气管炎症和异物等对气道造成阻塞，导致通气量严重减少，气体分布不一，通气/血流比例严重失衡引发缺氧和二氧化碳潴留；后者主要为肺炎（如医院获得性肺炎）、肺气肿和重度肺结核，肺通气量和肺容量减少，通气/血流比例严重失衡引发肺动脉样分流，最终引发缺氧和二氧化碳潴留。另外，肺梗死和肺血管栓塞也会引发呼吸衰竭。

3. 感染　全身性感染（亦称脓毒症）及其导致的器官功能障碍是重症患者常见的临床症状。尽管诊疗技术不断进步，全身性感染和感染性休克的死亡率仍高达 30%～70%，已成为重症患者死亡的主要原因之一。当怀疑有脓毒症时，要及早筛查以辅助疾病类型的诊断，针对病因积极处理，及早进行感染灶引流，正确选用抗菌药物，实施血流动力学支持，并对各重要脏器功能予以适当保护。

4. 凝血功能变化　凝血功能是机体维持血管壁完整性并防止出血的重要生理功能。据统计，重症患者入住 ICU 时，其血小板减少的发生率可达 40.0%～67.6%，国际标准化比值（international normalized ratio，INR）≥1.5 的发生率超过 66%。重症患者凝血功能障碍的常见病因有脓毒症、创伤、维生素缺乏、肝病、抗凝药物过量、内科出血性疾病、中毒等。按照凝血功能障碍的机制分类，重症患者的凝血功能障碍可分为凝血因子功能障碍、血小板功能障碍、纤溶功能亢进及病理性抗凝物质增多。这些机制可单独出现或合并出现，出现时机及先后顺序因具体疾病的病理生理机制不同而可能会有所不同。

5. 肾功能减退　重症患者常常会很快（几小时至几天）发生急性功能减退，导致肾小球滤过率和清除能力下降，引起水、电解质和酸碱紊乱以及氮质代谢产物蓄积等为主要特征的一组临床综合征。肾功能减退包括肾前性、肾性、肾后性三种类型，肾功能变化表现为少尿、无尿、电解质紊乱等。

6. 肝脏功能障碍　严重的创伤、烧伤、休克、感染、大手术（肝移植和肝切除），可通过缺血缺氧、内毒素与细菌移位、免疫炎症失控等机制引起患者肝细胞受损，使得肝脏合成、解毒、排泄和生物转化等功能发生严重障碍或失代偿。与肝脏物质与能量代谢、胆汁分泌和排泄、凝血与纤溶、免疫、解毒等相关功能均会受到影响。

7. 应激后代谢紊乱　新陈代谢包括物质合成和分解两个动态平衡的过程。重症患者分解代谢明显高于合成代谢，出现伴有胰岛素抵抗的应激性高血糖、脂肪的动员与分解加速、骨骼肌与内脏蛋白质的迅速消耗和丢失。

（1）糖代谢紊乱：主要表现为糖异生增加与胰岛素抵抗。在应激性反应条件下，机体儿茶酚胺、甲状腺素、糖皮质激素与胰高血糖素分泌增加，糖异生作用明显增强，肝组织内葡萄糖的生成速度增加。同时，胰岛素分泌减少或相对不足，机体对胰岛素的敏感性下降，出现胰岛素抵抗，并引发高血糖。

（2）脂肪代谢紊乱：危重症患者糖类物质的氧化率下降，脂肪被动员成为供能成分，脂肪的氧化率增加。

（3）蛋白质分解代谢加速：危重症患者由于高代谢状态，蛋白质分解增加，合成不足，尿氨排出增加，可表现为明显的负氮平衡。

（二）心理特点

1. 焦虑、恐惧 突出表现在患者进入重症监护室后的前 1～2 天。重症患者病情凶险，救治困难，随时处于死亡的威胁之中。重症患者受到巨大病痛的折磨，出于对死亡的恐惧、对疾病转归的担忧，由此产生焦虑和恐惧情绪，这是一种原始心理抗衡机制的合理反应。加之病房的各种抢救仪器和设备、医护人员紧张的抢救过程等，也会加重患者焦虑和恐惧的情绪。

2. 否认、防御 多数患者在入住监护室后第二天开始出现否认现象，第三天达到高峰。主要表现为否认自己患病，还有患者虽承认自己的病情，但否认住进监护室的必要。约有 50% 患者会产生否认或防御的心理反应。面对突如其来的创伤或疾病，患者会产生严重的应激反应，有的患者可能会使用一些不成熟的心理防御行为以减轻心理压力，如表现为行为退化，情绪失控，哭闹不安等。这种负面心理认知长时间存在则会不利于患者的治疗和康复。

3. 孤独、忧郁 约有 30% 的患者在入住监护室的第五天起出现孤独、忧郁的情绪。主要原因是监护室与外界隔离，家人不在身边，加之因病情较重无法交流或交流困难，缺少与其他人交流的机会，因而很容易产生孤独感和忧郁情绪。此外，由于患者行动不便、生活无法自理会产生无助感，自我认同感降低。

4. 愤怒与敌意 患者病情加重时，强烈的否定情感容易引起愤怒情绪，而疾病带来的疼痛和严重不适也会让患者产生愤怒，主要表现为烦躁、敌意、仇恨、行为失控等。

5. 无力感与绝望感 因不能很快适应患者角色，因此容易产生无力感。加之对病情的担忧，如果不能及时与他人交流排解，则无力感会加重甚至容易产生绝望情绪，表现为有敌意、喜欢讨价还价、不愿遵从医嘱等。

6. 期待与依赖 重症患者渴望生存，期望迅速康复。故强化自己的患者角色，一切以自我为中心，对医护人员、家属、朋友依赖性增强，期待得到更多的照顾。

7. 冲突 重症患者病程长，恢复慢，治疗内容繁多，造成患者情绪不稳定，易怒，容易与周围人产生冲突。

【药学沟通】

重症监护室是常见病、多发病发展到终末期或急重期间的治疗场所，特点是病情急、危、重、死亡率高，而且大多数情况下不允许探视，患者易出现抑郁，家属易出现焦虑，因此对药师的沟通能力提出了更高要求，否则易导致药患关系紧张甚至恶化。一旦造成不良后果，不但会给患者和患者家属带来经济和心理负担，也给药师的工作热情和情绪甚至心理带来很大的负面影响。因此，药师应特别重视与重症患者及其家属的交流和沟通，针对重症患者生理、心理及用药特点开展药学服务，尤其应注意交流沟通的方式和技巧，提高交流沟通的有效性，增强重症患者及其家属治疗的信心和依从性。

（一）针对重症患者生理特点

1. 器官、组织功能代谢变化 重症患者易出现多脏器功能不全、代谢紊乱等病理生理学变化，其临床治疗过程复杂且往往具有不确定性，药物治疗的过程及效果常常因患者基础情况、病情变化等个体情况不同而随时会发生变化。因此药师在与重症患者沟通时，应坦率地向患者或家属说明药物治疗的局限性及不确定性，使其对药物治疗有正确的认识，对治疗结果有合理的期望。反复强调药物治疗中的注意事项及应对方法，防止不确定事件发生。沟通时应语言清晰、慢速、生动，必要时对沟通重点进行重复。重视与重症患者家属的沟通，以得到患者家属的支持，共同促进重症患者身心健康。

2. 病情危重 重症患者往往因病情严重以及多存在插管或者气管切开等创伤操作而导致其语言和运动能力受限。药师在面对这类重症患者时，通常只能通过肢体语言、面部表情、眼神等方式进行非语言沟通，从而达到药师与患者之间信息、感情、思想的传递与交流。

在重症监护室中，面对不能进行正常语言交流的患者常用以下几种非语言形式沟通，如可应用写字板进行沟通。对于有一定文化程度的患者，可让患者写下自己的需求及疑惑，药师依据情况给予及时的回应和解答，从而把握患者的想法和需求，提高药物治疗方面沟通的有效性。应用图片进行沟通。对于不具备书写能力的患者，可以根据患者的年龄、文化程度及喜好，自制图文并茂的卡片。嘱患者点头或摇头来表示确认或否认，从而及时了解患者的治疗需求并予以合理解决。应用手势语进行沟通。手势语适合文化程度低、无法书写的患者，患者只需用简单的手势来表达自己的主要意愿。

给予重症患者非语言沟通，有利于建立良好的药患关系，改善患者不良情绪，提高药学服务质量及效率，有助于加快患者康复速度。

（二）针对重症患者心理特点

1. 有负面情绪的患者　重症患者常伴有焦虑、恐惧、抑郁、愤怒、绝望等负面情绪。药师在与重症患者沟通时应正确对待患者或患者家属的情绪表达，遵循"以人为本"的原则，给予人性化的关怀，适当给患者一些心理安慰，使患者恐惧心理减轻，尽快适应监护室环境。但同时需要避免为安慰患者或患者家属而隐瞒实情或随意承诺一些不确定的治疗结果。药师首先要了解患者目前的困惑和需求，建立良好的彼此信任关系。需要使用通俗易懂的语言向患者或患者家属讲解目前进行的药物治疗，介绍治疗可带来的益处和可能存在的不良反应及其解救措施，缓解患者存在的紧张焦虑情绪。

在与重症患者或患者家属沟通时态度和语气十分重要，面对发怒、哭泣的患者或患者家属应注意管理好自己的情绪，保持冷静、耐心倾听，应开导、鼓励患者及其家属表达对更多药物治疗信息和寻求帮助的需求，提高患者治疗的依从性，并通过接受、移情和关心等回应患者及其家属的感受和面临的困境。

2. 依赖性强的患者　在重症监护室的患者不仅因疾病和各种医疗程序而感到痛苦，而且还要忍受与家人的分离，此时他们对监护室内的医务人员依赖性增强。药师在与患者沟通药物治疗相关问题的过程中，可以通过仪表、动作、体态、目光等方式让患者感受到被关爱、被尊重及可依赖性，积极配合药师工作，以积极乐观的心态接受治疗，从而提高患者治疗的依从性。

（三）针对重症患者用药特点

1. 个体化给药　由于重症患者病理生理的变化，药物在重症患者体内的药动学特征显著改变，主要体现在药物与血浆蛋白结合率以及药物在机体内的分布、代谢、排泄发生变化，这就需要针对患者的基础特点制订个体化用药方案，并实施药学监护，确保药物治疗的有效性及安全性。

患者入住重症病房时，药师需采集病史或检查结果并进行记录，注意记录患者的既往用药史，以便与患者及家属沟通时进行确认。其次，在与患者及家属沟通时，还要及时了解其治疗目标和需求。与此同时，关注患者住院期间用药问题，并和医师、护士沟通每个治疗阶段的治疗目标和效果，以便和患者及其家属沟通时在沟通内容上能与医师、护士保持一致，避免不必要的纠纷。此外，在患者即将转出重症病房时，应对患者用药进行最后评价，并对患者及其家属进行耐心的用药教育和注意事项指导。

2. 用药复杂性　重症患者病情危重，进展迅速，需随时调整治疗药物。此外，重症患者的给药途径如中心静脉置管、微泵或鼻饲等对药物的种类、剂型都有较高要求。重症患者往往合并有多种疾病或多脏器功能损伤，需要同时使用多种药物，潜在相互作用和配伍禁忌增多，致使药物不良反应发生率增加。需要使用通俗易懂的语言向患者或患者家属讲解目前疾病及药物治疗情况，使得患者及家属充分知情，以排除患者紧张焦虑的情绪。

案例 4-5 解析

1. 该案例涉及重症患者的哪些特点？具体表现是什么？

该案例涉及重症患者的疾病、心理和用药方面的特点，具体如下。

（1）疾病特点：该患者存在多器官功能障碍的疾病特点，涉及心功能、肾功能等，且存在循环、感染、肝肾功能等方面的相互影响。具体表现为，患者二尖瓣赘生物形成及大量反流，二尖瓣赘生物培养示：耐甲氧西林金黄色葡萄球菌感染。

（2）心理特点：该患者存在焦虑恐惧、否认、防御和孤独抑郁的心理特点。具体表现为，患者发现自己用药后出现皮疹，并且担心加重家里负担，从而对于治疗用药表现出了恐惧、担忧和排斥。

（3）用药特点：该患者存在需要个体化治疗与实时监测的用药特点。具体表现为，该患者在使用万古霉素后出现皮疹，医疗团队随即停用万古霉素改用达托霉素，监测血药浓度，并及时给予相应的对症治疗。

2.该案例药师与患者的沟通中使用了沟通基本原则中哪些沟通原则？具体表现是什么？

该案例药师与患者的沟通中使用了沟通基本原则中的尊重原则和以人为本原则。具体表现如下。

（1）尊重原则：具体表现为服务过程中药师礼貌地询问患者，拉近和患者的距离，结合非语言沟通形式，如握手、目光眼神、身体姿势、声音语气等，进一步拉近了和患者的距离，提高了沟通效果。药师在觉察患者因药物不良反应或经济因素可能影响后续药物治疗的依从性后，及时向患者讲述按疗程治疗的重要性和必要性。同时向患者解释引起药物不良反应的可能因素，表明检测结果显示患者情况好转的信息，打消患者焦虑和恐惧，鼓励患者继续治疗的信心。

（2）以人为本的原则：具体表现为在药学沟通过程中，药师耐心和患者交流，收集患者既往药物治疗过敏情况，以患者为中心，听取患者药物治疗感受。向患者详细解释了他的病情控制较好、身体各项指标都在好转等情况后，使得患者的心理负担减轻，逐渐改善对抗情绪，继续配合接受治疗。

3.该案例中涉及了哪些药学知识点？

该案例中的药学知识点有：耐甲氧西林金黄色葡萄球菌的抗感染治疗药物、万古霉素的治疗监测、药物不良反应与对症治疗。

（封卫毅　陈心怡）

四、疼痛管理患者

案例 4-6

患者王某某，男，40岁，"左侧臀部及大腿疼痛4月，一周前双侧腰部、臀部、大腿疼痛加重"，门诊以"神经痛"收入院。

场景一：新入院疼痛患者的药学查房

药师："王先生，您好！我是这个病区的临床药师，您住院期间有什么用药问题可以问我。我看了您的病历，现在还有哪里疼吗？疼得厉害吗？"

患者："是的，李药师，现在我左侧臀部、大腿前侧及内侧还是疼得厉害，感觉就像被针刺一样（表情痛苦，但呼吸相对平稳，可以配合）。晚上疼得尤其厉害，实在是受不了。"

药师："以前得过什么病吗？有没有高血压、糖尿病？"（核对疼痛 NRS 评分，持续性疼痛 NRS 评分5分，爆发痛时 NRS 评分7分）

患者："有9年的糖尿病。"

药师："血糖控制得怎么样？有用降糖药吗？"

患者："在打胰岛素。门冬胰岛素注射液，三餐前分别 10U、10U、12U，还有甘精胰岛素 32U 睡前打肚皮针。血糖控制得不是特别理想。"

药师："家里人有类似的情况吗？"

患者："没有的。"

药师："您入院前服用了止痛药，怎么吃的能告诉我吗？"

患者："普瑞巴林一次两粒，一天两次，羟考酮（缓释片）一次两片，也是一天两次（拿出药盒确认），吃了快4个月了。"

药师："您觉得服用后有好一点吗？"

患者："没有明显的缓解，还是一直在疼，有时候疼得无法忍受。我这个疼是不是不好治啊，你们尽快帮我想办法解决，好吗？"

患者家属："都跟着睡不好，最近还脾气大，做什么饭都不爱吃。"

药师："嗯嗯，您放心，我们会尽快针对您的情况制订治疗方案。除了疼痛，您还有哪里不舒服吗？有头晕、嗜睡、恶心或便秘的情况吗？"

患者："没有头晕和嗜睡，疼痛折磨得睡眠不好，有时候会感觉到恶心，有时候也会便秘，平时我会自己喝些乳果糖口服液。"

药师："平常有抽烟或喝酒的习惯吗？有没有过敏的药物或食物？"

患者："都没有的。"

药师："非常感谢您的配合，以后我每天都会和医师一起来查房，我很乐意解答您有关用药方面的疑问，请您安心养病！再见！"

场景二：对即将出院疼痛患者的药学查房

患者住院期间经过双侧腰交感神经阻滞术、肌筋膜触发点、椎旁神经根阻滞、大腿前侧内热针治疗、止痛药物加量、控制血糖等积极治疗后，病情好转，准予出院。

药师："您今天感觉怎么样？"

患者："腰部、臀部、两条大腿内侧、外侧疼痛都好多了，就是大腿前侧仍感疼痛，但比之前有缓解，就是晚上睡眠还是不太好。"

药师："（疼痛NRS评分1～2分）再有没有疼得难以忍受的时候？"

患者："第一次术后就没有了（无爆发痛）。"

药师："好的，您恢复得不错，今天就可以出院了（眼神予以肯定和祝贺），我给您交代一下止疼药的用法。普瑞巴林胶囊，一次3粒，一天2次。普瑞巴林的不良反应是嗜睡，加量后可能对您的睡眠不好有改善作用。可与（或不与）食物同服。您不能随意停药，停药后可能出现戒断症状，如失眠、恶心、头痛和腹泻等。羟考酮缓释片，早晨3粒，隔12小时后4粒，请于固定时间整粒口服，切勿掰开服用。用药期间，如有便秘可加用通便药物，最好避免饮酒，避免驾驶或操作机械。出院后注意休息，保证睡眠，稳定情绪，加强营养，注意控制血糖，并定期复诊。您还有什么问题吗？"

患者："在家里有问题的话怎么联系您呢？"

药师："这里是有关止疼药物以及糖尿病控制的健康教育的资料，您有空就看看，能帮助您调养身体。上面有我的电话，有关于用药的咨询随时可以打电话给我。"

患者："好的，谢谢！"

药师："不客气，再见！"

请思考以下问题：

1. 该案例涉及到疼痛患者哪些特点？具体表现是什么？

2. 该案例药师与患者的沟通中使用了沟通基本原则中哪些沟通原则？具体表现是什么？

3. 该案例中涉及了哪些药学知识点？

【人群特点】

（一）生理特点

疼痛是每个人都有的感受和体验，医学上对疼痛的定义是组织损伤，或者潜在的组织损伤，引发机体产生的感觉和情绪感受。疼痛对生理的影响有以下几方面。

1. 精神情绪的变化　急性疼痛引起患者精神兴奋、焦虑烦躁，甚至哭闹不安，长期慢性疼痛可使人精神抑郁、表情淡漠等。

2. 内分泌系统　疼痛促使体内释放多种激素，例如儿茶酚胺、皮质激素、血管紧张素Ⅱ、抗利尿激素、促肾上腺皮质激素、醛固酮生长激素和甲状腺素等，由于儿茶酚胺抑制胰岛素的分泌和促进胰高血糖素分泌增加，后者又促使肝糖原异生和肝糖原分解，最后造成血糖升高和负氮平衡。

3. 循环系统　疼痛引起交感神经兴奋，血液中的儿茶酚胺和血管紧张素Ⅱ水平升高，使患者血压升高、心动过速和心律失常，对伴有高血压、冠脉供血不足的患者极为不利。

4. 呼吸系统　胸部、腹部手术后的急性疼痛对呼吸系统影响很大，因疼痛引起肌张力增加，使机体总顺应性下降，患者呼吸浅快，肺活量、潮气量和功能残气量均降低，肺泡通气血流比值下降，易发生低氧血症。

5. 消化系统　消化系统慢性疼痛引起食欲不振、消化功能障碍，较强的深部疼痛引起恶心呕吐。

6. 凝血机制　手术后急性疼痛等应激反应导致血液的黏稠度改变，血小板黏附能力增强，纤溶功能降低，使机体处于一种高凝状态，促进血栓的形成。

7. 其他情况　疼痛引起免疫功能下降，不利于防治感染和控制肿瘤的扩散。

（二）心理特点

不同程度疼痛患者的心理改变差异比较大，短期急性剧痛，如急腹症疼痛、外伤性疼痛、手术痛等，可引起患者精神异常兴奋、烦躁不安；而长期慢性疼痛，如三叉神经痛、癌痛等，精神心理变化更加复杂，多数患者情绪低落，寡言少语，表情淡漠。对于大多数疼痛患者而言，虽然疼痛不足以导致精神疾病，但是可以使患者出现不良的心理反应，其中以抑郁和焦虑最为常见。此外，还有相当一部分患者会出现愤怒和恐惧等负面的情绪反应。

1. 抑郁与慢性疼痛的发生关系复杂，彼此互为因果　在评估患者是否发生抑郁时，必须注意原发病本身和治疗可能产生的影响，如癌症患者在使用化疗药物治疗的过程中，可能会出现抑郁状态，因此要加以鉴别。

2. 焦虑与急性损伤性疼痛关系密切　慢性疼痛患者也会发生焦虑，并常和抑郁伴随出现。患者对疾病常感到极度担心和不安，而且难以自我控制。一般表现为：①精神焦虑症状，如坐立不安、心情紧张、注意力不集中、易激动等；②躯体焦虑症，如呼吸困难、心悸、胸痛、眩晕、呕吐、肢端发麻、面部潮红、出汗、尿频、尿急等；③运动性不安，肌肉紧张、颤抖、搓手顿足、坐立不安等。

3. 长期的慢性疼痛，会使患者失去信心和希望　有些人会因此产生难以排解的愤怒情绪，他们可能会因为一些小事而向家人或医护人员大发脾气，以此宣泄其愤怒情绪，甚者会损坏物品或袭击他人。这种表现并非患者对他人的敌意，而是其极度痛苦和失望后所爆发出来的强烈不满情绪。

4. 恐惧是身患绝症患者比较常见的心理问题　引起恐惧的原因，除了即将来临的死亡以外，还有来自疾病所导致的各种不良后果。

【药学沟通】

疼痛作为第五大生命体征，一方面是许多临床疾病发生率较高的主要症状，另一方面可引起机体的诸多方面发生一系列的生理病理变化，影响患者康复或降低患者生活质量。不同种类的疼痛都会加重患者的心理负担，降低患者的用药依从性和药物治疗期望，从而影响住院患者的预后情况。因此，药师应针对疼痛患者生理、心理、疾病与用药特点开展药学服务。

（一）针对疼痛患者的生理特点

1. 住院患者的疼痛评估　疼痛评估是有效管理住院患者疼痛的重要环节，疼痛评估的结果也是药师为疼痛患者提供药学服务的重要依据。疼痛作为一种主观体验，需要药师在与患者的沟通中对患者疼痛主观感受进行定量和可视化分析。在这个过程中需要遵循以人为本的沟通原则。

对能掌握疼痛相关知识的患者进行疼痛评估时，药师可用专业性的术语与其沟通。对不能掌握疼痛相关知识的患者，药师对其进行疼痛评估时要用通俗易懂的语言与其交流。对老年患者语速要慢，必要时复述几遍。对幼儿，要用童稚语言。对急性发作、不能主诉自身疼痛情况或不能配合的患者，可采用封闭式提问或焦点式提问，以在最短的时间内得出药学服务、决策需要的、真实的信息。

2. 选择合适的时间段进行沟通　有些疼痛具有疾病自身发作的规律，如三叉神经痛持续时间短，间歇期完全正常；胃溃疡疼痛一般于饭后半小时出现，且秋冬季节易频发；晚期关节炎患者夜间会有持续性的疼痛；癌痛发作较持续，白天注意力分散，患者感觉疼痛较轻等。药师与患者进行药学沟通时，要选择合适的时间段与患者进行沟通，尽量避开患者疼痛较重的时候，从而提高沟通的效率。

（二）针对疼痛患者的心理特点

1. 抑郁状态的患者　疼痛患者特别是慢性疼痛患者多数都会出现抑郁的心理状态。药师在对此类患者开展药学服务时要遵循沟通的同情原则，注意言语表达的恰当性，语速舒缓，提问简明清晰，必要时予以重复，等待患者回答时要耐心，不要催促。药师需要注意患者情绪的波动情况，出现不良情绪时及时解释和安慰。面对不善于倾诉的患者要主动询问，避免抑郁状态的进一步发展。

2. 焦虑状态的患者　急性疼痛和慢性疼痛都会导致患者出现焦虑状态。药师在与此类患者沟通时，多用安慰性、肯定性的语言，提升对治疗的信心。对患者提出的问题要耐心细致进行解释，增加患者对自身疾病和治疗情况的了解，缓解患者的焦虑状态。

（三）针对疼痛患者的用药特点

1. 关注镇痛药物的不良反应　疼痛患者特别是术后重度疼痛患者，单一药物难以有效镇痛，故通常使用多模式镇痛。多模式镇痛中常用对乙酰氨基酚、非甾体类抗炎药和阿片类药物。因此药师在与患者沟通时要关注患者是否发生镇痛药物相关的不良反应，便于及时处理，确保药物治疗的安全性。

2. 强调按医嘱用药　部分患者在使用镇痛药物时，会产生担心对镇痛药物产生依赖以及担心药物的不良反应加重的心理，进而降低用药依从性。这种现象会增加用药成本，延长治疗时间，加重患者的疼痛程度，药物不良反应的风险也随之增加。因此药师在与患者进行沟通时要指出镇痛药物治疗的重要性，向患者强调按医嘱用药，普及镇痛药物的相关知识，消除患者的用药顾虑。

案例 4-6 解析

1.该案例涉及到疼痛患者哪些特点？具体表现是什么？

该案例涉及到疼痛患者的生理和心理方面的特点，具体如下。

（1）生理特点：该患者存在消化功能障碍的生理特点。具体表现为，患者出现了食欲不佳、恶心等消化系统症状。

（2）心理特点：该患者存在焦虑的心理特点。具体表现为，患者家属反映患者近期脾气大。

2.该案例药师与患者的沟通中使用了沟通基本原则中哪些沟通原则？具体表现是什么？

　　该案例药师与患者的沟通中使用了沟通基本原则中的以人为本原则和尊重原则。具体表现如下。

　　（1）以人为本原则：具体表现为，药师在药学沟通过程中，耐心和患者交流，认真倾听，并运用通俗易懂的语言交代羟考酮缓释片和普瑞巴林胶囊用法用量及注意事项，有助于减轻患者心理压力，提高患者自我管理能力。

　　（2）尊重原则：具体表现为，初次见面药师很有礼貌地尊称患者和自我介绍，问诊过程中，耐心细致地提问与倾听，在较短时间内获得有效信息的同时让患者感受到尊重、亲切与关心。药师在出院时对患者进行用药教育，发放止疼药物以及糖尿病控制的健康教育的资料，留下电话以便于患者遇到用药问题时及时咨询，保障患者出院后的用药安全。

　　3.该案例中涉及了哪些药学知识点？

　　该案例中的药学知识点有：疼痛评估的方法；普瑞巴林胶囊用法用量、不良反应及其处理；羟考酮缓释片用法用量、不良反应及其处理等。

（魏玉辉　马旭东）

五、营养支持患者

案例 4-7

　　患者，男，78岁，因"餐后饱胀不适6月，发现胃癌10天"入院。6月前，患者无明显诱因出现餐后饱胀不适，伴反酸、烧心，无恶心、呕吐、腹痛、便血、黑便等不适。遂外院就诊，予以奥美拉唑等药物保守治疗（具体不详），反酸、烧心症状较前稍缓解。病程中患者餐后饱胀不适症状持续，反酸、烧心症状反复。10天前，患者于外院完善胃镜检查示：胃癌（未见报告）。现患者为求进一步诊治遂就诊于我院，门诊以"残胃癌"收入我科。入院诊断为：①残胃癌；②腹腔继发恶性肿瘤（胃癌腹腔种植转移）；③重度营养不良伴消瘦；④中度贫血；⑤胃术后；⑥多发性肝囊肿。

　　入院后拟择期行手术治疗，考虑患者近6月内进食量逐渐减少，近期主要以流质饮食为主，如：芝麻糊、稀饭等，每日摄入能量约500kcal，3个月内体重减少约10kg，目前身高178cm，体重60kg。NRS 2002评分为6分，提示患者存在营养风险，PG-SGA评分为14分，属于重度营养不良，术前应给予7~14天营养支持，首选肠内营养支持方式，患者住院后口服肠内营养制剂，出现了严重的恶心呕吐，无法达到目标营养需要，鉴于这一情况，拟通过鼻饲途径进行营养治疗，以确保患者在手术时具备足够的营养储备。

　　临床药师对该患者进行药学问诊与查房。

　　药师（详细了解患者病情后走进病房，礼貌地开始交流）："张爷爷，您好，我是药师小王。您目前每天吃得少，体重也减轻了很多，属于重度营养不良，由于口服肠内营养制剂引起了严重的恶心呕吐，我们考虑术前使用鼻饲营养液为您提供营养支持。对于鼻饲营养治疗，有一些注意事项，我会为您提供指导和协助，以确保您在接受鼻饲治疗时能够更加顺利和舒适。这是您的家属吗？（药师注意到旁边站着的家属）家属也一起听一下哦。"

　　患者："鼻饲？要往我鼻子里插管子呀，听着就很难受，我继续吃点流食不可以吗，或者直接给我打那个营养针行不行？"

　　药师："您现在处于重度营养不良，进食量太少，吃流食摄取的能量远远不够，这不利于您的手术和康复，所以需要采取营养支持。医师也是综合考虑，您说的那个营养针属于肠外营养支持，长期肠外营养更容易发生感染、代谢性疾病等并发症，相比之下肠内营养更加安全有效，所以我们一般首选肠内营养。"

患者："原来是这样，我第一次接触鼻饲，特别担心搞不定，还有点害怕，之前让我喝过营养液，喝不下去，感觉特别恶心，鼻饲也会这样很难受吗？"

药师："我理解您对鼻饲的担忧，尤其是第一次接触这种新的治疗方式，感到紧张和焦虑是非常正常的。鼻饲与口服营养液有所不同，它绕过口腔直接进入胃肠道，可以减少对口腔刺激，从而降低了引起恶心的可能性。请放心，我将为您提供详细的指导，并确保您了解整个过程。第一点，鼻饲前应抬高床头30°～45°，就像我现在给您调整的这个高度（药师边说边把患者的床头抬高到30°～45°），鼻饲后15～30分钟需要保持这个角度，不能平躺，这是为了防止发生反流；第二点，鼻饲初始应缓慢滴注，速度为20～30ml/min，持续输注最大速度不能大于125ml/h，如有呛咳发生应立即停止；第三点，鼻饲前后记得用20～30ml温开水脉冲式冲管哦，防止鼻饲管堵塞；第四点，如果出现便秘情况，可以喝点蜂蜜水润滑肠道，用手掌顺时针方向按摩腹部，帮助排便；如果出现腹泻或腹胀情况，可以减慢速度，减少每次鼻饲液体量，或者联系我或者护士检查下营养液噢。"

患者："你说的这些有点复杂，哎呀，记不清楚。"

药师："张爷爷，别担心，注意事项是有点多，但是我会一直在这里帮您，您和您家属可以先说一下你们记住了哪些吗？我再针对你们不清楚的点进行讲解。"

患者及其家属："首先，鼻饲前应抬高床头30°～45°，鼻饲后15～30分钟不能半卧；还有就是鼻饲前后用温开水冲管；便秘了可以喝蜂蜜水，按摩肚子；其他的不太清楚了。"

药师："你们非常棒，已经记住很多了，还有需要注意的就是：①鼻饲时应缓慢滴注，速度为20～30ml/min，持续输注最大速度不能大于125ml/h，如有呛咳发生一定要立即停止噢；②如果出现腹泻或腹胀情况，可以减慢速度，减少每次注射液体量，或者联系我或者护士检查下营养液。而且我给您准备了一份鼻饲使用说明的图文指导，您可以随时参考。此外，这是我的联系方式，若您在鼻饲过程中遇到问题或者有用药相关的问题可以随时联系我哦。"

患者："好的，太感谢王药师了。"

药师："不客气，爷爷，这都是我们药师应该做的。"

请思考以下问题：

1. 该案例涉及到住院营养支持患者的哪些特点？具体表现是什么？
2. 该案例药师与患者的沟通中使用了沟通基本原则中哪些沟通原则？具体表现是什么？
3. 该案例中涉及了哪些药学知识点？

【人群特点】

（一）生理特点

患者由于各种原因无法正常进食或不愿正常进食，存在营养不良或潜在营养不良风险时，应接受营养支持。导致营养不良的常见原因有：各类急慢性疾病所致的进食不足，手术创伤引发的应激反应，胃肠功能不全及各种治疗的不良反应等。需要接受营养支持的对象主要包括老年患者、恶性肿瘤患者以及创伤、危重患者。鉴于不同疾病或手术创伤所致的营养不良的机制各异，因此，在制订营养支持治疗方案时需要因人而异，采取相应的个体化策略。

1. 老年患者　随着年龄的增长，老年人（60岁以上）的各个主要器官储备功能逐渐下降，机体功能逐渐衰退，且常患多种慢性疾病，存在多重用药的情况。这使得老年住院患者更容易出现营养摄入不足和营养不良风险，尤其是高龄人群（70岁以上）。老年患者由于胃肠功能减弱、胃排空延迟、不完全肠梗阻等因素，其摄入食物的能力降低；老年住院患者营养不良、能量、蛋白质摄入不足可能导致其机体免疫功能降低、感染风险增加、组织器官萎缩，甚至失能。老年人合成代谢阈值较高，因此需要增加营养物质的利用率或摄入量，以延长合成代谢信号的潜伏期。

2. 恶性肿瘤患者　多数肿瘤患者易出现营养不良或有营养不良趋势，这与高消耗、低摄入、全身炎症反应、抗肿瘤综合治疗影响、放化疗不良反应等多种因素相关。不同肿瘤导致体重减轻及恶病质发生率的差异较大，相较于其他类型的肿瘤，消化系统肿瘤的营养不良发生率相对更高。长期的厌食和恶病质状态容易导致患者对食物和药物吸收不良、治疗相关的不良反应增加以及生活质量下降，也可能影响到肿瘤治疗方案的可接受性和耐受性。肿瘤本身和后续治疗是引起恶性肿瘤患者营养不良的原因之一，肿瘤的发生、发展会对患者生理功能产生一系列影响，改变机体的营养代谢和能量代谢。患者脂肪代谢增强，可能出现消瘦、血脂增高的反常表现；糖代谢变化，糖利用减少、糖酵解增强，静息能量消耗升高；蛋白质代谢异常，肝蛋白合成增加，骨骼肌合成减弱，机体出现负氮平衡。进而可能导致患者手术治疗并发症的发病率增加，死亡率升高。

3. 创伤、危重患者　患者因创伤、感染、严重疾病而处于高应激状态时，机体代谢主要表现为交感神经兴奋性增强、下丘脑-垂体轴活动性增高、高代谢和高分解代谢、高血糖及胰岛素抵抗等特点。在高度应激和高分解代谢状态下，合成代谢明显受限制，胃肠功能出现障碍，伴能量和蛋白质供应不足，从而导致营养不良。严重者由于蛋白质不断被消耗，会影响组织器官功能，最终可能导致多器官衰竭，增加病死率。重症且失去自主进食能力的患者的营养状况恶化风险增加，更应及时进行营养支持治疗。

（二）心理特点

常见的需要接受营养支持的患者心理特点主要有以下几种。

1. 焦虑、无助　接受营养支持的患者所患疾病一般较重，胃肠道功能紊乱或丧失，身体机能较差，需长期卧床，生活质量严重下降，对肠内、肠外营养支持方式的不理解会使患者产生焦虑情绪。同时，患者由于患病等原因失去了原有的社会地位和家庭职能，且由于营养支持费用较高，心理负担和经济负担易使其对生活丧失信心。

2. 愤怒、恐慌　患者患病前期未接受营养支持时，食物中的营养不能满足日常生活的需要，机体免疫力下降，主要营养物质缺乏，情绪变化较大，易产生愤怒感。随着接受营养支持治疗时，肠内、肠外治疗方式的转变，营养支持后产生的腹泻等不良反应等均会使患者产生恐慌感。管饲、造口等营养支持方式带来的不适感以及活动限制，也会使患者产生负面情绪。

3. 悲观、压抑　大部分需要营养支持的患者在疾病的折磨下，在心理上会有较大的压力，特别是慢性疾病患者需要长期忍受疾病所带来的痛苦。特殊类型的患者，如重症、顽疾及某些特殊病症的患者，情绪往往极度悲观，心理压抑明显，心理矛盾突出，对治疗几乎丧失信心。长期住院的营养支持患者也可能出现抑郁和焦虑的心理状态，且随营养不良程度的加重，患者焦虑及抑郁程度可能会增加，活动状态及生命质量也可能下降。此外，这种不正常的心理状态和情绪改变可继发引起精神疾病、心血管疾病和多种神经症等疾病。

【药学沟通】

对我国 6000 多例住院患者的多中心调查显示，住院患者营养风险总体发生率为 42.3%，其中中度以上营养不良发生率为 27.8%。营养支持是预防和改善患者营养不良的重要手段之一，主要有肠内营养、肠外营养两种方式，需要根据患者的个体情况采用相应的营养支持方式。同时营养支持患者类型多样，在老年患者、恶性肿瘤患者以及创伤、危重患者中所占比例较高，这些患者存在药物吸收不良、药物需要与营养物质配合使用、情绪不稳定等情况，增加了用药复杂性。因此，药师应针对营养支持患者的生理、心理和用药特点开展药学服务，以确保提供最有效的支持。

（一）针对营养支持患者生理特点

1. 老年患者　老年患者消化吸收功能减退，对药物食物吸收不良，易产生营养不良风险；并且老年人常患有多种慢性疾病，可能存在多药联用的情况，需要特别注意药物之间的相互作用，以及营养补充剂与药物之间的相互作用。因此药师在向老年人开展药学服务时，需要遵循以人为本原则，针对患者的营养需求和用药情况进行个体化指导，以减少因药物相互作用产生的不良反应事件。

此外，老年人可能存在听力衰退、记忆力减退的情况，药师在与老年营养支持患者进行沟通时，可以利用简单通俗的语言、口语化的沟通方式、耐心的交流态度帮助患者正确用药，对于复杂的营养支持方式可亲身示范，以帮助患者理解掌握。同时加强与患者家属的沟通。

2. 恶性肿瘤患者　恶性肿瘤患者长期处于厌食和恶病质状态，药物和食物吸收不良，疾病本身以及治疗相关的不良反应使其生活质量大幅下降，并常笼罩在负面情绪之中。在与这类患者进行沟通时，药师需要遵循同情原则，与患者换位思考，在沟通过程中使用积极、鼓励性的语言帮助患者在掌握用药方法和营养支持相关注意事项的同时积极治疗，保持良好心态。积极关注患者在治疗期间的相关不良反应，及时采取措施，帮助患者减轻痛苦，提高患者的生存质量。

恶性肿瘤治疗周期长、费用高，加上营养支持费用，患者的经济负担较大，药师在进行药学服务时也应遵循患者有利原则和行善原则，在合理用药的前提下，从患者的角度出发，为患者提供更经济的治疗方案。

3. 创伤、危重患者　重症、创伤的患者因机体高消耗高代谢而面临营养不良风险，部分患者还存在无法自主进食服药的情况，需要家属全面配合。药师在开展药学服务时需遵循患者有利的原则，针对营养支持患者的医疗状况进行个体化指导，要格外重视与患者家属的沟通，使用明白易晓的语言帮助患者及其家属掌握用药知识以及注意事项。

对于院外仍需接受营养支持的患者，药师在沟通过程中，可借助图示、简洁的文字说明或者示范的方式，帮助患者理解掌握营养支持的应用方法，并正确用药，强化自我管理。同时嘱咐其进行定期监测和评估，以防范营养不良风险，有效控制疾病。

（二）针对营养支持患者心理特点

1. 焦虑、无助的患者　营养支持患者常常因病情严重、身体机能下降、不理解肠内外营养支持方式等原因而表现出焦虑和无助的心理特点。在开展药学服务时，药师要充分遵循同情原则，站在患者的角度，与患者共情，使用安慰性的语言减轻患者的焦虑情绪，运用通俗易懂的语言帮助患者理解掌握营养支持的注意事项和饮食知识等内容，鼓励患者提出疑问，积极倾听并给予回馈，建立和谐的药患关系；同时需要积极建立与患者及其家属之间的信任关系，通过自己的专业知识帮助患者建立治疗信心。

2. 愤怒、恐慌的患者　营养支持患者常因自身疾病进展、用药复杂、饮食方式发生改变、难以接受肠内外营养支持方式等原因而产生愤怒和恐慌的情绪。针对此类患者，药师在开展药学服务时需要保持自身的情绪稳定，在沟通过程中保持耐心、与患者换位思考，使用劝说性语言帮助患者稳定情绪并适应营养支持的治疗方式；要抓准沟通机会，尽量避免选择在患者情绪不稳定时沟通；注意观察患者的言行，从而了解他们的需要，帮助他们理解自己的疾病进展，引导他们学习和适应新的饮食和治疗方法。

3. 悲观、压抑的患者　营养支持患者在药物治疗或营养补充剂的影响下，身体状态和生活质量发生较大改变，易产生悲观心理，对来源于外界的刺激较为敏感。药师在沟通过程中需要注意言辞，充分考虑患者的个人感受，与患者建立信任关系；熟练运用鼓励性的语言给予患者心理支持，帮助患者增强战胜疾病的信心，克服营养支持过程中的生理及心理不适；同时要重视与患者家属的沟通，以得到患者家属的支持，引导家属与患者一起学习营养支持的相关注意事项，协助患者正确用药、积极治疗，共同促进患者健康结局。

（三）针对营养支持患者用药特点

1. 药物治疗与营养支持并行　营养支持患者在接受药物治疗的同时接受营养支持，药物与营养物质之间可能存在相互作用，一些药物可能会影响营养的吸收、代谢或排泄，需要药师以患者为中心，细致指导患者正确用药。与营养支持患者的沟通不仅涉及营养治疗药物，同时还涉及肠内肠外营养途径护理、每日摄入量的记录等多个方面，需要他人辅助配合，需要药师尽量采取面对面的沟通方式，帮助患者积极治疗，与家属的沟通也是至关重要的环节。

2. 用药的注意事项多 使用管饲进行肠内营养支持的患者，不同的管饲途径会有不同的注意事项，与患者沟通时药师应遵循患者有利原则，结合患者的管饲途径以及患者自身的疾病特点，采用通俗易懂的语言进行交流，可以利用标签、图示等方式帮助患者合理用药。营养支持是大部分患者及家属容易忽视的部分，所以针对营养支持患者的沟通，需注意强调营养支持的重要性，以提高患者及家属对营养支持的重视程度，从而提高用药依从性。

案例 4-7 解析

1.该案例涉及到住院营养支持患者的哪些特点？具体表现是什么？

该案例涉及到住院营养支持患者的生理、心理和用药方面的特点，具体如下。

（1）生理特点：该患者的生理特点为老年恶性肿瘤患者。具体表现为，该患者为 78 岁高龄人群，入院诊断为残胃癌、腹腔继发恶性肿瘤患者，近 6 月内进食量逐渐减少，3 个月体重减少约 10kg，NRS 2002 和 PG-SGA 评分均提示患者重度营养不良；此外，由于老年患者的特殊生理特点，伴有听力下降、记忆力减退，记不住鼻饲的所有注意事项，可能对治疗计划的理解和遵循产生影响。

（2）心理特点：该患者存在焦虑、恐慌的心理特点。具体表现为，得知需要接受鼻饲营养治疗时，第一反应是觉得难受，不想管饲，担忧自己难以适应鼻饲操作，并对可能产生的不适反应感到害怕。

（3）用药特点：该患者存在药物治疗与营养支持并行的用药特点。具体表现为，该患者经诊断患有多种疾病，可能存在多重用药的情况，且存在营养不良情况，在给予营养支持时需注意药物之间的相互作用。

该患者存在用药注意事项多的用药特点。具体表现为，该患者经评分属于严重营养不良患者，口服肠内营养制剂出现恶心、呕吐，考虑通过鼻饲营养液继续营养支持，需注意掌握鼻饲的一系列相关事项，以缓解恶心、腹胀等不适感。

2.该案例药师与患者的沟通中使用了沟通基本原则中哪些沟通原则？具体表现是什么？

该案例药师与患者的沟通中使用了沟通基本原则中的以人为本原则、尊重原则中的知情同意原则、患者有利原则以及平等原则中的行善原则。具体表现如下。

（1）以人为本原则：具体表现为，药师在药学沟通过程中，以患者为中心，详细了解患者病情，认真倾听患者关于鼻饲的提问，并运用通俗易懂的语言，耐心和患者交流，向其讲解鼻饲的相关注意事项并提供图文指导。在讲解过程中适时引导及鼓励，运用"请放心""别担心""非常棒"等鼓励性语言帮助患者建立治疗信心。最后向患者提供了联系方式，以便于患者寻求帮助，帮助患者解决问题。

（2）知情同意原则：具体表现为，药师建议患者术前使用鼻饲营养液提供营养支持时，注意到旁边站着的家属，并且提醒家属一起了解鼻饲注意事项，尊重患者家属的知情同意权。

（3）患者有利原则：具体表现为，患者术前存在营养风险，属于重度营养不良，住院后口服肠内营养制剂，出现严重的恶心呕吐，无法达到目标营养需要，鉴于这一情况，药师在权衡患者获益风险时需要为患者提供最佳治疗方案，指南中推荐术前应给予 7～14 天营养支持，首选肠内营养支持方式，因此拟通过鼻饲途径进行营养治疗，以确保患者在手术时具备足够的营养储备。

（4）行善原则：具体表现为，药师站在患者的角度，维护患者生命和健康的利益，共情患者在第一次接触鼻饲营养支持的紧张、焦虑的心理状态，采用温暖的语言以及和善的态度向其说明了采取鼻饲肠内营养的原因以及必要性，详细阐述鼻饲的注意事项，以建立良好的药患关系，提高患者对治疗的信任。

3. 该案例中涉及了哪些药学知识点?

该案例中的药学知识点有: 营养不良的评定标准、营养支持的应用条件、鼻饲的注意事项等。

（赵春景　谢怡琼）

六、抗凝治疗患者

案例 4-8

刘某某, 女, 32 岁, 行主动脉瓣置换术后 3 天转入普通病房, 在病区咨询药师。

患者: "药师, 你好啊, 我是 20 床的, 今天刚从监护室转出来, 这是护士发给我的药, 我不知道这个药用来干嘛的, 为什么要吃这个药, 还有我每天该吃多少啊, 医师叫我来问一下你。"（患者手里拿着一瓶华法林钠片）

药师: "您好, 刘女士。我是临床药师, 您是刚做了主动脉瓣置换的手术吧?"

患者: "是的, 我前几天刚做了主动脉瓣置换的手术, 医师给我开了这个药, 我不知道怎么吃。"

药师: "请问您换的是生物瓣还是机械瓣?"

患者: "我换的是机械瓣。"

药师听了患者的情况, 在电脑里查询了患者病历和医嘱, 进行核对, 无误后, 说道: "您对您自己的病情非常了解啊, 这非常好! 我来帮您讲解一下华法林的用法用量和注意事项吧。"

患者: "好的, 太谢谢您了, 我拿个小本子记一下, 不然一会就忘记了。"

药师: "您很认真, 我们药师最喜欢您这样认真的人了。您置换的是人工心脏瓣膜, 虽然能够治疗瓣膜疾病, 恢复您的心脏功能, 但它毕竟是一种异物, 血液接触到异物就容易凝固形成血栓, 会使您的瓣膜功能发生障碍, 并且血栓存在脱落风险, 会随着血液流动到身体的其他地方, 堵塞您身体某处的血管, 造成血管栓塞。严重情况可能导致重要脏器功能急性衰竭甚至坏死。所以啊, 瓣膜置换手术以后是必须要进行抗凝治疗的。"

患者: "那我吃的这个药是用来抗凝的吗?"

药师: "是的, 您吃的这个药呢, 叫作华法林。华法林是一种口服的抗凝药物, 它通过抑制凝血因子的活化来抑制血栓形成。"

患者: "原来是这样啊, 那我刚做完手术一定要好好吃这个药, 不然就要长血栓了。那我每天该吃多少呢?"

药师: "您说得非常对, 这个药呢, 您一定要定时定量服用。您每天的服药剂量是根据您的血液相关化验结果来调整的。我们每天都会根据检查报告告诉您该吃多少, 每天吃一次, 建议您每天晚上同一时间点服用, 您定一个闹钟提醒自己不要忘记。另外您一定要按照我们交代的剂量服用, 如果记不清, 随时来找我们。"

患者: "好的, 谢谢您! 我还有个疑问, 华法林有没有什么不良反应啊?"

药师: "华法林常见的不良反应是出血, 剂量太大就会容易导致出血, 比如牙龈出血、眼结膜出血、流鼻血、经期出血量增多、皮肤出现紫斑等。但是剂量太小的话又不能达到预防血栓的作用, 所以需要密切监测凝血指标, 及时调整剂量, 使指标稳定在一个既能预防血栓又不会引起出血的范围。在您住院期间, 我们会监测您的血液化验结果为您调整剂量的, 您不必担心。"

患者: "啊, 吃这个药这么麻烦啊? 还要经常抽血检查, 那我要吃多久才行啊?"

药师："您换的是机械瓣，是需要终身服用华法林的。"

患者："那我一辈子吃这个药，一辈子化验血啊？好麻烦啊，我可不可以换个抗凝药吃啊，抗凝药肯定不会只有这一种的吧，有没有不需要化验的啊？"

药师："是这样的，刘女士，可以用于抗凝治疗的药物呢，的确有很多种，有华法林、肝素、利伐沙班、达比加群、磺达肝癸钠等等。但是对于像您这样做了机械瓣膜置换手术的患者，为了在达到满意的抗凝效果同时保障您的用药安全，我们推荐使用华法林进行抗凝治疗。您出院以后随着病情的好转和相关指标的稳定，最长可以间隔三个月再抽血复查一次，不会像现在这样频繁检查的。"

患者："那好吧，那我真的要一辈子吃这个药了，可是我还没有生小孩，吃这个药不会有影响吧？我以后还能不能正常受孕了啊？"

药师："华法林是有可能导致胎儿发育缺陷，服用华法林期间建议您采取避孕措施。如果您有生育计划，随时和我们联系，我们会尽可能地帮助您。"

患者："好的，那我到时候一定来找你们咨询！对了，那我病好了以后还能不能出去旅游啊？我想出去看看风景。"

药师："您可以旅游啊，但必须要带上充足的药物，尽量每天同一时间点服药，保持规律稳定的饮食，避免长时间坐车，开始旅游前及结束后及时检测您的凝血指标。"

患者："好的我会注意的，但是我喜欢爬山，您刚刚说华法林是抗凝药，万一我不小心受伤了怎么办？会不会血流不止啊？"

药师："在服用华法林期间，因为您的血液处于抗凝状态，一旦出现流血后血液不容易凝固，所以我们建议您尽量避免外伤。如果不小心流血了，及时采取简单的止血措施。如果不能使血液凝固，尽快到就近的医院或门诊就诊，请医师帮忙处理。"

患者："那我还是尽量少去爬山吧，万一不小心摔倒受伤就麻烦了。"

药师："嗯嗯。我们建议您尽量避免外伤。此外，服用华法林期间，应避免吃柚子和芒果，因为它们会增强华法林的抗凝作用，从而增加出血的风险。虽然华法林和许多食物都有相互作用，但在日常生活中很难完全避免这些食物。我们会在调整剂量时考虑到这些因素的影响。因此，您只需要保持饮食的一致性，维持饮食结构的平衡，避免暴饮暴食，不要盲目地改变饮食结构和添加营养品，并定期抽血检测，您的剂量是可以调整好的。"

患者："好的，真是太感谢了！看来以后我要好好吃华法林，按照您交代的剂量，坚持每天同一时间服用，还要保持饮食结构一致性。"

药师："是的，您说得很对，您还有别的用药问题吗？"

患者："没有了，谢谢！"

药师："不客气，我是心胸外科的临床药师，您有问题可以随时来咨询我。"

请思考以下问题：

1. 该案例涉及到抗凝治疗患者的哪些特点？具体表现是什么？

2. 该案例药师与患者的沟通中使用了沟通基本原则中哪些沟通原则？具体表现是什么？

3. 该案例中涉及了哪些药学知识点？

【人群特点】

■ (一) 疾病特点

1. 高血栓风险、高出血风险 使用抗凝药物的患者，其凝血功能被抑制，血液凝固的速度减缓，因此机体处于易出血的状态，与此同时，患者由于自身疾病原因，本身又处于血栓高风险或血栓形成的疾病状态。因此需要药师指导患者合理使用抗凝药物，帮助患者寻找个体化用药方案。

2. 治疗人群较复杂 抗凝治疗涉及的临床科室众多，疾病种类广泛，并多伴有手术史。例如：

瓣膜置换术、房颤、脑卒中、关节置换术、深静脉血栓等等，多种疾病的患者都需要使用抗凝药物进行血栓的预防和治疗。并且每种疾病都有自身的特点，同时也需要使用多种除抗凝治疗以外的相关治疗药物，因此在抗凝治疗过程中存在着药物相互作用问题，需要药师格外注意。

抗凝治疗涵盖广泛患者群体，由于患者基础情况较为复杂，因而表现出多样化特征。高龄患者可能存在记忆力减退和用药依从性较差的情况，因此对于此类患者进行有效的用药教育至关重要。女性患者在抗凝治疗期间可能导致月经持续时间延长、出血量增多，需要密切监测抗凝指标并及时调整药物剂量。

（二）心理特点

1.质疑、不放心 抗凝药物常用于预防患者血栓事件的发生。很多患者可能因不了解抗凝治疗，对抗凝产生怀疑。

2.矛盾、焦虑 患者因不了解如何平衡抗凝疗效与防止出血等不良反应事件的发生而感到焦虑。因此患者处于对抗出血和血栓的担忧中徘徊，担心抗凝药物可能导致出血，同时又担心药效不足以预防血栓。有些患者甚至将其他原因引起的出血，如皮肤紫斑或牙龈轻微出血，归咎于抗凝治疗，产生对药物的抗拒心理，却又充满对血栓形成的焦虑。

3.过于谨慎 华法林治疗窗窄，个体差异大，存在药物相互作用，并且受到许多食物的影响。部分服用华法林抗凝治疗的患者，在知晓华法林的药理特性之后，对生活方式和饮食的选择过于谨慎，严重影响了饮食营养结构和生活质量。

【药学沟通】

抗凝治疗是一类治疗窗较窄的药物治疗，抗凝不足和抗凝过量轻则影响患者生活质量，重则直接威胁患者生命，因此药学管理尤为重要。而药学沟通作为抗凝治疗患者药学管理的重要环节，可以大大减少患者出血及血栓的发生，保障抗凝治疗的顺利进行。在临床工作中，药师应根据接受抗凝治疗患者的疾病、心理、用药特点开展药学服务。

（一）针对抗凝治疗患者疾病特点

1.高血栓风险、高出血风险 接受抗凝治疗的患者长期处于易出血和易血栓的矛盾状态之中，在与此类患者沟通时应站在患者的角度，言辞尽量委婉，可结合适当的肢体语言，为患者讲解凝血相关知识、抗凝药物的用法用量和注意事项。与此同时，需要密切监测患者抗凝指标，以达到防止出血和血栓的动态平衡。

2.治疗人群较复杂 抗凝治疗覆盖不同性别、年龄和生理病理状况的患者，应根据其情况进行药学沟通。对老年患者，应遵循以人为本原则和尊重原则，考虑到器官功能下降，记忆力减退等因素，使用耐心、通俗易懂的语言进行沟通。通过打比方、举例子等方法帮助老年患者理解，尊重并鼓励患者，减少挫败感。及时与患者家属沟通，确保用药安全。

（二）针对抗凝治疗患者心理特点

1.质疑、不放心 在预防血栓治疗中使用的抗凝药物并未直接治疗患者的疾病，因此很多患者对抗凝治疗产生质疑。作为药师，应向患者解释疾病与血栓形成之间的关系，通过抗凝教育手册和用药教育单等书面方式生动地阐明疾病概况和用药的必要性。这有助于消除患者的焦虑和疑虑，建立起患者与药师之间的信任，有效提高患者的用药依从性。

2.焦虑、恐惧 患者在抗凝治疗中可能长期处于对出血和血栓的焦虑，同时对抗凝药物可能引发的不良反应感到不安和恐惧。药师在面对此类患者时，需要适当地给患者心理安慰，同时关注患者的言行，深入了解其内心的疑虑。通过沟通，帮助患者建立对治疗方案的信心，从而减轻患者内心的矛盾和焦虑。当患者用药后出现不良反应时，药师应及时与患者及其家属沟通，告知患者这些症状是用药期间的常见反应，在调整药物剂量后自然会消失。同时，给予适当安慰，帮助患者缓解不安与恐惧的情绪，提高患者用药的依从性。

3. 过于谨慎   部分患者在接受抗凝治疗后对生活方式和饮食的选择过于谨慎，严重影响了饮食营养结构和生活质量。药师应对患者进行宣教，告知患者饮食结构不必过度单一，华法林和许多食物都有相互作用，但在日常生活中这些食物无法避免，只需保持饮食均衡，不要盲目地添加保健品和营养品即可。

（三）针对抗凝治疗患者用药特点

抗凝治疗患者需要长期定点定量服药，需要定期监测抗凝指标。药师在与此类患者沟通时应当换位思考，理解患者对长期用药和频繁监测的抱怨。通过共情，药师表达对患者情绪的理解，利用多种方式（语言、肢体语言、抗凝教育手册、用药教育单等）向患者阐明抗凝治疗的重要性，以促使患者真正接受抗凝治疗。同时，使用《抗凝记录表》规范记录患者住院期间的抗凝治疗情况，有助于提高患者住院期间及出院后的随访和管理效率。

案例 4-8 解析

1. 该案例涉及到抗凝治疗患者的哪些特点？具体表现是什么？

该案例涉及抗凝患者的疾病、心理和用药方面的特点，具体表现如下。

（1）疾病特点：该患者存在高血栓、高出血风险的疾病特点。具体表现为，患者主动脉瓣机械瓣置换术后，需终身服用华法林抗凝，服药期间有出血风险，需定期监测凝血指标。

（2）心理特点：该患者存在焦虑、不放心、谨慎的心理特点。具体表现为，该患者刚做完心脏换瓣手术，对于用药方面十分仔细，对按时服药非常上心。当患者得知需要终身服用华法林时，比较担心，围绕华法林的不良反应、日常监测以及患者日常生活与服药之间的影响展开咨询，药师都一一作答，解决患者的疑惑。

（3）用药特点：患者存在药物治疗周期长，注意事项多的用药特点。具体表现为，华法林的初始剂量需根据各项检查指标及患者的临床状况来定，出院后需定期监测 INR 等凝血指标。患者 32 岁，为育龄期女性，在生理期内若出现月经量增多，则需要咨询药师，适当调整药物剂量。患者如备孕，则用药需谨慎，华法林、利伐沙班等口服抗凝药会导致胎儿发育缺陷，需及时咨询药师，不可盲目用药。

2. 该案例药师与患者的沟通中使用了沟通基本原则中哪些沟通原则？具体表现是什么？

该案例药师与患者的沟通中使用了沟通基本原则中的以人为本原则、尊重原则和同情原则。具体表现如下。

（1）以人为本原则：具体表现为，药师在与患者刘某某沟通过程中始终以患者为中心，恪尽职守。当发现患者对服用华法林的原因表示怀疑和对终身服用华法林表现出焦虑与恐惧时，药师运用专业知识对患者进行用药宣教，帮助患者正确理解服用抗凝药物的必要性和长期服药的自我管理方法，使患者建立长期服药的信心，减轻患者的焦虑和恐惧，充分体现了以患者为中心的服务理念。

（2）尊重原则：具体表现为，药师在提供服务的过程中很亲切地称呼患者并进行了自我介绍，沟通过程中患者对于华法林的终身服药情况有诸多疑惑，药师都一一耐心告知。本例中患者表示要用本子记下药师说的话，药师也对患者给予了充分的语言和精神鼓励，对患者的积极回应给予肯定，使其得到更多的心理支持，有利于提高患者的依从性，建立患者对治疗方案的信心。尊重原则还表现在，为了在达到满意的治疗效果同时保障用药安全，药师权衡风险后选择了华法林作为抗凝药，使患者得到最大获益而面临最小风险。

（3）同情原则：具体表现为，药师在与患者沟通的过程中认真倾听患者的倾诉和需求，设身处地站在患者的角度，用通俗易懂的语言进行交流，告知患者旅游、饮食以及受孕的注意事项，缓解患者对自己日后生活质量的担忧。

3.该案例中涉及了哪些药学知识点?

该案例中涉及的药学知识点:抗凝药物的选择、华法林的药理作用以及使用注意事项、华法林的不良反应、使用华法林时相关指标的监测等。

(徐　航　韩昊龙)

第四节　药学门诊患者

案例 4-9

张大爷算是药学门诊的忠实拥护者了,但凡来医院看病开药,都一定会来诊室跟药师叨叨几句,问问药的用法,问问副作用,问问相互作用,每次都能满意地离开。今天张大爷又来了,但脸色有些不对,待药师把前面接诊的患者送走,张大爷板着脸对药师说:"小刘啊,这次问题比较严重,你们医院的药有问题,你们这次发给我的是空盒,没有药。我都准备打12345投诉你们药房了,但是想到你们每次给我解答的态度都很热情诚恳,给你们个面子,这次我就不声张了,你就让你们药房同事给我悄悄换了,我也不告诉别人,咱就当这事没发生!"

药师一脸懵圈,急忙问道:"张大爷,您先别生气,是什么药?您拿给我看看,一般这种情况不太可能发生,我帮您了解下情况,如果是我们的问题,我们不会推卸责任的。"

只见张大爷在包里摸摸索索,掏出一支布地奈德福莫特罗吸入粉雾剂,说:"就是这药,我在你们这买的,回家后按要求吸入,但是每次都觉得啥都没吸进去,给老伴也试了,她也说没有东西喷出来。我一定是被骗了,她让我来医院找药房评理。"说着,他皱起眉头,心里的不悦都写在了脸上。

药师接过瓶身看到剂量指示窗口还在60,应该有药的,药还没用完,于是耐心地给大爷解释:"大爷,这个粉末是超细微粒,吸下去以后跟吸空气的感觉差不多,您再演示给我看看您怎么吸的,我确认下您的吸入方法有没有问题。"

张大爷重新演示了一下他平时的吸药操作,演示过后,药师发现他确实是按照原先教给他的方法在吸药,没毛病啊!得想办法给大爷证实下他确实吸进药物了。

为了方便做患教,诊室里一直放着几块黑色布块,用来验证药粉存在,这下派上用场了。

药师拿出这几块黑布为了证实大爷吸进去药粉了,将黑色的布盖在装置的吸嘴处。上药后,让张大爷再吸一下,这个时候黑色的布上看到了清晰的白色药物粉末。看到黑布上的白色粉末,张大爷立刻红了脸,"还真有药啊,误会,误会你们了。"

"大爷,装置和药品都没有问题,感觉不到有药粉出来是因为怕呛到患者,引起不良反应,所以药物的粉末非常细。"药师解释道。

张大爷恍然大悟道:"原来是高科技产品啊!我这老头啊,都过时了!还好你每次都很耐心地跟我解释,还教我正确的用药方法,这才没闹大误会!"

药师笑着说:"没事的,张大爷,确实吸的时候没有感觉,会让人产生没有药的错觉,能理解。"

"对了,小刘,医师让我长期用这个药,我有点担心啊,是药就会有副作用,我能不能不喘了就停药啊?"张大爷继续问道。

药师说:"张大爷,这药最常见的副作用是声音嘶哑,您只要记得每次吸完药后及时漱口就能解决,不用太担心!慢性病最重要的就是要坚持用药,您可不能随便停药啊!"

听了药师的讲解,张大爷明白了:"哦哦,我都及时漱口的,目前你讲的这个副作用我还没有。你别说,这药效果还是不错的,用了以后夜里确实咳嗽、气喘少了很多,最近都能睡一整晚觉了。"

　　药师听了，竖起了大拇指，说道："您能及时漱口真棒！最近症状缓解说明治疗方案对您有效，您一定要坚持用药，有什么问题随时来找我们。"

　　这时，张大爷露出了满意的微笑，说："行，我不乱停药，关于用药的问题还是得听你们药师的，你们才是专业的！"

　　药师继续给予了张大爷肯定："谢谢您的认可！张大爷，您的合理用药意识非常棒，欢迎您有用药问题来找我们，我们一定服务好您！"

　　张大爷带着这支药，满意地离开了诊室。

请思考以下问题：

　　1. 该案例涉及药学门诊患者的哪些特点？具体表现是什么？

　　2. 该案例药师与药学门诊患者的沟通中使用了沟通基本原则中哪些沟通原则？具体表现是什么？

　　3. 该案例涉及了哪些药学知识点？

一、人群特点

（一）生理特点

　　来药学门诊就诊的以慢性病患者、老年患者、妊娠患者、合并多种疾病患者及其他一些特殊患者为主。患者通常对多重用药、治疗药物选择、用药疗程、不良事件、药物相互作用等持有疑问，需要药师的专业指导。

　　慢性病是一类无明确定义的疾病总称，具有发病过程隐匿，潜伏时间长，临床病程较长且缓慢，缺乏可靠的传染性生物学病因证据的特点，慢性病的患病率和死亡率均随年龄的增高而上升。我国老年人群中，78%以上患有一种以上慢性病，一人身患多种慢性病现象普遍，且老年患者咨询药学门诊的数量最多。药师需了解慢性病患者尤其是老年慢性病患者的病理生理特点，以利于指导患者合理用药，减少不良反应的发生。

　　1. 肝肾功能减退　慢性病患者的肝肾功能会出现不同程度的改变，影响药物的正常代谢。比如高血压、糖尿病等疾病，长期发展会通过改变肾脏血管压力与通透性等从而降低肾小球滤过率，而慢性病患者长期服用的各类药物也会影响肝脏与肾脏的功能，肝肾功能减退继而会使危重症慢性病患者的内环境严重紊乱，出现各种并发症。慢性病患者的治疗周期长，治疗用药应尽量选用对肝肾功能不良反应小的药物，或者减量使用，避免出现肝肾功能损伤。

　　2. 血浆蛋白结合率低　老年慢性病患者血浆蛋白的含量逐渐减少，药物结合相对减少，血液中游离药物增加。老年慢性病患者常合并多种疾病，需要使用多种药物进行治疗。随着治疗药物种类的增多，药物与血浆蛋白竞争性结合，由于体内与药物结合的蛋白数量有限，未能与蛋白结合的药物以游离形式存在于血液中，导致血药浓度增加，易引发药物不良反应。故老年慢性病患者进行药物治疗时，应结合患者的实际状况，选用正确的药物和剂量。

　　3. 多种疾病共存　慢性病患者可能同时存在多种疾病，选择药物时应充分考虑患者的身体状况，制订合理的个体治疗方案。大多数老年男性患者会有不同程度的前列腺增生，当老年男性慢性病患者出现腹痛或腰痛时，应尽量避免使用 M 受体阻断药，防止出现排尿困难；当有帕金森病（PD）的老年人合并胃食管反流时，如长期使用多巴胺受体阻断剂甲氧氯普胺，因长期阻断多巴胺受体，导致胆碱能受体相对亢进，容易出现锥体外系症状，表现出与 PD 综合征相似的临床症状。

　　4. 免疫系统功能改变　老年慢性病患者生理功能在发生退化的同时，胸腺作为人体重要的免疫器官，退化后血清中的胸腺激素相对降低，导致胸腺依赖性免疫反应逐渐降低，从而出现一系列的胸腺激素缺乏性疾病，如效应细胞（如 T 细胞）数量减少，干细胞分化形成 B 细胞的能力减弱，从而导致 B 细胞产生免疫球蛋白下降，血清中自身抗体逐渐增加，免疫功能显著降低，抗病毒、细菌的能力下降，容易发生感冒、肿瘤及自身免疫性疾病等，严重影响老年患者的身体健康。

5. 其他系统功能改变　老年慢性病患者的心血管系统、内分泌系统、呼吸系统、神经系统的功能等均出现了不同程度的衰退，直接影响药物动力学和药效，甚至导致较为严重的不良反应。临床用药应充分考虑慢性病患者生理、疾病和主观想法等调整药物方案，最大程度减少因药物导致的不良反应。

对于老年患者，他们基础疾病多，渴望得到专业的解答，但他们对疾病的认知度和知识的接受度较低，药学门诊的药师需要付出更多的时间和精力开展药学服务。而对于慢性病患者，则需要考虑患者的多种疾病与合并用药，并且反复多次进行针对性的药物治疗与生活习惯的指导与随访，与患者建立长期的交流和沟通。

（二）心理特点

常见的药学门诊患者心理特点主要有以下几种。

1. 陌生、紧张　虽然现在药学门诊越来越多地被患者知晓，但对于首次前来咨询用药问题的患者，对环境不熟悉，对药学门诊不了解，对药师的专业水平持怀疑的态度，再加上对自己的疾病能否治愈和就医经济负担的担心，因此会产生紧张情绪。

2. 疑虑、不信任　部分药学门诊患者对周围事物很敏感，特别是慢性病患者、之前药物治疗不理想的患者及初次来到药学门诊的患者表现得尤为明显，他们对医师的治疗方案或治疗水平将信将疑，对药学门诊药师能解决问题的能力不了解，既想得到有关疾病的治疗信息，又对药师提供的专业解释抱有怀疑，甚至理解错误。

3. 急躁、易怒　部分药学门诊患者焦躁不安，情绪不稳定，遇事激动易怒，甚至与其他患者或医务人员发生冲突。导致这些状况可能与患者内分泌失调有关，或者是患者家庭、工作不顺心，也可能是因挂号、收费、检查等环节积累的一些不满情绪，最终导致患者不能控制自己的情绪而在就诊期间急躁、易怒。

4. 忧郁、失望　一些慢性病患者由于长期饱受疾病的折磨，易产生不悦和忧郁的负面情绪。这些患者在多方求医之后仍然不能取得良好的疗效，长期的治疗使他们的心态愈加消极，对药师的用药交代表现出不关心、不在意，部分患者甚至对疾病的治愈失去信心。

5. 期望药到病除　药学门诊患者大多迫切想收获药物的治疗效果，希望用药后能够"立竿见影"，立即见效。

二、药 学 沟 通

近年来，随着我国社会老龄化问题的不断加剧，慢性病患者数量不断增加。慢性病患者存在多病共患、多药共用的现象，用药相关问题数量居高不下，患者的用药安全存在极大的隐患。因此，药学门诊的药师在接诊慢性病患者时，与患者进行良好的沟通，为慢性病患者提供用药相关服务，及时发现患者用药中存在的问题，并协同相关医护人员妥善处置。药学门诊的药师还应加强对患者进行生活指导、用药指导、心理辅导等，减少药物漏服、自主停药、自行减量的情况发生，提高患者用药依从性，普及药品相关知识并提升患者自我学习的积极主动性，减少不合理用药行为。同时，药学门诊的药师还应对患者定期随访，监测不良反应，以评估药物治疗效果。

（一）针对药学门诊患者心理特点

1. 疑虑、不信任药师的患者　尤其对于慢性病患者，初诊的慢性病患者难以接受长期服用药物，担心不良反应，与此类患者沟通时，遵循沟通的同情原则，观察患者的言行举止，鼓励患者倾诉自己的顾虑，需要耐心温和地向患者解释疾病的危害、长期服药对控制慢性病进展的必要性以及治疗方案选择的依据，建立患者对控制疾病的信心。

而长期慢性病患者对于疾病和治疗药物有自己的认知，可能对于治疗方案的调整和不良反应的严重程度等理解有偏差，药师应遵循沟通的尊重原则，鼓励患者说出自己的想法，避免使用冷漠傲慢的语气，积极倾听患者，并且应在患者可以理解的基础上使用专业的表达，展示更多的治疗相关信息，获得患者的信任和认可。

2. 消极情绪或期望药到病除的患者　针对此类患者，药师的首要任务是建立有效的沟通和信任关系，在沟通过程中保持耐心和同理心，尊重和保护患者的隐私，给予充分的时间和空间让患者表达他们的感受和需求，并尊重患者的观点和意见。使用积极的言语和表情，鼓励对治疗结果消极的患者，而对希望治疗效果立竿见影的患者，耐心、客观地陈述疾病和治疗的进程，做好慢性病患者进行长期治疗疾病的心理建设。

（二）针对药学门诊患者疾病与用药特点

1. 慢性病患者治疗周期长　患者可能由于治疗周期长，但疾病控制不佳而出现沮丧、消极的情绪，要尊重和鼓励患者，换位思考，减少患者的挫败感。药师在与患者及其家属进行沟通时，应当耐心倾听患者的诉说，并且给予关怀和支持。药师同样要重视与患者家属的沟通，以得到患者家属的帮助与支持，共同促进慢性病患者身心健康。

慢性病治疗周期长，应当结合书面沟通，提高患者用药的依从性。书面沟通应注意：①使用血糖、血压、凝血等疾病相关记录表，帮助患者记录指标变化；②普及疾病和治疗药物知识，并对关键内容强调说明；使用非专业术语，通俗易懂；③运用图标及图片，如根据药物所作用的人体脏器或系统，用相应的图标分类讲解药物，有利于增加患者对自己所服用药物的认知；④使用生动的用药清单，在药品包装上写明用法用量与使用时间，总结每日用药流程，甚至可以帮助患者设定闹铃提醒服药。

2. 慢性病患者合并多种疾病，使用多种药物　慢性病患者往往合并高血压、糖尿病、高血脂、高尿酸血症、慢性阻塞性肺炎、肾炎等多种慢性病，需要格外留意患者的疾病进展、药物使用和生活习惯，建立患者的长期随访档案并持续关注。

与患者沟通时，药师要以患者为中心，遵循以人为本的沟通基本原则。首次沟通时，可以使用开放式问题采集患者的疾病与用药信息，而在随访时运用封闭式问题采集患者确切用药信息，提高沟通效率。

有效倾听是进行良好沟通的重要前提。来药学门诊的部分患者，可能同时患有多种疾病，服用的药物有时多达 20 种以上。作为药师，倾听时必须全神贯注，注意患者所说内容的细微差别，必要时做好记录，可以使用量表对患者的药物依从性进行评价，仔细评估患者的用药情况、依从性及情绪状态，了解患者前来就诊的意图，切忌随意打断患者的陈述。药师应对收集的信息做出全面的分析及解释，并将这些信息采用合适的方式与患者及其家属沟通。

药学门诊药师首次沟通时，做好自我介绍，使用敬语及谦辞，语言清晰、慢速、生动，以便获得患者的信任，提升患者随访的依从性。而在每次随访时，需要与患者建立更加紧密的联系，通过建立的档案、药物依从性量表随访指标记录表、用药清单和用药流程等工具和资料，对患者进行长周期的系统的疾病进展、治疗方案调整和生活习惯改变的指导和总结。

3. 对特殊药物使用有疑惑的患者　对药物使用有疑惑的患者前往药学门诊咨询时，药师要以示范的方式演示如何正确服用药物，尤其是特殊药物的使用，如胰岛素、吸入气雾剂、粉雾剂、造影剂（对比剂）等，并给予患者书面的说明资料，也可以让患者口述使用方法，或在条件允许下演示药物的使用，最终目的是使患者掌握正确的服用方法。同时鼓励患者提出问题，重视反馈信息的筛选，耐心解答患者的疑问。

案例 4-9 解析

1.该案例涉及药学门诊患者的哪些特点？具体表现是什么？

该案例涉及到药学门诊患者的疾病和心理方面的特点，具体如下。

（1）疾病特点：该患者具有老年慢性病的疾病特点。具体表现为该患者患有哮喘且高龄，需长期服用布地奈德福莫特罗吸入粉雾剂。

（2）心理特点：该患者存在疑虑、不信任的心理特点。具体表现为，该患者在家中用药时，对吸入剂的认识不全面导致产生误解，与老伴的沟通也强化了该患者对药品的错误认知，咨询初期带着的不满情绪，并且患者对药物的副作用及慢性病长期用药表示有疑虑。

2. 该案例药师与药学门诊患者的沟通中使用了沟通基本原则中哪些沟通原则？具体表现是什么？

该案例药师与患者的沟通中使用了沟通基本原则中的以人为本原则、同情原则和尊重原则。具体表现如下。

（1）以人为本原则：具体表现为，该药师以尊重和关怀的态度对待患者，患者在带着情绪进行咨询时，该药师没有因患者自身的情绪而影响沟通，能够运用恰当的语调和语气，安抚患者的情绪，并认真倾听，让患者阐述自己在用药过程中出现的问题。

（2）同情原则：具体表现为，该药师在帮患者解答疑惑时，能够通过简单直观的小道具打消患者的疑虑，解释得清晰直观、通俗易懂，利于老年患者的理解，平复患者的不满情绪，同时在患者认识到是自己的问题时，该药师并未指责患者，而是暖心安慰患者并表示理解。

（3）尊重原则：具体表现为，该药师用实际行动解决问题，语气温和友善，态度耐心热情。患者因为考虑药物副作用而对长期用药产生疑惑时，该药师使用通俗易懂的语言给患者进行解释，并在患者说明自己记得及时漱口未产生副作用时给予适时的鼓励，同时在患者肯定治疗疗效时，该药师进一步鼓励患者坚持用药，在获得患者不随意停药的表示后，亦对此行为表达了赞赏，使患者更加肯定自己坚持用药的行为。

3. 该案例涉及了哪些药学知识点？

该案例中的药学知识点有：布地奈德福莫特罗吸入粉雾剂的使用方法、不良反应和预防不良反应发生的方法等。

（张晋萍　李德品）

第五节　社区居家患者

案例 4-10

患者王某，男，65岁，退休工人，15年前行二尖瓣机械瓣置换术，术后需长期服用华法林抗凝治疗预防血栓，并定期到医院抽血测定凝血酶原时间/国际标准化比值（PT/INR），以调整华法林剂量。由于经常到医院复查凝血功能很不方便，该患者于2021年购买一台便携式凝血仪（以下简称凝血仪），居家监测PT/INR，药师定期到家中指导其用药。今日药师来到患者家中，患者看起来十分着急。

患者："章药师好，我刚特意用凝血仪测了血，比平时的结果高了很多，INR有3.6了，我好担心的，会不会很危险啊？"

药师（观察到患者神志清楚，且无明显出血表现）："王叔叔好，您先别着急，坐下来我们慢慢聊。请问您有没有哪里出血？比如牙齿出血、皮肤青斑、流鼻血、头痛、胃痛、拉黑便等情况？"

患者："您之前告诉我要平时多观察有没有哪里出血，我一直都很注意的。您说的这些出血情况都没有。"

药师（给患者做了简单查体，大声肯定地说）："您做得非常好！平时一定要自我观察有没有哪里出血或者不舒服，如有就要及时就医。您现在没有出血，所以不用太担心！您最近有没有哪里不舒服？"

患者："我一星期前感冒了，总是咳嗽，想起家里有一盒治感冒的药就吃了四天，现在咳嗽好多了。"

药师："您可以把现在所有吃的药都拿过来给我看下吗？"

患者将左氧氟沙星片和华法林拿给药师。

药师："您吃的这个左氧氟沙星片是一种抗菌药，一般只有细菌感染了才吃，普通感冒是病毒引起的，左氧氟沙星并没有效果，而且还会升高 INR，随便乱用抗菌药甚至可能引起细菌耐药，以后可千万别再随意用药了！建议您今天到市医院呼吸科看病，由医师来判断到底是病毒性感冒，还是出现了细菌感染，是否需要继续吃这个药。"

患者："我知道了，谢谢您了。"

药师："对了，我最近正好编写了一本华法林用药知识的小手册，给您带了一份，您认真看看，里面有很多内容，包括饮食和药物对华法林的影响。您这几天吃的左氧氟沙星会升高 INR，这里面就提到了。"

患者（接过手册，翻看起来）："太好了，我一定好好学习！"

药师："如果有不清楚的地方，我下次来家访时您告诉我。您今天的华法林就不吃了，今天稍微多吃点绿叶蔬菜，明天再用凝血仪测下 PT/INR，然后通过微信告诉我结果。根据您明天的结果，我们再决定怎么吃华法林，可以吗？"

患者："好的好的，谢谢您章药师，您真是我们病友的贴心人啊！"

药师："不客气，王叔叔。"

请思考以下问题：

1. 该案例涉及到社区居家患者的哪些特点？具体表现是什么？
2. 该案例药师与患者的沟通中使用了沟通基本原则中哪些沟通原则？具体表现是什么？
3. 该案例中涉及了哪些药学知识点？

一、人群特点

社区居家患者以心脑血管疾病（如冠心病、高血压、心力衰竭、心房颤动、脑卒中等），呼吸系统疾病（如慢性阻塞性肺疾病、哮喘等），糖尿病，肿瘤等慢性病患者为主，多数为老年人。这类患者并发症多，病程长，且常常患有一种或多种基础病。不少社区居家患者可能存在疾病控制未达标、肝肾功能不全，伴随用药复杂、合并用药多、用药风险大、用药知识储备存在差异、依从性不佳等问题。

▍（一）生理特点

1. 代谢紊乱　很多慢性病患者的蛋白质、脂肪、碳水化合物等物质出现代谢紊乱，表现为肥胖、高血糖、高血压、血脂异常、高尿酸等。代谢紊乱可能对大血管和微血管、神经系统、心脑肾脏等多器官系统造成损害。

2. 免疫系统　慢性病患者常免疫功能低下，识别和消灭外来侵入的病原菌（如病毒、细菌等）能力下降，容易患感染性疾病。机体处理衰老、损伤、死亡的自身细胞以及体内突变细胞的能力降低，发生肿瘤的风险也增加。

3. 呼吸系统　慢性呼吸系统疾病患者各级支气管反复发生损伤和修复，导致黏膜上皮病变，并可发生鳞状上皮化生；黏液腺肥大、增生，分泌亢进；管壁充血，淋巴细胞、浆细胞浸润。表现为咳嗽咳痰、呼吸困难等。

4. 心血管系统　高血压和冠心病患者发生动脉粥样硬化，弹性降低，管腔变小，如果血压控制不佳，或者斑块破裂脱落，容易发生脑卒中、心肌梗死等。

5. 消化系统　社区居家患者的胃肠道功能会随着年龄的增加逐渐下降，容易出现消化不良、腹胀等不适。肠道运动减慢，大便在结肠内存留时间延长，引起便秘。此外，肝酶合成减少、活性降低，其代谢药物和排毒能力也降低。

6. 神经系统　老年患者学习能力降低，可能存在使用特殊药品装置（如吸入剂）困难的情况。因记忆力下降，可能发生漏服、多服药物的现象。此外，老年患者常表现出睡眠时间减少、入睡困难、早醒等症状。

7. 骨骼系统　由于缺乏锻炼、日照不足、身体机能下降等多种原因，老年人，甚至一些中年人出现骨质量和骨密度下降，骨组织微结构损坏，造成骨脆性增加，从而易发生骨折。

（二）心理特点

1. 负累感　社区居家患者需要长期甚至终身用药，给工作和生活带来诸多不便，有些患者甚至需要家人长期照顾。患者易产生拖累家人、成为他人负担的心理感受。

2. 无用感　社区居家患者的康复时间较长，即便患者有相应的医疗保障，通常仍有部分费用不在报销范围内，导致家庭经济压力增大，使患者心理负担进一步加重，易产生自责、内疚等负性情绪，认为自己无用，拖累家庭。

3. 焦虑感　不少慢性病居家患者的症状反复，迁延不愈，使患者难免担心疾病加重甚至恶化，增加焦虑感。有些患者甚至会想到患癌症或死亡的问题，产生明显的恐惧心理。

4. 自卑感　对于文化教育水平较低的居家患者，如果药师用一些专业性较强的术语与他们交谈，解释药品贮存和使用方法，容易导致患者不能正确理解，产生自卑感。

二、药 学 沟 通

社区居家药学服务是指医疗机构药师为居家患者开展用药评估和用药教育，帮助患者提高用药依从性，保障药品贮存和使用安全，提供个体化、全程、连续的药学服务和健康知识普及，进而改善治疗结果。居家药学服务对象主要包括签约家庭医师和药师服务的居民及易发生药物相关问题的重点服务人群。其内容主要包括药物重整、药物治疗管理、用药咨询、用药教育、清理家庭药箱等。居家药学服务的场所可以是狭义的患者家中，也可以是广义的场所，如社区卫生服务机构或社区药房等。因此，药师应针对社区居家患者生理、心理、疾病与用药特点开展药学服务。

（一）针对社区居家患者生理特点

1. 认知能力下降　社区居家患者需要长期用药，且大部分为老年人，随着年龄的增长，机体各组织结构和器官功能逐渐衰退，包括视力、记忆力下降、味觉嗅觉迟钝、动作协调性的降低等。药师要遵循患者有利的沟通基本原则，在尊重和关心患者的前提下，充分全面地了解患者的全部用药史，详细清晰地向患者阐明不同药物的注意事项，并对药物的用法用量进行清单罗列整理成纸质版给患者及其家属查看，以提供高质量的药学服务。还要提醒患者对于药品存放和有效期的注意事项，定期对家庭药箱存药进行盘点，防止因药品过期、存储不当导致药品质量问题。

2. 免疫功能低下　社区居家患者因为长期服用药物控制病情，免疫力较健康人群差，识别和消灭外来侵入的病原菌（如病毒、细菌等）能力下降，较容易患感染性疾病。药师在与患者及其家属进行沟通时，要对患者加强健康教育，提高患者防病意识。同时在季节性传染病高发期，药师可以对患者做出相应健康提示。通过医药患多方努力，达到未病先防的目的。同样值得重视的是，社区居家患者由于长期用药，对部分药品信息相比较于普通患者更加了解，普遍存在自我药疗的情况。药师要对患者的自我用药情况进行详细询问，并给予专业指导，尤其需要关注自行使用抗菌药品等不适宜情况，及时给予用药教育。

（二）针对社区居家患者心理特点

1. 焦虑、担心   社区居家患者常常因担心自身病情而表现出紧张和焦虑的心理特点，在开展药学服务时，药师需要保持稳定和自信的态度，以安抚患者的情绪。同时，提供迅速而明确的信息，积极倾听和回馈，表现出关心和同情，提供药学专业知识的同时给予患者一定的情感支持。

2. 敏感、负累感强   针对此类具有害怕拖累家人、成为他人负担心理特点的患者，在条件允许的情况下，药师在上门服务患者之前做好信息收集工作，提前了解患者的文化、生活习惯和家庭背景以及经济情况，在与患者沟通时使用恰当的语言，以免加重患者产生自卑、无用的心理负担。能更加灵活使用各种沟通技巧，并在治疗疾病的观点上达成一致，防止患者用药依从性差而导致的用药疗效不佳。

（三）针对社区居家患者疾病与用药特点

1. 慢性病患者   例如高血压、糖尿病、冠心病等需要进行用药方案调整和药学监护的社区居家患者，常常需服用 5 种或以上的药物。患者可能长期服用高警示药品，包括治疗窗窄的药物如华法林、苯妥英钠、甲氨蝶呤等。此类患者可能缺乏科学用药的知识，需要药师充分了解患者近期用药情况，询问并观察患者是否出现异常表现，如使用华法林的患者是否出现出血点等。询问患者是否存在自行调整用药，是否根据适应证正确用药，从而结合患者实际情况，提供个体化药学服务。

2. 季节性疾病   对于如感冒、咳嗽等呼吸道疾病的社区居家患者，虽然病情不是很严重，但需要明确疾病诊断，例如需要区分病毒性感冒是否合并细菌感染，因为病原体不同，用药方案存在差异。因此，药师根据患者需求提供一定的药学咨询、科普宣讲或家庭药箱管理服务，必要时进行随访。

案例 4-10 解析

1. 该案例涉及到社区居家患者的哪些特点？具体表现是什么？

该案例涉及到社区居家患者的生理、心理和用药方面的特点，具体如下。

（1）生理特点：该患者存在免疫系统、心血管系统功能低下的生理特点。具体表现为，患者为二尖瓣机械瓣置换术后长期服用华法林药物的老年人，血栓栓塞与抗凝出血风险均较高，需要日常监测 INR 值，控制凝血指标。该患者相较于年轻患者，免疫功能低下，一周前出现感冒、咳嗽的症状。自行服用左氧氟沙星片，导致 INR 值升高，出血风险进一步增加。

（2）心理特点：该患者存在敏感、焦虑的心理特点。具体表现为，患者在使用华法林这类治疗窗较窄的药物，发现自己 INR 检测为 3.6（华法林最佳抗凝强度为 INR 2.0～3.0），很担心焦虑自己的疾病控制效果不好，同时害怕没有观测到潜在的出血点。

（3）用药特点：该患者存在慢性疾病、季节性疾病方面的用药特点。具体表现为，该社区居家患者患有的心血管疾病属于慢性疾病，15 年前行二尖瓣机械瓣置换术，术后需要终身抗凝并定期监测 PT/INR 值，因此患者购买使用凝血仪，长期自我监测。该患者出现感冒、咳嗽的季节性疾病，在没有区分病毒性感冒是否合并细菌感染的基础上，自行使用抗菌药物导致凝血指标 INR 值异常升高。因此，需要药师根据患者需求提供一定的药学咨询、科普宣讲或家庭药箱管理服务，必要时进行随访以纠正居家患者不正确的用药知识。

2. 该案例药师与患者的沟通中使用了沟通基本原则中哪些沟通原则？具体表现是什么？

该案例药师与患者的沟通中使用了沟通基本原则中的以人为本原则、尊重原则。具体表现如下。

（1）以人为本原则：具体表现为，药师在与该患者沟通过程中，以患者为中心，首先查体观察患者有没有发生用药不良反应。肯定患者自我检测华法林是否发生出血这一做法，激励患者今后更加积极管理自己的疾病和生活。同时在发现患者因 INR 增高而担心自己病情时，及时安抚和开导患者，消除了患者的焦虑和担心。

（2）尊重原则：具体表现为，药师亲切地称呼患者为王叔叔，拉近与患者的距离、增进与患者间的感情，让患者感受到尊重和有信任感。从患者的立场出发，为帮助患者更好地抗凝药物，详细询问用药史，为患者提供一本华法林用药知识的小手册，通过书面材料帮助患者克服记忆减退的不足。用通俗的语言给患者简单介绍了感冒等常见病相关知识，纠正患者错误认识，有效避免患者不合理用药带来的风险，尽心为患者提供药学服务。

3. 该案例中涉及了哪些药学知识点？

该案例中的药学知识点有：长期服用华法林抗凝治疗的日常监测指标、华法林的不良反应、华法林与左氧氟沙星片等抗菌药的相互作用等。

（谭胜蓝　汪凌云）

第六节　互联网药学门诊患者

案例 4-11

一位患者来到互联网药学门诊平台进行咨询（图文形式）。

患者："药师您好，我很担心这个左氧氟沙星滴眼液对我家孩子的发育有影响，可以找您咨询吗？"

药师首先查阅问诊平台上患者已经上传的就诊记录，原来是一名 2 岁的小女孩，诊断为左眼细菌性结膜炎，咨询者是孩子的母亲李女士。于是药师通过问诊平台回复："您好，李女士，我是陈药师，请您先介绍下您孩子的情况可以吗？为什么要用这个滴眼液，是谁推荐她使用的呢？"

患者："好的。我家闺女两天前突然左眼睛发红，总是用手去挠眼睛，说痒痒，我看她白色的眼屎越来越多，似乎把上下眼皮都糊住了，今天上午带她去市儿童医院看病。医师说是得了细菌性结膜炎，给我开了一瓶左氧氟沙星滴眼液，让回家给孩子滴。但是回家后碰到隔壁邻居，她告诉我这个左氧氟沙星会影响孩子骨头发育，让我不要用。我现在不知道怎么办，希望您能给我一些建议。"

药师："我明白了。您可以拍一张小孩眼睛的照片和医师开的左氧氟沙星滴眼药处方的照片发给我看下吗？"

患者："好的！"（李女士将图片发送过来）

药师："嗯，孩子的细菌性结膜炎还是很明显的，请问孩子以前有出现过这种情况吗？"

患者："没有，这是第一次。"

药师："周围有其他孩子或者大人有这种情况吗？"

患者："您这么一说，我想起来了，孩子爷爷好像最近眼睛也有点红红的，我们还以为是他熬夜玩手机导致的。"

药师："细菌性结膜炎就是我们通常说的'红眼病'，具有传染性，建议孩子爷爷也去眼科看一下，可能爷爷也感染了。如果他也确诊是细菌性结膜炎，也需要一起治疗。左氧氟沙星滴眼液治疗细菌性结膜炎的效果一般都比较好。"

患者："可是我担心这个左氧氟沙星滴眼液会影响我家闺女的骨头发育啊！"

药师："这个问题您不用过于担心。左氧氟沙星只有经过口服或者静脉打针的方式大剂量进入孩子体内，才有可能影响软骨发育。您的孩子是眼睛局部感染，只需要局部滴眼药水治疗。医师给您孩子开的这款眼药水里的左氧氟沙星浓度很低，只有 0.5%，眼部的血液供应相对较少，而且眼部的屏障机制也会阻止大部分药物进入血液。现在国内外医学专家都认为 0.5% 左氧氟沙星滴眼液是可以用于治疗 1 岁以上儿童的。"

患者："那我就放心了，真是太感谢您了！"

药师："不客气。您知道怎么用这个滴眼液吗？"

患者："医师告诉我说前面两三天可以每两三小时滴一次，等眼睛好些了，就改成一天滴三次，一共用五到七天。"

药师："您真是一位优秀的妈妈，这些知识全记住了，非常棒！我再提醒您几点：细菌性结膜炎具有传染性，孩子和爷爷注意要避免和其他人共用毛巾、脸盆等，每次洗完脸后盥洗用品要用沸水消毒；近期不要到公共场所活动，以免传染其他人；现在孩子只是左眼感染了，注意不要让她的右眼被感染。所以对左眼滴眼药时，应偏向左侧，睡觉时也应如此，以防分泌物流入右眼引起感染。另外，滴眼药水注意一定要滴到眼睑内。等孩子康复后，也要注意教会孩子勤洗手的好习惯，不要用脏手揉眼睛，要勤剪指甲。"

患者："太谢谢您的提醒了，一定注意。"

药师："我再给您发一个滴眼药水的视频，您可以看一下（转发一个滴眼药水的视频链接）。滴眼时，让孩子坐着或平躺，头稍后仰，眼向上看，大人用左手拇指和食指轻轻分开孩子的上下眼睑，右手持眼药水瓶距离眼约3cm高处，垂直向下滴一滴，松开下眼皮，让孩子闭眼休息一会。注意一定不要让眼药水瓶口接触眼睛，以免污染。当孩子闭眼同时可以用手压住她的内眼角，避免药物流入鼻腔和口中，以减少药物全身吸收。请问您还有什么不清楚或疑惑的地方吗？"

患者："没有了，陈药师，太感谢您了！"

药师："好的，后续您如果还有问题可以给我留言，祝孩子早点康复！"（结束对话）

请思考以下问题：

1.该案例涉及到互联网药学门诊患者的哪些特点？具体表现是什么？

2.该案例药师与孩子母亲的沟通中使用了沟通基本原则中哪些沟通原则？具体表现是什么？

3.该案例药师与孩子母亲的沟通中涉及到哪些药学知识点？

一、人群特点

互联网药学门诊是依托互联网医院平台提供的在线用药咨询服务，患者可通过网络渠道咨询药师，获取个性化的药物治疗建议。这种服务使患者能够方便快捷地与专业药师进行沟通，就诊无需实地前往医院，减少了时间和地理限制。在互联网用药咨询中，患者可以描述症状、提供病史和用药信息，药师则根据提供的信息进行用药建议，实现便利、灵活的医疗体验。这种服务有助于提高医疗资源的利用效率，为患者提供更加便捷的医疗服务选择。

（一）疾病及用药特点

1. 慢性病患者 文献报道，我国55岁以上人群慢性病患病率在50%以上；42%的老年人同时患有两种及以上疾病。慢性病患者通常需要长期甚至终身服用药物来治疗或缓解疾病，病情相对稳定。疾病治疗过程中的常见问题主要有两类，一是需要依据检验检查结果和病情变化及时动态调整药物剂量，二是慢性病患者常存在多重用药情况，我国老年人平均用药9.1种，多者甚至达36种；50%的老年人同时服用3种药物，25%服用4～6种药物。多重用药很可能导致药物相互作用风险增高，发生药品不良反应的概率增高，经济负担加重。

2. 特殊人群患者 特殊人群患者常常因生理变化会更多关注药物适应证、药物不良反应、特殊剂型正确用法以及个体化用药。例如，妊娠与哺乳患者、移植术后和透析患者更关注药物是否可以使用；老年患者各脏器逐渐老化衰退且患多种疾病，用药种类多且复杂，药物代谢减慢，易发生药源性损害；儿童患者处在不断生长、发育的过程中，机体各系统、器官的功能尚未发育完全，个体化药物剂量十分重要。这些临床问题主要与患者本身的病理生理特点有关，无需较复杂的病史、用药史采集，互联网药学门诊因相对便捷，可快速解决。

3. 年轻患者　对于年轻患者，特别是居住在大、中城市年轻患者而言，其生活节奏较快，通常面临的是一些例如感冒等常见病。在这种情况下，他们对于自身疾病有一些了解，但面对众多药物时，却不知如何选择最适合自己的。此时，互联网药学门诊的药师能够及时为他们提供合理的建议以及相关药物使用的注意事项，这将大大提高他们治疗疾病的有效性和准确性。

（二）心理特点

1. 关注隐私　互联网药学门诊可以提供更高的隐私保护。对于一些涉及个人隐私的疾病，如性健康问题或心理健康问题。具有性传播疾病的患者可能更愿意在线上寻求帮助，这类患者不希望他人知道他们的疾病状况，担心隐私泄露而对其生活造成巨大负面影响。

2. 心理压力大　慢性病患者因患病时间较长，病情易反复，治疗周期长，有些慢性病患者因病情变化，容易产生担心焦虑的情绪。同时有些患者可能生活不能自理，需要专门的看护人员照顾，心理压力较大，甚至出现绝望、悲观等消极情绪，导致患者不积极配合治疗甚至抵触治疗。绝大多数妊娠女性在药物咨询时会担心用药影响胎儿发育，也容易出现焦虑等情绪，其用药依从性可能不佳。老年患者因患病种类多、治疗时间长、治疗花费大，心理压力较大。儿童患者一般由其照顾者代为进行互联网药物咨询，家长对儿童用药容易出现担心焦虑的情绪。

3. 追求便捷　互联网药学门诊的患者通常具有追求便捷性的心理特点。他们希望通过网络平台，随时随地获取医疗服务，而无需亲自前往实体门诊。这种心理需求背后，包含着对时间效率的追求，他们希望通过利用先进的互联网技术，让医疗服务变得更加便捷、高效，以满足自己的健康需求。同时，他们也可能更倾向于主动参与自身健康管理，希望通过在线平台了解更多的健康信息和治疗方案。

二、药学沟通

互联网药学门诊是互联网医疗的一部分，是以互联网为载体和技术手段为患者提供用药评估、用药咨询、用药教育、个体化用药方案调整建议等一系列专业化药学服务。跟传统药学门诊相比，便捷性是互联网药学门诊最突出的特点。患者通过互联网平台，更容易找到相对应专业的药师，而且可以跨越地域和时间的限制。药师在提供互联网药学服务时应遵循相应规范或要求，遵守国家相关法律法规，坚持线上、线下一致的原则，针对互联网药学门诊患者心理、疾病与用药特点开展药学服务。如遇到急危重症，如急性脏器功能受损和障碍、严重疼痛以及急性过敏等不适合互联网咨询的情况时应告知咨询者尽快去医疗机构就诊。

（一）针对互联网药学门诊患者的疾病及用药特点

1. 自我管理的慢性病患者　许多慢性病患者可能因为病情的变化多次复诊咨询，这类复诊患者常具备一定的医学和用药知识，对药师的信任较高。在与慢性病患者沟通时，使用以人为本的沟通原则至关重要，药师不仅要有扎实的专业知识基础和良好的专业素养，更需要使用通俗易懂的语言把专业的知识解释给患者。当患者咨询药物治疗相关事宜时，多使用日常语言，耐心地为患者讲解使用某个药物的原因和重要性，以及药物的具体使用方法，一些特殊药品的储藏注意事项，以及健康的生活方式等。

2. 特殊人群患者　与特殊人群进行沟通时，药师应采用缓慢、清晰的语速，使用明了而温和的措辞，避免使用可能引起焦虑的术语及专业词汇，以确保患者能够准确理解。通过频繁确认患者对信息的理解，借助重复和强调关键信息的方式，可以帮助他们更好地记住治疗建议。在制订药物治疗计划或调整药物剂量时，药师要充分考虑患者的特殊状态，并解释可能的影响。尊重和耐心也是关键，药师应当主动询问关于特殊人群的需求和疑虑并给予足够的时间让患者表达自己的问题，通过积极的非语言沟通，如面部表情和手势，传递关怀和理解，同时鼓励家属的参与，以共同维护患者的健康。通过这些综合的沟通技巧，药师能够建立良好的信任关系，促进患者对治疗计划的理解和遵从，提高医疗效果。

3. 年轻患者　年轻患者容易接受新事物、新信息，文化水平也相对较高。当与年轻患者进行沟通时，需要考虑到他们的独立性和对信息的渴望。沟通时使用清晰、简洁且直接的语言，避免过度使用医学术语，以确保患者能够理解。通过主动询问患者的生活方式、社交习惯和心理健康情况，药师可以更全面地了解他们的整体健康状态。在面对敏感问题时，保持敏感性和谨慎，确保患者感到舒适和被尊重。此外，青年患者可能更独立，更倾向于参与医疗决策，因此在医患沟通中需要提供详细的信息，鼓励他们提出问题，并与医师合作制订个性化的治疗计划。此外，青年人的生活方式可能需要改进，如不良饮食、缺乏运动、压力较大等，因此药师在提供健康建议时应考虑到这些因素。

（二）针对互联网药学门诊患者的心理特点

1. 关注隐私的患者　针对此类患者，药师应遵循保密原则，遵守职业道德，保护患者隐私，注重礼仪规范，体现人文关怀。同时药师需要尊重患者、理解患者，强化患者被关注和被认同的感觉，保证沟通的顺利进行。

2. 心理压力大的患者　针对此类患者，不仅需要做到与线下沟通一致的礼貌用语，还需要做出及时的响应和反馈。此外，要遵循沟通基本原则中的同情原则，使用安慰性语言、鼓励性语言、劝说性语言以及积极暗示的语言，发挥语言的积极作用。适当使用延展性言语，比如使用"最好""一般""可能""应该"等词语，打消患者的顾虑与焦虑情绪。此外，药师应提高风险意识，避免使用过度肯定或者否定以及情绪化的语言，尽可能规避咨询过程中产生的不良后果。

案例 4-11 解析

1.该案例涉及到互联网药学门诊患者的哪些特点？具体表现是什么？

该案例涉及到互联网药学门诊患者的心理、疾病与用药方面的特点，具体如下。

（1）心理特点：该案例中患者母亲存在追求便捷的心理特点。具体表现为该患者母亲由于担心左氧氟沙星滴眼液对孩子的发育有影响，需要即时获得药学服务，因此使用互联网药学门诊咨询用药问题，此时她的心理特点是担心和焦虑，需要药师兼备耐心与关怀，提供专业的解答，用积极的语言缓解她的紧张情绪。

（2）疾病与用药特点：该患者属于特殊人群患者中的儿童患者，免疫力相对较低。具体表现为儿童机体各系统、器官的功能尚未发育完全，免疫系统还在发展中，药物的不当使用易造成损害。正如本案例中，患儿感染细菌性结膜炎后需使用左氧氟沙星治疗，左氧氟沙星在经过口服或者静脉打针的方式大剂量进入儿童体内时可能会影响软骨发育，而面对眼部局部感染使用滴眼液局部用药是适宜的。药师需要特别关注儿童用药的用法用量与副作用，为患儿及照顾者提供药物的正确使用方法。

2.该案例药师与孩子母亲的沟通中使用了沟通基本原则中哪些沟通原则？具体表现是什么？

该案例药师与患者的沟通中使用了沟通基本原则中的以人为本原则、尊重原则以及患者有利原则。具体表现如下。

（1）以人为本原则：具体表现为通过图文在线交流的形式，药师不仅做到了和线下沟通一样的礼貌用语，并且通过适时的提问，及时地反馈，一步步引导患儿母亲清晰地描述病情，缓解她的焦虑心理，保证沟通的顺利进行。此外，药师还对左氧氟沙星滴眼液的作用机制和细菌性结膜炎的防治进行解释说明并提供滴眼液正确使用的视频讲解，帮助患儿母亲更好地理解疾病状态和药物使用，缓解其用药疑惑与焦虑。

（2）尊重原则：具体表现为药师在沟通过程中，不断给予咨询者肯定与积极的语言暗示，让咨询者感受到尊重与亲切。赞赏性的语句如"您真是一位优秀的妈妈，这些知识全记住了，非常棒！"可以强化患者的被关注和被认同感，从而建立起良好的药患关系。

（3）患者有利原则：具体表现为药师在药学沟通过程中，运用通俗易懂的文字与咨询者交流，寻找患儿病因，收集患儿药物治疗相关信息，解释左氧氟沙星滴眼液用于该患儿的安全性问题，打消咨询者顾虑，并且药师给患儿母亲提供滴眼液使用视频，并补充注意事项，确保患儿家属能正确使用滴眼液，预防下次复发。

3. 该案例药师与孩子母亲的沟通中涉及到哪些药学知识点？

此次沟通涉及的药学知识点：左氧氟沙星滴眼液的适应证、用法用量、不良反应及使用注意事项。

（谭胜蓝　刘文渊）

第五章 特殊患者的药学沟通

第一节 儿童患者

案例 5-1

一位满面愁容的年轻妈妈拎着一袋刚开好的药品来到药学门诊咨询。

患儿（谢某某，男，7 岁，18kg）家长："医师啊，你看这么多药，孩子还小，怎么吃啊？"

药师："谢妈妈，我是李药师，您请坐，您是想问药怎么吃是吗？"

（观察到患儿家长对宝宝用药比较焦虑，于是放慢语速，主动接过患儿家长手中的药品，面带微笑招呼患儿家长）

患儿家长："这不我家孩子刚确诊为幽门螺杆菌感染，现在医师给我开了 4、5 种药品，尤其是这个奥美拉唑肠溶片，我简单看了一下说明书，这药品说明书都没有儿童的用法，孩子能用这个药吗？"

药师（耐心倾听患者家长诉说）："谢妈妈，您好，首先您孩子被诊断为幽门螺杆菌感染，医师结合小朋友的病情，给予四联规范化治疗，也就是您手中的 4 种药品，这是目前该疾病的常规治疗方案。（认真倾听，正确引导）。其中，奥美拉唑最早是国外公司研发的，在国内用于儿童的临床研究有限，所以说明书中关于儿童的用法用量不明确。但事实上，奥美拉唑已经通过美国食品药品监督管理局的批准，可以用于 1 个月以上的儿童，目前在国内临床上也是常规用于儿童的，请您放心。"

患儿家长："好的（经药师耐心沟通后，患者家长焦虑情绪明显好转，更多地关注用药注意事项）。那我孩子是用一整颗药吗？还有我家孩子吞咽不好，很难喂药，片剂吞不下去，怎么办？"

患儿："妈妈，我不要吃药片⋯⋯"

药师（再次查看医嘱）："可以的，小朋友，我们不用吃药片，我们可以喝果汁（关注孩子，建立良好的沟通环境）。谢妈妈，奥美拉唑肠溶片不可以嚼服或者掰开服用，但是可以分散在果汁或水中，在 30 分钟内服用，按照医嘱要求小朋友奥美拉唑需服 3/4 颗，可以用带有刻度的量杯，用水溶解后，取其中 3/4 液体量给小朋友服用。"

患儿家长："好的，谢谢。那我还需要注意些什么吗？"

药师："奥美拉唑肠溶片饭前半小时服用效果最佳。另外，您的孩子现在还在服用什么其他药品吗？"

患儿家长："目前孩子在吃鱼肝油和铁剂。"

药师："铁剂的吸收依赖于胃酸的存在，奥美拉唑有抑酸作用，会影响铁剂的吸收，从而降低疗效。所以建议服用奥美拉唑期间暂时停用铁剂。鱼肝油不受影响。"

患儿家长："药师，我大致明白了，但平时是老人家带孩子，有用药指导单吗？"

药师:"有的,在和您沟通的时候,我已经将药品的用法用量以及注意事项逐条记录下来,我还添加了一些信息,您回去仔细阅读,比如小朋友症状改善不明显,您需要来医院就诊,医师会进一步评估你家小朋友是否存在药物代谢方面的特殊情况,也就是药物服用后很快被代谢,从而影响治疗效果。"

患儿家长:"李药师,真是太谢谢了,我现在明白多了。"

药师:"不客气,谢妈妈,还有其他问题吗?"

患儿家长:"没有了。"

药师:"好的,如果您居家用药期间遇到用药问题,可以关注我院微信公众号或者来电咨询,再见!"

请思考以下问题:

1. 该案例涉及儿童患者及家长的哪些特点?具体表现是什么?
2. 该案例药师与患儿家长的沟通中使用了沟通基本原则中哪些沟通原则?具体表现是什么?
3. 该案例中涉及了哪些药学知识点?

案例 5-2

一位婴儿患者的妈妈来到专科用药指导室进行咨询。

患儿(辛某某,女,10月,10kg)家长:"你好,我家宝宝在服用华法林抗凝,我可以咨询一下用药方面的疑问吗?"

药师:"可以的,辛妈妈,您请坐,我姓王,您可以叫我王药师,这个药您有什么需要咨询的?"(家长在诊室外已经等待很久,药师微笑迎接,耐心询问)

患儿家长:"前段时间我家孩子住院诊断为川崎病合并冠脉瘤,医师说需要长期使用华法林抗凝治疗,住院用药期间监测国际标准化比值(INR值,凝血监测指标)趋于稳定后出院,我也知道这个药比较特殊,平时也比较留意观察和复查,但最近监测INR值一直偏低,非常担心会出问题,想请药师找找原因,另外后续需要给孩子调整药物剂量吗?"

药师:"好的,您不要着急,我们了解孩子情况后一起分析和寻找原因,好吗?请问您家宝宝最近一次的INR值是多少?"

患儿家长:"1.6,之前都能稳定在2.0。"

药师:"您宝宝现在华法林的用量是多少啊?"

患儿家长:"每次五分之二片,一天一次。"

药师:"您使用的华法林规格是每片2.5mg的吗?中间没有更换过厂家吧?"

患儿家长:"是2.5mg规格的,就是这个厂家,中途没有更换厂家。"(此时向药师展示药品包装)

药师:"那您在药物分剂量的时候,是如何做的呢?"

患儿家长:"我是先将药物研碎,然后再用5ml的水溶解,最后,用喂药器取2ml的量给宝宝服用。当然,根据出院用药教育,我特别注意药物充分溶解,避免出现服药剂量不一致的情况。"

药师:"嗯,妈妈的分剂量方法非常细致,这个用药环节做得非常棒,相信孩子的服药剂量是没有问题的,那么我们再来看看其他方面,比如华法林和很多药物与食物有相互作用,您家宝宝最近的饮食有没有什么变化?或者有没有服用什么其他药物呢?"

患儿家长:"印象中没什么变化,孩子才10个月,之前一直母乳、米粉等辅食添加,近期刚开始添加奶粉,这应该没有影响吧?"

药师:"可以把奶粉的品牌告诉我吗?"

（药师经过资料检索发现，患儿家长买的奶粉中含有维生素 K 的成分）

药师："您看下，这款奶粉中维生素 K 的含量比较高，维生素 K 会干扰华法林的抗凝效果，使得 INR 值下降。"

患儿家长："哦，对，之前医师也说过，不能吃富含维生素 K 的食物或水果，就是没想到这个奶粉里也有。"

药师："嗯，如果您孩子现在日常需要添加奶粉，建议选用不含有维生素 K 成分的奶粉或其他可替代营养品。"

患儿家长："好的，谢谢你，王药师，我回家注意这个问题，回家及时更换奶粉。"

药师："不客气，您还有其他疑问吗？"

患者家长："没了，谢谢。"

请思考以下问题：

1. 该案例涉及到儿童患者及家长的哪些特点？具体表现是什么？

2. 该案例药师与患儿家长的沟通中使用了沟通基本原则中哪些沟通原则？具体表现是什么？

3. 该案例中涉及了哪些药学知识点？

一、人群特点

（一）生理特点

区别于成人，儿童处于不断的生长发育过程中，这是儿童生命过程最基本的特征。学龄前期和学龄期儿童体格发育较婴儿期缓慢。学龄期末期儿童由于内分泌的改变，身体生长发育加快，第二性征开始出现，进入青春发育早期。

儿童的各个器官系统发育有先有后、快慢不一，其呼吸、循环、消化、泌尿、肌肉及脂肪的发育与体格生长平行。但是神经系统发育早于其他系统，儿童期淋巴系统生长迅速，生殖系统在青春期前处于静止状态。

1. 神经系统 胎儿时期神经系统最早发育，尤其是脑发育最为迅速，出生后 2 年内发育最快，6～7 岁神经系统发育基本达成人水平。儿童的脑实质生长较快，新生儿的脑体积相对较大，脑沟、脑回尚未完全形成，皮质较薄，细胞分化不成熟，树突较少。随着机体发育，大脑皮层的神经细胞数目不断增加、神经细胞体积增大、树突增多、髓鞘形成，神经系统功能趋于成熟。

2. 呼吸系统 新生儿的呼吸频率较快，呼吸道管腔狭窄、黏膜娇嫩，易发生气道阻塞。幼儿呼吸道的非特异性和特异性免疫功能均较差。新生儿、婴幼儿咳嗽反射弱，纤毛运动功能差，肺泡巨噬细胞功能欠佳。婴幼儿免疫球蛋白含量较低，乳铁蛋白、溶菌酶、补体等的数量和活性不足，故易患呼吸道感染。咽扁桃体，约在 6～12 月时发育，位于鼻咽顶与后壁交界，肥大时可堵塞鼻孔，影响呼吸。严重的腺样体肥大是小儿阻塞性睡眠呼吸暂停的重要原因。腭扁桃体位于两腭弓之间，1 岁末逐渐增大，4～10 岁时发育达最高峰，是咽峡炎高发的时间。

3. 消化系统 新生儿因食管下部括约肌松弛，胃呈水平位，位置高于成人 1～2 椎体，控制能力差，易发生胃食管反流。婴幼儿消化道面积相对较大，黏膜通透性高，当肠腔内毒素进入血液循环时容易引起中毒症状。婴幼儿肠道固定差，容易发生肠套叠。乙状结肠和直肠相对较长，是造成小儿便秘的原因之一，直肠黏膜与黏膜下层固定较弱，肌层发育不良，故易发生肛门、直肠黏膜脱垂。小儿肠黏膜对不完全的分解产物，尤其是对微生物的通透性比成人和年长儿较高，故更易引起全身感染和变态反应性疾病。新生儿肝细胞发育不成熟，解毒能力较差。正常成人肝糖原储存可达 150g 左右，而小儿肝糖原储存相对较少，易因饥饿发生低血糖症。婴儿期胆汁分泌较少，胰淀粉酶、脂肪酸和蛋白酶活力低下，易发生黄疸。

4. 心血管系统 一个足月产的新生儿全身血容量约 300ml，为体重的 10%。随着体重的增加，血容量与体重的比值下降，到 2～3 岁时其全身血容量为体重的 8%，而成人为 6%。新生儿在出生时自主神经系统不成熟，心脏的交感神经支配占优势，而迷走神经中枢紧张度低，对心脏抑制作用较弱，年龄越小，其心率及血流速度也越快。由于婴儿心搏出量较少，血管口径较粗，动脉壁柔软，导致其动脉压较低，之后随着年龄增长而逐渐升高。

5. 泌尿系统　足月儿出生时肾脏发育已完成，但功能不成熟，其发育随着年龄增长逐渐趋向成熟。新生儿肾小球滤过功能低下，稀释功能与成人相似，肾浓缩功能差，缺乏对水负荷的迅速利尿反应，但能维持生理需要。大龄儿童及成人能将尿液浓缩至 1200～1500mOsm/L，而足月产新生儿最多只能浓缩尿液至 100mOsm/L。6 个月后肾浓缩功能即可达到成人水平，但其滤过功能仍较弱。婴儿肾脏的葡萄糖回吸收功能较低，所以输入过多葡萄糖液将出现尿糖。

6. 骨骼系统　从胚胎的第 7 周开始，骨骼就开始形成，骨的形成和发育同时进行，一直持续到青春期骨发育成熟为止。从骨量角度看，从出生至 20 岁时，骨量处于增长期，在这段时间内随着年龄增长，骨量持续增加，且骨密度也随之增加。儿童的骨骼弹性较大，可塑性较强，容易在外力作用下发生变形。儿童骨骼外的骨膜较厚，血管分布较多，对于骨骼生长能够提供充足的血供。儿童骨骼中成骨、破骨细胞丰富，血运旺盛，其生长和塑形能力相对成人来说较强，因此发生骨折后的愈合速度也很快。

7. 其他　随着年龄增长，儿童的体液总量占比逐渐下降，水溶性药物在细胞外液被稀释。儿童的脂肪含量随年龄增长而有所增加，出生时人体脂肪组织占体重的比例为 16%，1 岁时为 22%，以后逐年下降，5 岁时为 12%～15%。青春期时，男性人体脂肪组织在体重的占比为 12%，女性为 24.6%。婴幼儿期体内代谢酶活性已趋于成熟，达到成人水平。青春期的出现、生长年龄与第二性征出现的个体差异很大，大部分在 10～20 岁出现，女孩一般早于男孩 2～4 年。性早熟是指女孩在 8 岁以前，男孩在 9 岁以前出现性发育，即青春期提前出现。而女孩 14 岁以后，男孩 16 岁以后无第二性征出现则为性发育延迟。

（二）心理特点

1. 儿童的心理特点

（1）控制能力弱，情绪波动大：儿童患者在医院候诊时，一旦走到诊间，看见穿白大褂的医师，就常常会精神紧张、哭闹不安。孩子对情绪的表达是最直白的，害怕的时候就大声哭闹，大喊大叫，以各种方式抗拒医护的治疗。

（2）疾病耐受性差：患儿年龄小，特别是 3 岁以内的儿童，中枢神经发育不完善，对疾病的耐受力低，反应强烈，稍有不适和疼痛，就表现出烦躁和哭闹不安。很多孩子生病时，表现为长时间的啼哭，并且不吃不喝，一般措施不能使哭闹停止，这些情况会严重影响医师与家长进行沟通。

（3）自我表达能力弱：儿童患病的时候，在婴幼儿阶段往往不能完整表达自己的病情，所以在和医师沟通时，一般都需依靠家长代述。而家长对病情的陈述往往有很大的局限性，只能陈述他能看到的和了解的一部分，当与实际情况有差异时会影响医师对病情的判断，给疾病的客观诊治增加了难度。

（4）儿童自身的恐医心理：儿童期处于心智发育不成熟的阶段，特别是有就医、吃药、打针体验的儿童，由于惧怕医院的环境、苦涩的药片及疼痛，很容易对医院产生一种恐惧甚至排斥的心理。这种心理导致他们会不自觉地为了不去医院就诊而故意隐瞒自己的病情，或者在提到去医院就诊时，就开始表现出坐立不安，大声哭叫，并对医师的询问极其不配合。

（5）青春期心理状态的改变：进入青春期的孩子，思维相对而言更加独立、有创造性，有独立见解，不愿轻信他人的想法和观点，对某些事情会捍卫自己的观点。而且，青春期的孩子情绪波动也很大，似乎对任何事物都缺乏兴趣，从而给问诊带来一定困难。

2. 家长的心理特点

（1）焦虑和紧张：现在的家庭以孩子为中心。患儿生病时情绪波动较大，且家长对疾病相关知识也缺乏了解，容易造成家属情绪上的紧张和焦虑，因此一旦医师对患儿的照看不像家长要求的一样，并且沟通不到位，就很容易激化医患矛盾。所以相比普通患者，医师在与儿童患者进行沟通的时候，无疑面临着更大的难度。

（2）怀疑和不信任：家长来自社会各个阶层，文化背景及受教育程度不一样。有些家长对生病的儿童过分照顾和溺爱，对疾病不了解或者是一知半解，怀疑治疗方案的可靠性和科学性，从而拒绝配合治疗。同时，部分家长出于职业习惯，对医护工作者的言语、行为、着装要求比较高，一旦出现不符合其自身行为标准的情况就会演变为对医护人员专业技术水平的怀疑。还有些家长对医师的期望值过高，希望能尽快治好患儿的疾病，当治疗转归的时间超出预期时就会质疑、不信任医师。

二、药学沟通

作为药师，常常需要和不同背景、年龄的患者及其家属沟通。对于患儿，其患病后往往不能准确地自我表达，同时还会通过烦躁不安和哭闹来表现自己的身心状态和需求。而患者家属出于对孩子的关心与爱，也容易被孩子的状态影响造成情绪上的紧张和焦虑，进而影响他们对药物治疗的期望值与信任度，不利于疾病治疗。因此，药师应针对儿童患者的生理、心理、疾病与用药特点开展药学服务。

（一）针对儿童患者生理特点

1. 免疫力低下的患儿　新生儿和婴幼儿发育不完全，免疫功能低下，因此易患感染和变态反应性疾病。在此种情况下，遵循以人为本的沟通原则，需要药师与家长解释儿童患者特殊的生理特点，结合患儿的具体情况，详细说明患儿照护的注意事项，尽可能降低患儿感染细菌和病毒的风险，避免其反复起病，甚至病情加重。

2. 肝功能发育不完全的患儿　新生儿肝细胞发育不成熟，解毒能力较差，因此用药剂量可能会区别于成人。在此种情况下，应遵循患者有利原则，需要药师考虑患儿自身情况，为其制订合理的用药方案，并向患者家长详细解释方案的合理性，耐心解答患者家长提出的问题，强调遵医嘱用药的重要性，从而获得患儿家长的认可与支持。

3. 饮食品种和结构特殊的患儿　新生儿和婴幼儿的进食品种和结构有别于成年人，遵循"患者有利"的沟通原则，需要药师根据患儿的进食情况与病情，对其日常饮食和用药方案做出适当调整，避免食品和药品中的某些成分发生相互作用，从而避免药效减弱或消失及可能对患儿造成的其他伤害。

（二）针对儿童患者心理特点

1. 疾病耐受性差、自我表达能力弱的患儿　年龄小的儿童患者由于神经系统发育不完全，对疾病的耐受性差，并且不能准确地自我表达，常常在生病时通过剧烈的情绪波动表现自己的身体状态。在与此类患儿沟通时，遵循以人为本和同情的沟通原则，需要药师用轻柔的语气和动作对患儿进行安抚，以此缓解家长因患儿情绪波动引起的焦虑和紧张，随后，再引导患儿家长针对患儿情况和治疗方案进行有效沟通。

2. 有恐医心理的患儿　儿童患者心智发育尚未完全，对患病和治疗的理解和接受能力有限，出于对医院环境、苦涩药味、疼痛和疾病本身的惧怕，常常会产生恐医心理，拒绝配合治疗。因此，面对此类患儿时，药师应面带微笑，态度亲和，用鼓励性语言引导其进行沟通，营造轻松和谐的就医气氛，消除患者的恐惧心理，提高患者依从性。

3. 进入青春期的患者　青春期的患者思维相对独立，有自己的想法和个性，不易沟通。需要药师遵循尊重的沟通原则，用通俗易懂的语言为患儿耐心地解疑答惑，同时辅以文字宣传单和图片讲解，适当地引导、提问；药师应主动与儿童患者建立感情，避免患者出现反抗情绪。

（三）针对患儿家长心理特点

1. 焦虑紧张的患儿家长　儿童患者在患病时情绪波动较大，家长会产生焦虑紧张的情绪，容易与医护人员发生口角，激化矛盾。因此，遵循同情的沟通原则，需要药师在沟通的时候耐心倾听、详细解答，以温和的态度安抚患儿及其家长的情绪，提高沟通效率。

2. 质疑医护人员的患儿家长　由于患儿家长对疾病不了解或一知半解，常常会出现质疑医护人员专业水平和不信任治疗方案等情况，需要药师耐心倾听患儿家长的疑问，利用专业知识详细地解释回答，正确引导家长对治疗的期望值，同时与患儿家长仔细确认药物的名称、适应证等重要信息，整理形成文书予以反馈，以此获取信任，建立良好的沟通关系。

（四）针对儿童患者疾病及用药特点

儿童患者患病时免疫功能低下，易受感染。感染时起病急、来势凶、变化快，严重感染时容易危及生命。因此，遵循"患者有利"的沟通原则，需要药师站在患者的角度上，结合书面沟通向患儿家长强调儿童用药的注意事项，并提供日常饮食和个人卫生方面的建议，提高用药安全性，降低感染风险。

案例 5-1 解析

1. 该案例涉及儿童患者及家长的哪些特点？具体表现是什么？

该案例涉及儿童患者的生理、心理方面的特点以及家长的心理特点，具体表现如下。

（1）生理特点：该儿童患者存在消化系统和免疫系统与成人不同的生理特点。具体表现为，该患者年龄小，发育不完全，导致免疫力较差，易感染幽门螺杆菌。

（2）心理特点：该儿童患者存在恐医的心理特点。具体表现为，该患者年龄小，由于药片吞服困难对治疗产生抗拒心理。

该家长存在焦虑、怀疑的心理特点。具体表现为，奥美拉唑的说明书中关于儿童的用法用量不明确，导致患者家长对治疗方案和用药方法有疑虑，导致情绪焦虑。这种情况需要药师对疑问给予适当的解答，缓解患者家长的焦虑情绪，并提供服药建议帮助患者克服恐惧心理，提高患者依从性。

2. 该案例药师与患儿家长的沟通中使用了沟通基本原则中哪些沟通原则？具体表现是什么？

该案例药师与患儿家长的沟通中使用了沟通基本原则中的以人为本的原则和尊重原则。具体表现如下。

（1）以人为本的原则：具体表现为，药师在与患儿家长的沟通过程中，以患儿为中心，认真倾听患儿家长阐述患者在用药方面遇到的困难和疑惑，并以通俗易懂的语言耐心地与患儿家长交流，为其解答疑惑，同时提供了依从性更好的服药方式，以消除患儿的用药顾虑。

（2）尊重原则：具体表现为，遵循原则中的患者有利原则，药师详细了解患者目前的用药状况，站在为患者健康考虑的角度，提供了药物相互作用方面的信息，建议患者在服药期间停止服用铁剂，并使用书面记录将药品服用的相关信息反馈给患儿家长，尽心为患者提供更加全面的药学服务。

3. 该案例中涉及了哪些药学知识点？

该案例中涉及的药学知识点有：奥美拉唑的服用方法、奥美拉唑和铁剂之间的药物相互作用等。

案例 5-2 解析

1. 该案例涉及到儿童患者以及家长的哪些特点？具体表现是什么？

该案例涉及到儿童患者的生理方面的特点以及家长心理方面的特点，具体表现如下。

（1）生理特点：该儿童患者存在消化系统和泌尿系统与成人不同的生理特点。具体表现为，婴儿由于其消化和代谢功能的特殊性，导致其进食品种和结构与成人完全不同，奶粉中的成分维生素K会干扰华法林的抗凝作用，导致疗效不佳。

（2）心理特点：该家长存在焦虑、怀疑、不信任的心理特点。具体表现为，出于对孩子的关心与爱护，患者家长由于疗效不佳而情绪紧张焦虑，需要药师帮助找出原因，调整用药方案。

2.该案例药师与家长的沟通中使用了沟通基本原则中哪些沟通原则？具体表现是什么？

该案例药师与患者的沟通中使用了沟通基本原则中的以人为本的原则、尊重原则和同情原则。具体表现如下。

（1）以人为本的原则：具体表现为，药师在与患者家长沟通的过程中，认真倾听患者家长的表述与疑问，耐心引导提问，找到了患者用药后疗效欠佳的原因，解决了患者的用药问题。

（2）尊重原则：具体表现为，药师对于在诊室外等待很久的患者家长微笑迎接，耐心询问，不打断患者家长的表述，并详细地做出回答，显示出药师对患者家属的尊重。遵循患者有利原则，从患者的立场出发，了解其基本情况，找到了影响疗效的原因，解决了疗效问题。

（3）同情原则：具体表现为，在感受到患者家长因为药效不佳而焦虑不安的情绪后，药师耐心地询问了解患者用药情况，并以肯定性的话语鼓励患者家长，缓解其焦虑紧张的情绪。

3.该案例中涉及了哪些药学知识点？

该案例中涉及的药学知识点有：华法林的正确分剂量服用方法、华法林和维生素K之间的药物相互作用等。

（仇锦春　魏璐璐）

第二节　老年患者

案例5-3

一位老年男性患者来到药学门诊进行咨询。

患者（李某，男，87岁）："你好啊，我对这个胰岛素效果有疑问可以找你吗？"（患者手里拿着装有甘精胰岛素注射液的胰岛素笔）

药师："可以的，李老，我是药师小韩，您请坐，您有什么疑问啊？"

药师（观察到患者把凳子凑近自己，侧着耳朵听，药师意识到患者听力可能有所下降，便升高声音把刚才说的话慢慢地重复了一遍）："可以的，李老，我是药师小韩，您有什么疑问啊？"

患者："我血糖最近特别高，不知道是不是这个胰岛素效果不好。"

药师（拿到患者的胰岛素笔发现还有接近300个单位）："李老，您的这支胰岛素用了多久啦？"

患者："用了5天了，医师交代我每20天换1支。"

药师："您平时自己在家测血糖吗？"

患者："测的，偶尔测一下。"

药师："那您最后一次测血糖什么时候啊？血糖多少啊？"

患者："我昨天测的，没吃早餐，血糖15.2。大概半个月前也测过，血糖17.1。"

药师："李老，您还记得血糖17.1那次是空腹测的还是餐后测的啊？"

患者："我都是不吃早餐测的。"

药师："好的，李老。您平时和谁一起居住啊？"

患者："我自己住的，儿子忙着带小孩，顾不上我。"

药师："好的，李老，您除了使用胰岛素还用别的药物吗？"（药师一边询问一边在病历系统中查询该患者既往住院以及门诊就诊记录）

患者："我平时还吃阿卡波糖、阿托伐他汀、呋塞米、多奈哌齐和左甲状腺素钠。"（患者说的和药师在病历系统里查阅的信息一致，甘精胰岛素是2个月前患者住院时新增的治疗药物）

药师："李老，您能给我演示下怎么使用这个胰岛素的吗？"

患者："可以啊。"（患者首先给笔头消毒、安装针头，然后按了胰岛素笔的注射按钮）我平时就这么用的。

药师："李老，您注射胰岛素的方法缺少了一个重要步骤。我给您演示下，首先要给笔头消毒然后安装针头，您的操作很标准，很棒！然后要设定胰岛素给药剂量，您看，转动胰岛素笔的尾端剂量选择环的数字就是注射的胰岛素单位数，医师让您每天早晨皮下注射14个单位甘精胰岛素注射液，您就转动尾部的刻度到14，然后给皮肤消毒，拔出胰岛素笔，再皮下注射，轻压注射部位几秒钟。我这有甘精胰岛素注射液的使用步骤，也给您一份。"

患者："我没有转这个环是吧（手指着胰岛素笔的剂量选择环）？哎哟，人老了，没用喽。"（患者表现得很沮丧）

药师："是的，李老，这个环是设置每次注射几个单位胰岛素的，您之前没有转动，每次皮下注射都没有药。李老，您看您87岁，还能独立生活，思维也很清晰，您的整体状态很棒啊。胰岛素操作步骤这么多，您又是刚刚使用，不熟悉步骤很正常，您回家多看几遍我给您的这份甘精胰岛素注射液使用步骤说明，另外，我建议您餐前和餐后2小时都监测血糖，再把测得的血糖值记在本子上，下次过来看门诊带着。"

患者："韩药师，太感谢了。"

药师："不客气，李老，您还有别的用药问题吗？"

患者："没有了。"

请思考以下问题：

1. 该案例涉及老年患者的哪些特点？具体表现是什么？
2. 该案例药师与患者的沟通中使用了沟通基本原则中哪些沟通原则？具体表现是什么？
3. 该案例中涉及哪些药学知识点？

一、人 群 特 点

（一）生理特点

随着年龄增长，老年人各脏器逐渐老化衰退致机体活动减退、生物效能减低、环境适应能力减弱和器官应激能力衰减，且常患多种疾病，多为慢性病，用药种类多且复杂。

1. 神经系统 老年人由于大量神经细胞萎缩和死亡，导致感受器退化、中枢处理信息的能力降低、平衡能力和神经系统的工作能力下降，表现在视力、听力下降，记忆力减退，对刺激反应迟钝，容易疲劳，恢复速度减慢等。

2. 心血管系统 老年人心肌纤维老化，心肌收缩力下降，心输出量减少，容易出现心慌、胸闷等症状，心律不齐时有发生；血管壁硬化，弹性降低，管腔变小，周围血管阻力增加，是高血压病、脑血管意外、冠心病的高发人群。

3. 吸收代谢系统 老年人胃壁细胞功能降低、胃酸分泌减少，胃内酸度降低，胃排空速度减慢，消化道黏膜吸收面积减少，肠蠕动减弱，影响药物吸收；肝脏重量减轻，肝血流量减少，酶合成减少、活性降低，使药物在肝内转化速度减慢，半衰期延长，药物代谢受到影响。

4. 泌尿系统 老年人肾脏重量减少、肾血流量减少，肾小球滤过率降低，肾小管主动分泌功能和重吸收能力降低，肌酐清除率降低，影响药物的排泄；老年男性因前列腺病变而导致压迫梗阻，女性因长期缺乏雌性激素，尿道黏膜出现褶皱或狭窄，导致尿道的梗阻，出现排尿困难、尿潴留等现象。

5. 骨骼系统   在衰老过程中，由于肌纤维的体积和数量减少，从而导致肌肉体积的减小和肌肉力量的下降，表现为老人的动作灵活性、协调性及速度下降；胶原纤维降解，关节软骨钙化、弹性丧失，关节面退化，老年人骨关节僵硬，活动范围受限制；骨质疏松是老年人中较普遍发生的现象，60 岁以上的老年人由于骨矿物质的丢失及骨微结构破坏导致多孔疏松，骨质量减少 30%～50%，是骨折的高发人群。

6. 其他   老年人的脂肪组织在体重中所占的百分比增加，水溶性药物表观分布容积减少，脂溶性药物表观分布容积增加，血浆蛋白浓度降低，影响药物的分布。

（二）心理特点

老年期的心理变化伴随生理功能的减退而出现老化及某些心理功能下降，表现为学习新事物的能力下降、记忆力减退、思维方式和逻辑推理能力受到影响、性格的变化、情感及意志出现较大差异。

1. 依存需求   老年人退休之后，离开了原来的工作群体，与朋友的交往也显著减少。在这种情况下，家庭就成了他们的主要活动场所和精神寄托的地方。

2. 自尊需求   退休或丧失劳动能力的老年人，由供养者变成了被供养者，非常希望子女像以前一样尊重自己，至少不能把自己当成未成年的孩子甚至是一个废人来看待。

3. 求助需求   年龄的增大，健康状况的退步，活动和生活自理能力都逐步下降，这时候越来越需要别人的帮助与照顾。

4. 消极、悲观   进入老年期后常感觉到自己已经衰老，身体状况及各种能力明显减退，容易产生消极悲观情绪，从而变得沉闷、少言、少动、忧郁，严重者形成病理性老年性抑郁症。

5. 自卑、自责   进入老年期后常常回忆自己的过去，当发现一系列目标尚未达到或计划未能实现时，常常归罪于自己的能力不足。

6. 情绪时常波动   老年人由于个人遭遇、精神压力的影响以及智力和活动能力的减退，情绪波动明显，常常不能调控自己的情绪。

7. 死亡恐惧   死亡是老年人不可避免要考虑和面对的问题，尤其是在配偶、朋友、同事去世后，在老年人的心中经常会想到死亡的问题，有时可产生明显的恐惧心理。

二、药学沟通

2021 年国家统计局数据显示，我国 60 岁及以上老年人口占总人口比例为 18.9%，预计至 2035 年，我国 60 岁及以上老年人口将突破 4 亿，超过总人口的 30%。老年人具有较高的共病率，多重用药现象普遍，药物不良反应发生率高，治疗依从性低，过度医疗风险增加，易发生预后不佳或造成二次伤害。药师通过对老年患者及其家属提供疾病知识介绍和药学服务，增强患者对疾病的认识，减少不良反应的发生，保障患者用药安全。因此，药师应针对老年患者生理、心理、疾病与用药特点开展药学服务。

（一）针对老年患者生理特点

1. 器官功能下降   老年患者随着器官功能的下降，往往出现听力、视力减退，语言缓慢，关节活动不灵等情况。与这类患者沟通时，药师要以老年患者为中心，遵循以人为本的沟通基本原则，尊重和理解老年患者，面对患有不同疾病的老年人，做出全面的分析及解释，并将这些信息采用恰当的方式与患者及其家属沟通。

沟通时做好自我介绍，使用敬语及谦辞，语言清晰、慢速、生动，以便获得患者的信任。要尽量选择老年患者听得懂的词语，表达明确、简单易懂，不要使用抽象、复杂的表达方式，可以使用比喻的方式帮助解释，从而减少患者的疑惑。

采用互动式/开放式的提问方式，引导老年患者及其家属了解和认识药物用法，提高老年患者的治疗接受度。在沟通时，通过观察和交流，药师要及时发现患者对药物或治疗方面存在的困惑，以确保患者接受正确的药物治疗。

2. 记忆力减退 老年患者由于记忆力减退可能出现自卑、沮丧的情绪，要尊重和鼓励患者，换位思考，减少患者的挫败感。药师在与患者及其家属进行沟通时，态度要亲切有耐心，安慰鼓励患者，对药物的用法用量等重点信息必要时进行重复。

结合书面沟通能够克服老年患者记忆减退的问题，提高其用药的依从性。书面沟通应注意：①使用字体浓粗字号较大的字；②关键内容强调说明；用非专业术语，通俗易懂；③运用图标及图片，如根据药物所作用的人体脏器或系统，用相应的图标分类讲解药物，有利于增加老年患者对自己所服用药物的认知；④合理运用小标签，如在卡片上列出每日用药流程，以防老年患者记错或遗忘等。

（二）针对老年患者心理特点

1. 有社会需求的患者 老年患者常常由于子女、亲友不在身边而产生孤独、焦虑、缺乏安全感等情绪。与此类患者沟通时，遵循沟通的同情原则，需要用温和亲切的方式与患者交流，避免使用冷漠傲慢的语气，积极倾听患者并及时回馈，让患者感受到被理解和支持。

鼓励患者倾诉自己的内心感受以获得更多的药物治疗信息，注意观察老年患者的言行，了解他们的需要，缓解患者的孤独感和恐惧感。

2. 消极情绪的患者 针对此类患者，药师的首要任务是建立有效的沟通和信任关系，为患者提供情感上的理解与支持。药师应在沟通过程中保持耐心和同理心，尊重和保护患者的隐私。

倾听是沟通的关键。给予充分的时间和空间让患者表达他们的感受和需求，并尊重他们的观点和意见。通过鼓励的表情和积极的语言尽可能给老年患者营造一个轻松、舒适的沟通环境。

（三）针对老年患者疾病与用药特点

1. 患病种类多 老年患者常患有多种慢性疾病，如高血压、糖尿病、高血脂、慢性阻塞性肺病、肾炎等，药师与其沟通时要特别谨慎细致，以确保患者及其家属能够正确理解并实行药物治疗方案。

通过与患者及其家属详细地沟通，了解患者的病史、用药史和过敏史等重要信息，及时发现药物之间的相互作用，确保患者用药安全。药师同样要重视与患者家属的沟通，以得到患者家属的帮助与支持，共同促进老年患者身心健康。

2. 用药复杂 老年患者的用药往往比较复杂，沟通时药师需要尽可能简化用药方案，可借助图示或小标签，针对性地向患者提供清晰、易懂的用药信息，包括剂量、用法、服药时间和可能发生的不良反应等，帮助患者了解治疗过程。

对于一些使用方法复杂的药物，药师要以示范的方式演示如何正确服用药物，如胰岛素、吸入气雾剂、粉雾剂等，最终能确保患者了解正确的服用方法。同时鼓励患者提出问题，重视反馈信息的筛选，抓住问题实质，及时解决患者及其家属的困惑，提高老年患者的用药依从性。

案例 5-3 解析

1. 该案例涉及老年患者的哪些特点？具体表现是什么？

该案例涉及老年患者的生理、心理和疾病方面的特点，具体如下。

（1）生理特点：该患者存在神经系统机能退化的生理特点。具体表现为，听力下降，记忆力减退，记错胰岛素的正确使用方法。

（2）心理特点：该患者存在消极、悲观的心理特点。具体表现为，他发现自己操作胰岛素不正确，产生了"人老了，没用喽"的沮丧感。

（3）疾病特点：该患者存在患多种慢性病，需要同时服用多种药物控制的疾病特点。具体表现为，他患有糖尿病、高血压、高血脂、老年痴呆、甲减等多种慢性疾病，需要定期自我监测和复查，做好用药自我管理。

2.该案例药师与患者的沟通中使用了沟通基本原则中哪些沟通原则？具体表现是什么？

该案例药师与患者的沟通中使用了沟通基本原则中的以人为本原则、平等原则、尊重原则和同情原则等。具体表现如下。

（1）以人为本的原则：具体表现为药师在与患者沟通过程中，以患者为中心，运用通俗易懂的语言，耐心和患者交流，认真倾听患者使用胰岛素的过程，选择通俗易懂的语言详细讲解胰岛素的正确使用方法。

（2）平等原则：在沟通过程中药师平等对待患者，根据老年患者的生理特点耐心地给患者讲解胰岛素的正确使用和检测方法，适当鼓励患者。

（3）尊重原则：具体表现为药师在沟通过程之中，很有礼貌地尊称患者"李老"，让患者感受到尊重与亲切。遵循患者有利原则，从患者的立场出发，为帮助患者更好地控制血糖，建议患者餐前、餐后2小时都监测血糖并记录，尽心为患者提供药学服务。

（4）同情原则：具体表现为药师在觉察到该老年患者听力下降后，药师提高说话音量、减慢语速，使该老年患者能听清药师说的话语。在发现患者因使用胰岛素方法不当产生了沮丧感后，及时鼓励、肯定、开导患者，增强了患者的自信心。

3.该案例中涉及哪些药学知识点？

该案例中的药学知识点有：胰岛素的正确使用方法、糖尿病患者的日常自我监督管理。

（徐　航　陈　艳）

第三节　妊娠及哺乳期患者

案例 5-4

一位女性患者和丈夫一起来到药学门诊进行咨询。

患者（张某，30岁，妊娠期用药咨询）："医师，我怀孕了，有些用药的问题可以找你咨询吗？"（患者双手紧握着）

药师："可以的，张女士，我是药师小王，您请坐，您有什么疑问啊？"

（观察到患者双手紧握，感觉患者有些紧张，药师起身扶着患者坐在椅子上）

患者："是这样，前些天我感冒了，就在家里吃了一些感冒药，可是这两天我才发现我怀孕了，我很担心，这些药会不会对宝宝有影响啊？"

药师："张女士，看得出来您很担心！您先坐一下，然后您能跟我说说，您末次月经是什么时候吗？"

患者（患者想了想，拿出手机查看）："我末次月经是上个月8号。"

药师："那您平时月经规律吗？"

患者："我平时月经都很规律的，一般都是间隔28天。"

药师："好的，那您吃了哪些药呢？"

患者（患者从丈夫手里拿过来2个药物）："我就是吃的这两个药物。"

药师（药师从患者手里接过药物查看，分别是感冒灵颗粒和头孢克肟分散片）："那您能回忆一下，这两个是几号吃的？分别吃了多久呢？"

患者："嗯，我想想，我记得是上个月10号吃的药，感冒灵间断的吃了差不多10天的样子。"

药师："那头孢克肟这个药物呢？吃了多久？不着急，您好好回忆一下。"

患者："头孢可能吃了有5～6天，因为症状一直没好，我就吃的时间有点长，王药师，是不是对宝宝有影响啊？我这几天啊，心里老是胡思乱想的。"

药师："这确实让您心神不宁呢，不过张女士，您先别紧张，您的情况啊，我之前怀宝宝的时候也经历过，现在我来跟您说说您目前的情况吧。您服用的感冒灵颗粒主要成分包括三叉苦、金盏银盘、野菊花、岗梅、对乙酰氨基酚、马来酸氯苯那敏、咖啡因等，其中的中药成分金盏银盘、野菊花等，主要起清热解毒作用，目前临床研究相对较少；西药成分包括对乙酰氨基酚（每袋含对乙酰氨基酚0.2g）、马来酸氯苯那敏、咖啡因等，美国食品药品监督管理局（FDA）将这些成分分为B/C级，这表示目前临床对照研究中没有对人体存在风险的证据。此外，根据您跟我说的服药时间，应该是在末次月经第2～12天的时候服用的感冒药，此时属于受精后2周内，药物对胚胎影响为'全'或'无'，也就是说，要么根本没有影响，要么就是有影响导致流产。"

患者："真的吗？意思就是，这两个药对宝宝没有多大的影响，是吗？"

药师："是的，目前看来，您的用药风险评估结果为胚胎继续发育，不出现异常。"

患者（激动地握着丈夫的手）："太好了！那请问，我目前还需要注意些什么呢？"

药师："您目前受孕1个月，建议您按时去产科建档和随访。在受孕前3个月可予补充小剂量叶酸片（0.4mg）；受孕前3个月胎儿流产和畸形的概率较高，这个期间用药需要非常谨慎，如遇感冒、发热等疾病要及时就诊。"

患者："好的，王药师，太感谢了。"

药师："不客气，张女士，您还有别的用药问题吗？"

患者："没有了。"

药师："好的，受孕是个挺漫长的过程，受孕期间，或多或少都会有生病的情况，您不用太紧张，如果有不舒服的时候，及时来院就诊和咨询就可以了！"

患者："好的，谢谢，再见！"

请思考以下问题：

1. 该案例涉及到妊娠期患者的哪些特点？具体表现是什么？
2. 该案例中药师与患者的沟通中使用了沟通基本原则中哪些沟通原则？具体表现是什么？
3. 该案例中涉及了哪些药学知识点？

一、人群特点

与一般门诊患者不同，孕妇患者的病情和需求可能随时发生变化，需要特殊的医疗关怀。因此，面对妊娠期患者时，医务人员需要特别了解孕妇的生理情况、胎儿的发育情况和孕妇及其家属的心理状态。

（一）生理特点

妊娠是妇女特殊的生理阶段，随着胎儿生长发育的需要，其体内会发生一系列的生理性变化，从而影响了母体的造血功能及多种激素水平。

1. 生殖系统　妊娠期变化最大的器官是子宫。在雌激素的作用下，妊娠早期孕妇子宫增大；妊娠12周后，在宫腔内压力的作用下，子宫继续增大。妊娠开始后，为适应胎儿-胎盘循环的需要，子宫内血管扩张和增粗，血流量增加。

2. 循环系统　妊娠期孕妇血流量增加和血流速度增快，心脏容量增大，心率增快。伴随着外周血管阻力下降，心率增加和血容量增加，心排出量逐渐增加。有基础心脏病的孕妇易在妊娠期和分娩期发生心衰。妊娠早期及中期血压偏低，24～26周后血压轻度升高。孕妇体位影响血压，妊娠晚期形成仰卧位低血压综合征。

3. 泌尿系统 妊娠期肾脏略增大，肾血流量和肾小球滤过率升高，维持高水平。血流量和肾小球滤过率升高受体位影响，所以孕妇仰卧位时尿量增加，夜尿量多于日尿量。肾小球滤过率升高，肾小管对葡萄糖的重吸收能力未增加，所以部分孕妇饭后会出现生理性糖尿。妊娠期孕妇尿流缓慢，可致肾盂积水，孕妇易患急性肾盂肾炎。妊娠早期，增大的子宫压迫膀胱，孕妇可出现尿频；妊娠晚期，胎头入盆，膀胱和尿道压力增大，孕妇可出现尿频和尿失禁。

4. 血液 随着子宫胎盘及各组织器官血流量的增加，血容量也相应增加，血浆增加量超过红细胞增加量，所以血液被稀释。

5. 新陈代谢 妊娠早期孕妇基础代谢稍下降，中期晚期逐渐增高；妊娠期消耗能量增多，母体脂肪积存多，糖原储备减少；对蛋白质的需要量增加，呈正氮平衡；空腹血糖值略低，餐后高血糖和高胰岛素血症，有利于对胎儿葡萄糖的供应。胎儿的生长发育需要大量的钙和铁，多数孕妇体内储存的钙和铁不能满足需要，需注意补充钙和铁。

6. 其他 受雌激素影响，部分孕妇出现齿龈肥厚，容易充血、水肿、出血。在孕激素的影响下，孕妇易出现肠蠕动减弱，导致便秘，易发生痔疮或者致使原有的痔疮加重；哺乳期妇女给孩子哺乳时，药物可能通过母乳进入孩子体内，应充分考虑经血浆转运到乳汁中的药量及速度。

（二）心理特点

随着社会环境的改变和发展，心理因素对疾病的影响不断增强，与心理相关的疾病不断增多，因而心理护理在临床中的作用也非常重要。患者因为担心用药会造成胎儿畸形或胎儿发育异常，极易对治疗产生焦虑、抗拒、抑郁和害怕等心理，这是妊娠期常见的心理反应。

1. 恐惧心理 由于部分孕妇对妊娠期知识认知的不足，担心妊娠期间会出现不良反应，因而对别人照顾的依赖性强，同时对身体变化过分担心，稍有不适即产生恐惧不安。

2. 焦虑烦躁 孕妇在缺乏客观因素或充分根据的前提下，对其本身健康、胎儿状况、可能流产或分娩痛等问题，流露忧虑不安、紧张疑惧，或认为面临情况复杂，难以承受而顾虑重重，致使孕妇渴望寻求能使自己确实认为绝对安全与放心的保证或许诺。

3. 抑郁 抑郁的基本心情是心情低落。表现为日常兴趣显著减退甚至丧失、无望感、无助感、积极性和动机丧失、丧失自尊和自信，自我评价显著下降等。妊娠期常见的抑郁情绪有对自身状况或今后生完孩子以后处境的过分忧虑与信心不足，易伤感自卑，或由于对受孕缺乏充足的心理准备而懊丧或自责。

当患者的情绪出现剧烈变化时会导致血压的改变，可能会加重病情，而且心理状态会直接影响产妇的身体康复速度、新生儿的成长和并发症的发生情况，且孕妇的睡眠质量和后期的泌乳均与其心理紧密相关。

二、药学沟通

针对妊娠期患者的药学服务，不仅关系到孕妇本人和后代，甚至对家庭、社会和谐都有着重大的意义。因此对孕妇的用药干预要考虑孕期患者心理和生理的变化。在建立良好的医患关系的基础上，通过语言及非语言手段，促进孕妇的身心健康，从而促进胎儿的生长发育。总而言之，针对孕妇的药学服务的意义是确保孕妇用药的安全性和有效性，提供个性化的用药建议和监测，帮助孕妇控制和治疗孕期相关的疾病和健康问题，以维护母婴的健康。

（一）针对妊娠期及哺乳期患者生理特点

大部分妇女因为月经过期才知道可能妊娠，此时受精卵已开始进入胚胎期，即进入器官形成期或致畸敏感期，因此很容易对胚胎产生伤害。有些哺乳期患者因为对哺乳期生理特点的不了解或者疏忽大意导致在哺乳时服用了药物，使一些药物随着乳汁进入婴儿体内。药师应该本着以人为本，尊重生命的原则，详细询问患者病史、生活习惯及用药情况，并根据妊娠用药原则耐心给予患者解答。

当妊娠期患者不可避免需要药物治疗时，本着患者有利原则，需要临床药师权衡风险，做出使患者得到最大获益而带来最小风险的选择。所以药师应当根据妊娠期用药风险评估，参照国内外妊娠期合并症用药指南及循证医学证据，筛选对胎儿致畸风险较低的药物，同时利用药品说明书和各种工具书指导孕妇合理用药。

当哺乳期患者需要药物治疗时，应尽可能选择安全的药物，告知哺乳期患者尽量选择哺乳后服用药物或者服药期间停止哺乳。本着知情同意原则，使用简单、清晰的语言解释药物信息，避免使用专业术语或复杂的语言与患者及其家属解释用药方案。

（二）针对妊娠期及哺乳期患者心理特点

药师在指导妊娠期及哺乳期患者用药的同时，还应该结合妊娠期及哺乳期患者的心理，给予必要的辅导。妊娠期及哺乳期患者因为担心药物导致胎儿畸形或者新生儿发育异常，对误用的药物或者即将接受的药物治疗存在焦虑、害怕等情绪。因此，药师首先要与患者建立信任关系，表现出关心和尊重，其次药师应认真倾听患者的感受和担忧，不要打断或急于提供答案，让患者有机会表达自己的情感。当患者确实需要用药指导时，作为药师，遵循沟通的基本原则，帮助妊娠期及哺乳期患者克服恐惧、害怕用药的心理。总之，在沟通过程中药师要表现出关心和理解，以帮助减轻妊娠期及哺乳期患者的紧张、焦虑和恐惧情绪，同时提供清晰和准确的信息以支持其决策。

（三）针对妊娠及哺乳期患者用药特点

妊娠和哺乳期患者由于其机体生理过程的变化，药物在体内的过程以及危险因素也随之改变，应当综合考虑孕妇、胎儿和新生儿的安全。药师要建立以患者为中心的思维，坚持以人为本。药师要清晰准确地向患者表达治疗期间的注意事项，安抚患者的紧张、害怕的情绪，同时与患者家属进行药学沟通，促进患者的生理和心理健康。最后，通过遵循沟通的基本原则，药师经过决策选择最佳治疗方案后，将最终的决策权交给患者自己，尊重患者的决定，不要施加压力，让患者以平和的态度接受治疗。

案例 5-4 解析

1.该案例涉及到妊娠期患者的哪些特点？具体表现是什么？

该案例涉及妊娠期患者的生理和心理方面的特点，具体如下。

（1）生理特点：该患者存在妊娠期多系统改变的生理特点。具体表现为，该患者受孕一个月，处于妊娠早期，较妊娠前身体出现了子宫增大、各组织器官血流量增加和血流速度增快、血容量增加、肾血流量和肾小球滤过率升高等变化。

（2）心理特点：该患者存在紧张恐惧的心理特点。具体表现为，该患者与药师沟通时双手紧握，在不知自己已经妊娠的情况下服用了药物，担心自己用药不当，对胎儿产生不良影响。

2.该案例药师与患者的沟通中使用了沟通基本原则中哪些沟通原则？具体表现是什么？

该案例药师与患者的沟通中使用了沟通基本原则中的以人为本原则、尊重原则和同情原则。具体表现如下。

（1）以人为本原则：具体表现为，药师在接诊该患者时，通过患者的肢体语言分辨出该患者情绪紧张，然后通过自己的动作放松患者的紧张情绪。在随后的药学沟通中，运用通俗易懂的语言，耐心与患者交流，收集患者药物治疗的相关信息；药师在患者咨询中注重对患者的医学教育，普及医学知识，与患者合作，达到健康教育的目的；为增强患者自信心，药师表述中多次使用肯定及鼓励的语言。本案例体现了药师应有的药学服务与沟通能力。

（2）尊重原则：具体表现为，药师在与该妊娠患者交流时使用了礼貌的语言和温柔的动作。对她的疑虑详细解答，缓解患者的紧张和焦虑情绪，显示出对患者的尊重。

（3）同情原则：具体表现为，患者并未说明自己的情绪，但是在该药师对患者肢体动作和病史分析后，察觉到该妊娠期患者的紧张焦虑情绪，认真倾听，通过同情，用自身的经历为例，对患者的情感进行接纳，用了"担心""心神不宁"等词，理解患者可有效增进医患之间的信访关系。

3. 该案例中涉及了哪些药学知识点？

该案例中的药学知识点有：妊娠期患者的用药注意事项等。

（赵春景　经纬俊）

第四节　精神障碍患者

案例 5-5

一位妈妈带着有抑郁症的女儿来到药学门诊进行咨询。

患者（田某，19岁，抑郁症，腹泻）妈妈："你好啊，我女儿这几天有点拉肚子，医师开了这几个药，麻烦你帮我看下？"（患者手里拿着帕罗西汀、蒙脱石散和双歧杆菌三联活菌胶囊）

药师："可以的，我是药师小王，您请坐。（又亲切热情的同小田打招呼）小田，你好，你也坐着休息会儿。"

（药师用手示意小田和妈妈坐下来）

药师："小田，你最近是有点拉肚子吗？一天拉几次呀？"

（小田低头沉默不语）

患者妈妈："她这两天都有点不舒服，每天都拉好几次，最多的一天有七八次。"

药师（安慰的语气）："那肯定很难受，小田，你别担心，吃了医师开的药会有所好转的。"

小田："我不吃药，肯定没用。"

药师："小田，别着急，每天拉肚子多难过啊，咱们尝试吃几天，兴许就有效果呢，实在没有用再换其他的药好不好？"

（患者继续保持沉默，但轻轻点了点头）

患者妈妈（露出了欣慰的笑容）："那这几个药能不能一起吃呢？"

药师："帕罗西汀这个药，小田之前怎么吃的呢？"

患者妈妈："每天早上吃一片。"

药师："除了这个药，小田之前还吃其他的药吗？"

患者妈妈："以前还吃过氯硝西泮，我一直盯着她吃了大半年，现在好些了，就没吃啦。"

药师（赞许地看向妈妈）："那就是现在症状有明显好转啦，您一定是根据医嘱坚持让小田服药的吧。您做得很好，所以小田恢复得也很快呢。（转向小田，用鼓励的语气）小田也很棒，坚持配合治疗以后会恢复得更好。"

患者妈妈（露出笑容，表现得很开心）："是啊，以前她经常晚上睡不着，也不说话，现在睡得也挺好，偶尔也会跟我聊会儿天。这两天有点拉肚子，就又有点不高兴，睡不好了。你帮我们看下，这几个药能不能一起吃啊？"

药师："最好不要一起服用。蒙脱石散一天吃三次，一次吃一包，每次用约50ml的温开水溶解搅拌均匀后再服用。一般建议饭前2小时服用最佳，服药后2小时禁食禁饮。因为蒙脱石散会吸附食物，导致吸附毒素的能力减弱，而且与其他药物同服可能会导致其他药物疗效降低。双歧杆菌三联活菌胶囊一天两次，一次3粒，服用蒙脱石散2小时后再服用，并且注意要放在冰箱冷藏处保存哦。帕罗西汀就和以前一样，早上起来服用就可以啦。"

小田（终于抬起头）："那我要吃多久？"

药师："等你肚子不痛了，大便基本成形就可以停药啦，所以小田，你这几天自己也要注意一下哦，希望你很快就能好起来。"

小田（轻轻的说）："谢谢你。"

药师（微笑并看着小田）："不客气，小田，你还有什么用药问题吗？"

（小田摇了摇头）

患者妈妈："没有了，谢谢你！"

请思考以下问题：

1. 该案例涉及精神障碍患者的哪些特点？具体表现是什么？

2. 该案例药师与患者的沟通中使用了沟通基本原则中哪些沟通原则？具体表现是什么？

3. 该案例中涉及了哪些药学知识点？

一、人群特点

精神障碍是一种综合征，其特征表现为个体的认知、情绪调节或行为方面有临床意义的紊乱，它反映了神经功能潜在的心理、生物或发展过程中的异常。现有研究提示精神障碍的发生发展可能与分子遗传、神经生化、神经内分泌等生物学因素所致的脑神经环路与神经可塑性异常有关，同时还受到社会、心理等因素的影响，是生物-心理-社会交互作用的结果。精神障碍疾病患者因缺乏相应的器质性损害的检查证据，和其他躯体疾病患者相比具有明显的特殊性，往往意识不到自己患病。且精神障碍患者在发病期间受病情影响可能出现情绪波动、言行异常、社会功能受损等问题，需要家属的密切陪伴和照顾。因此，家属在精神障碍患者诊疗过程中扮演着十分重要的角色，了解患者家属的心理特点也尤为重要。

（一）生理特点

1. 遗传因素　精神障碍具有很高的遗传倾向，且不同诊断的精神障碍的易感基因可能具有重合性，如精神分裂症、双相情感障碍、抑郁症、孤独症与注意缺陷多动症之间具有共享的遗传易感基因。

2. 神经生化因素　神经障碍临床表现可能是通过中枢神经系统的神经生化或神经通路的变化来发生的。单胺类神经递质如多巴胺、5-羟色胺、去甲肾上腺素、肾上腺素，氨基酸类神经递质包括兴奋性的氨基酸（谷氨酸、天门冬氨酸）与抑制性的氨基酸（氨基丁酸）可能参与了神经障碍的发病机制，神经肽及神经营养因子也可能参与了神经障碍的病理生理过程。

3. 神经内分泌因素　内分泌系统受到神经系统的下丘脑调节，反之神经系统也接受内分泌系统的调节。包括下丘脑-垂体-肾上腺轴、下丘脑-垂体-甲状腺轴、下丘脑-垂体-性腺轴、催产素、褪黑素等在内的内分泌功能障碍与精神障碍特别是情感障碍密切相关。例如，甲状腺功能亢进的患者常出现易怒、失眠紧张、焦虑烦躁等表现，甲状腺功能减退患者常出现精神迟钝、嗜睡或典型的抑郁症表现等。

4. 脑结构及脑功能改变　部分精神障碍疾病也会发生器质性改变，如精神分裂症患者全脑体积、颞叶、海马体积降低，脑室体积扩大。精神分裂症患者颞顶叶、胼胝体纤维完整性受损。精神障碍患者大脑结构或功能的异常可能并不局限于某一结构或某一脑区，而是源于神经环路或神经网络的异常，如心境障碍极可能涉及大脑情绪环路的异常。

（二）心理特点

1. 强烈的病耻感　社会和大众对精神障碍患者误解较深，对患者抱有过分恐惧的心理和排斥态度。患者患有精神障碍后，不希望被亲朋好友知晓，担心周围人的指责、排斥、嘲讽和偏见。

而一些重症精神障碍患者的行为也扩大了社会对精神障碍的误解,加重了患者的病耻感。

2. 缺乏疾病自知力　大部分精神障碍疾病患者因对自身疾病的认知能力欠缺,不能清楚地意识到自己患病,往往以为是躯体疾病带来的影响或情绪不佳所导致。精神障碍疾病患者大多不愿意主动就医,与医务人员沟通意愿较低,甚至拒绝沟通。

3. 有沟通障碍　沟通障碍可能是精神障碍的原发症状,如情感淡漠的患者,一般人很难听懂他们的语言表达;有迫害妄想症的患者认为周围人在迫害他,因此拒绝交流与沟通;有的患者处于兴奋状态,思维异常活跃,滔滔不绝难以打断。若药师不了解这一点,就会在与患者沟通中产生不理解甚至对立情绪。

4. 悲观恐惧　由于对精神障碍疾病的认识不够,很多患者认为自己不能治愈,再也无法像正常人一样学习、工作、生活。于是很容易产生悲观绝望,恐惧害怕的心理,甚至可能为求解脱出现自残或自杀的想法和行为。

5. 敏感多疑　精神障碍的患者往往敏感多疑,总担心别人不喜欢自己,在背后议论自己。周围人的言行举止稍有不同都可能引起患者的误解或敌意,以为是在针对自己。

6. 烦躁不安　多种类型精神障碍患者常出现烦躁不安的心理。因为疾病本身的因素以及疾病带来的环境及生活的变化,都会导致患者情绪激动、坐立不安,激动易怒。

(三)家属的心理特点

1. 不肯承认亲人存在精神障碍　有的患者家属对精神障碍疾病的认知不足,认为家里有人患病是一种耻辱,承认的话会损害家庭名誉,导致周围人说三道四。因此隐瞒患者病情或是不配合治疗。

2. 对治疗效果和预后的期望过高　患者家属常常忽略疾病本身的特殊性,在治疗一段时间后,便期望疾病能彻底根除或者明显改善。如达不到目的,可能会对治疗产生不满或抵触,或者怀疑医务人员的专业性。

3. 担心长期服用药物产生的副作用　患者家属对精神药物存在普遍的困惑和误解,常常担心长期服用药物会对患者身体或大脑产生不良反应。从而出现未经医师允许便自行停药或换药的情况,导致患者病情反复。

4. 由于亲人患病导致的不良情绪　精神障碍患者因其社会功能不同程度受损,急需家属的照护与支持。家属担负着主要的照护者、精神支持者和经济负担者多种重要角色。且由于普通大众对于精神疾病错误的认知,对精神疾病患者乃至家庭仍有偏见。家属在担心周围人的歧视、忍受患者异常行为、长期陪伴患者辗转看病的多重压力下,容易产生各种焦虑、抑郁的情绪。还有的家属认为是自己的因素导致家人患病,从而陷入深深的自责和内疚,严重的甚至也出现精神障碍。

(四)疾病特点

1. 经济负担重　精神障碍给患者及其家属带来较为严重的经济负担。直接的经济负担包括精神障碍诊疗需要的费用,间接的经济负担包括患者及其家属因诊疗产生的误工费、交通费等。沉重的经济负担往往给患者及其家属带来精神和物质上的双重打击,从而降低患者及其家属寻求进一步治疗的意愿。

2. 病情反复　精神障碍病情复杂,容易复发。由于目前医学对精神障碍的了解尚不深入,很多治疗手段仅停留在对症治疗层面,不能做到对因治疗。且精神障碍患者及其家属普遍对治疗信心不足,治疗依从性较差,治疗效果不佳导致病情反复。更有患者及其家属对治疗丧失信心,放弃治疗任由疾病发展。

3. 患者家属对诊疗影响大　患者家属在精神障碍患者的药学沟通中扮演非常重要的角色。与精神障碍患者本人沟通常比较困难,需要患者家属补充关键信息,这就对与患者家属的沟通提出了很高的要求。患者日常生活由患者家属照顾,患者家属对患者的用药依从性能起到很重要的督促作用。患者治疗的经济支持、精神支持主要来自患者家属，患者家属的对治疗的态度很大程度上影响患者最终能否继续接受规范治疗。最后，患者家属在长期照顾患者过程中承受巨大精神压力，在与药师沟通中容易出现情绪的波动，甚至部分患者家属自身也有精神障碍，药师若不掌握与患者家属的沟通技巧将会埋下医患纠纷的隐患。

二、药学沟通

■（一）针对精神障碍患者生理特点

精神障碍患者常合并内分泌及其他系统疾病，药师在进行药学沟通时要对合并症及用药予以关注。本着同情的原则，对患者负责，不回避患者可能存在的复杂用药情况，利用专业知识尽可能地为患者提供帮助。部分精神障碍患者可能出现记忆力减退、理解力下降等情况，药师要充分发挥以人为本的沟通原则，选择合适的模式耐心地对患者进行用药教育。

■（二）针对精神障碍患者心理特点

1. 强烈的病耻感 应当注意保密的原则。保护患者的隐私，尽量在较为私密的空间如药学门诊诊室内进行沟通，且没有除家属之外的他人在场，保证患者的疾病及药物治疗方案的保密。

2. 缺乏疾病自知力 应充分尊重精神障碍患者的人格，理解其对于疾病本身、出现的症状、药物不良反应及自身健康状况的担忧。药师应耐心地解答患者提出的问题，并采用开放-封闭式提问的方式，有效地获取患者疾病及用药相关的问题。

3. 敏感多疑、悲观恐惧 精神障碍患者往往生活在自己精神世界里，药师应认识到患者的语言和行为都是有意义的，从而更好地理解患者的内心世界。首先需充分接纳和尊重患者，说话的语气、声调，肢体语言及沟通的内容都应十分谨慎。

针对不同症状表现的精神障碍患者，可采取不同的沟通策略。如对存在幻觉和妄想的患者，保持沉默，仔细倾听，接收其真实感受，不予评判，在适当的时候以稳定、清楚的态度进行药学沟通。当患者有攻击性语言时，应客观理性地鼓励和安慰，切勿出现反向攻击态度和行为。对于抑郁症患者，在沟通过程中应注意语气和缓，尽量使用简短词句，必要时可重复，并耐心等待患者回应。

很多患者认为精神障碍疾病无法治愈，对以后的生活丧失信心和勇气。药师在沟通过程中需要对患者获得的进步给予及时的肯定和鼓励，从而建立信任关系，提高患者服药的依从性。讲解药物知识时要明确，避免模棱两可地回答，防止患者抑郁悲观的症状加重，对治疗中出现的副作用要及时发现和处理。

■（三）针对精神障碍的疾病特点

患者家属对诊疗影响大 精神障碍患者除了合理的治疗外，最重要的便是家属的支持和照顾。获取家属的配合及信任，直接影响着疾病的转归和患者的康复。特别是对于重症患者，尤其是自知力缺乏、无法进行有效沟通的患者，最好采取在家属陪同下，面对面地沟通的方式。可鼓励患者讲述自己的症状及需求，同时向家属或监护人详细了解疾病和药物相关信息。药师在给患者进行药学沟通的同时，也要让患者家属树立对疾病治疗的信心，以及科学规范服用治疗药物的必要性。为了弥补语言沟通的不足，药师可采取一些书面沟通的方式。如制作用药指导单或用药教育手册，内容涵盖药物储存方法、用法用量、注意事项、不良反应处理、定期监测等。书面沟通应简洁明了，科学客观，重点突出。对于一些阅读困难的精神障碍患者，还可采取科普视频、漫画等不同形式推送给患者和家属，方便随时查阅。

与精神障碍患者沟通需要药师具备纯熟的沟通技巧，沟通时不仅注意患者的情况，也需要关注家属的心理。药师询问时要尊重且友好，注意提问的难易度，将要沟通的内容以最简单的形式作陈述，尽量让患者理解。同时也需要给家属树立疾病治疗的信心，获得家属的肯定和支持，最大程度达到治疗的目标。

案例 5-5 解析

1. 该案例涉及精神障碍患者的哪些特点？具体表现是什么？

该案例涉及精神障碍患者的心理和疾病方面的特点，具体如下。

（1）心理特点：该患者存在沟通有障碍的心理特点。具体表现为，在沟通的初始阶段患者对药师态度冷漠，低头沉默不语。

该患者存在悲观恐惧的心理特点。具体表现为，在与药师的沟通中表示吃药没用，不愿服药。

（2）疾病特点：该患者存在其家属对诊疗影响大的疾病特点。具体表现为，在该患者的药学沟通中，患者母亲起到了很重要的作用。患者由其母陪同来到药学门诊咨询，在沟通初始阶段的僵局中，患者母亲态度积极，向药师介绍了患者许多重要情况，患者母亲成为了患者和药师建立信任的纽带。患者母亲主动向医务人员咨询用药注意事项，在她的督促下，患者的用药依从性大幅提高。

2. 该案例药师与患者的沟通中使用了沟通基本原则中哪些沟通原则？具体表现是什么？

该案例药师与患者的沟通中使用了沟通基本原则中的以人为本原则、同情原则和保密原则。具体表现如下。

（1）以人为本的原则：具体表现为，药师在与患者沟通过程中，以患者为中心，耐心和患者及其母亲交流，认真倾听患者用药信息，选择通俗易懂的语言详细讲解药品的正确储存、使用方法。

（2）同情原则：具体表现为，服务过程中药师很有热情地招呼患者，用接纳的态度和温和的语调与患者交谈，让患者感受到关心和亲切。在觉察到患者情绪低落、对治疗信心不足时，药师采用商量的方式与患者进行交流，而不是批评或教育，使患者觉得受到尊重，依从性增加。为增强患者及家属对治疗的信心，药师多次使用肯定及鼓励的语言，同时对患者及家属提出的问题给予积极反馈和恰当的回应。

（3）保密原则：具体表现为，该药师在药学门诊与患者及其母亲进行沟通时，选择没有他人的场所，保证患者的疾病及药物治疗方案的保密。照顾到患者可能存在的病耻感、敏感多疑的心理特点。

3. 该案例中涉及了哪些药学知识点？

该案例中的药学知识点有：蒙脱石散的服用注意事项、双歧杆菌三联活菌胶囊的储存使用注意事项等。

（胡锦芳 司 成）

第五节 残障患者

案例 5-6

患者王某某，男，58岁，左上肢残缺，诊断为下肢动脉硬化闭塞症，医师给予瑞舒伐他汀钙和阿司匹林肠溶片进行治疗。患者在取药后发现瑞舒伐他汀钙和之前用药不一样，再次来到医药联合门诊咨询。

患者（有些着急，声音较大）："你好啊，医师，我的这个瑞舒伐他汀钙开错了。"

医师（正在接诊其他患者，向王先生指了指对面的药师）："请您先给我们的药师看一下。"

患者（有些着急，右手拿着刚取的药）："你好，这个药和我之前用的不一样。"

　　药师（望向患者，示意请患者坐下，接住患者取的药）："您好，我是药师小韩，您请坐，慢慢说。"

　　患者（边说边用右手从包里取出一个空药盒）："我最近一年一直吃的是瑞舒伐他汀钙，刚才在取药时发现这次开的和之前的药不一样了。"

　　药师（注视患者，语速放慢）："好的，您先别着急，我来给您解释一下。"

　　患者（情绪稍有缓解，将空药盒放桌上）："你看这两个药盒完全不一样。"

　　药师（放慢语速）："嗯，王先生，您看啊，现在给您开的药物也是瑞舒伐他汀钙，和您之前买的是同一种药，只不过是另一个药厂生产的，您交费时价格是不是比之前便宜很多。"

　　患者："是的，这两个药有啥区别吗？"

　　药师："您之前用的是外企生产的原研药品，这款瑞舒伐他汀钙是其他厂家生产的仿制药，和原来用的原研药治疗作用一样，但是由于国家统一招标采购，价格低了很多？"

　　患者（微微皱眉）："这个药价格这么便宜，会不会有什么副作用？血脂能控制好吗？"

　　药师（微笑着说）："王先生，这个药和之前的原研药是同一种药，只是生产厂家和价格不一样，两者在适应证、成分、用法用量等方面是没有什么区别。如果发生不良反应会有头痛、头晕、便秘、恶心、腹痛、皮肤和皮下组织异常、肌痛、无力等，简单来说两个药就是作用都一样。但这两个药同样都需要定期进行一些相关检查，比如肝肾功能、肌酸激酶、血脂变化等。看您今天复查的低密度脂蛋白 1.61mmol/L，比您之前好很多呀，血脂控制得比较理想，您要继续保持。"

　　患者（开心地笑了）："嗯，每天晚上都按时吃呢，专门在网上买了那个定时提醒药盒。"

　　药师："好的，王先生，根据血脂的情况，您可以先用国家集采的药品，这个性价比高，但仍然记着一个月后来复查一下血脂、肝肾功能等。在换药的初期，您需要做好监测，把不舒服或者有疑问的地方都记录下来，下次复诊时可以带过来。"

　　患者（有点沮丧）："好的，明白了，我遇到事情容易着急，麻烦你们了。"

　　药师："王先生，您对自己的用药很关注，应该继续保持，这是瑞舒伐他汀钙的用药指导单，您回去有时间多看看。"

　　患者（喜悦）："好的，韩药师，谢谢了。"

　　药师（帮患者将取的药和空药盒放回包里）："不客气，王先生，您还有其他的问题吗？"

　　患者："没有了（开心地离开了诊室）。"

请思考以下问题：

　　1. 该案例涉及残障患者的哪些特点？具体表现是什么？

　　2. 该案例药师与患者的沟通中使用了沟通基本原则中哪些沟通原则？具体表现是什么？

　　3. 该案例中涉及了哪些药学知识点？

一、人 群 特 点

（一）生理特点

　　残障是指由于疾病、意外伤害等各种原因所致的人体组织结构、生理功能的异常或丧失，从而导致部分或全部丧失正常人拥有的生活、工作和学习的能力，无法完美承担其日常生活和社会职能。严重功能丧失的残疾，对个人、家庭和社会都会产生不利的影响，导致巨大的社会和经济负担。

　　依据不同的残障类型，可将残障分为视力障碍、听力障碍、言语障碍、运动障碍、智力障碍和精神障碍六类。具体定义及特点如下：

　　1. 视力障碍　由于各种原因导致双眼或单眼视力低下并且不能矫正或视野缩小，日常生活和社会活动的参与受到影响。该类人群包括盲和低视力有先天和后天之分，全身运动协调能力差，但静力性力量较好，运动系统和心肺功能等低于健全人，听觉和触觉等有代偿性发育。

2. 听力障碍　由于各种原因导致双耳不同程度的永久性听力障碍，听不到或听不清周围环境声音，以致影响其日常生活和社会活动的参与。运动系统和心肺功能与健全人基本一致，但运动的节奏感和运动技能的学习明显差于健全人。

3. 言语障碍　由于各种原因所导致的不同程度言语障碍，经治疗一年以上不愈或病程超过2年者，不能或难以进行正常的言语交往活动，影响生活、工作和社会活动。言语残障包括失语、运动性构音障碍、器官结构异常所致的构音障碍、发声障碍（嗓音障碍）、儿童言语发育迟滞、听力障碍所致的语言障碍以及口吃共七种类型。多数言语残障者同时也存在听力障碍。少数言语残障者是因智力发育障碍或中枢神经损伤所致，极少数是由于单一性的发声器官发育异常或损伤而引起。

4. 运动障碍　运动障碍指由于人体运动系统的结构、功能因发育不良或损伤导致四肢残缺或四肢、躯干麻痹（瘫痪）、畸形等，使得人体运动功能不同程度地丧失或活动受限，也称肢体障碍。肢体残障在感知、记忆、思维等认知过程方面与正常人并无明显的区别，但在个性特征方面可能也会存在某些不同于正常人的突出特点。

5. 智力障碍　由于各种原因所导致的智力水平显著低于一般人水平，并伴有适应行为障碍。此类残疾是由于神经系统结构、功能障碍，使个体活动和社会活动参与能力受到限制，需要环境提供全面、广泛、有限和间歇的多层次支持。智力水平越低，其运动系统发育越差，导致其他器官功能发育也可能受到影响。

6. 精神障碍　由于存在认知、情感和行为障碍，各类精神障碍持续一年以上未痊愈，从而影响到日常生活和社会参与度。有可能会存在感觉、思维、认识、语言表达等方面的异常或障碍，甚至出现幻听、幻视、幻想等幻觉行为，有些也会产生不切实际的妄想观念、强迫观念等。

（二）心理特点

1. 自卑和孤独心理　自卑和孤独是残障患者普遍存在的一种心理特征。由于生理上的缺陷，往往使得他们在学习、生活、就业、婚姻等方面遇到诸多困难。若不能及时得到家人、亲朋和社会的理解、关怀、帮助和支持，甚至会遭到厌弃或歧视，从而产生自卑或自闭心理，与周围世界形成某种无形的隔离状态，导致生活和工作的自信心减弱甚至丧失，生活范围变窄，不能与其他人正常地交流，缺少朋友。久而久之就会产生孤独感，这种孤独感甚至还会随年龄的增长而逐渐加剧。

2. 敏感、多疑、自尊心强　身体缺陷往往会使残障患者的注意力更多地关注于别人对自己的态度和评价，对别人的言行更为多疑，例如往往会计较别人对自己带贬义的不恰当称呼等。若有人做出有损他们自尊心的事，会当即流露出愤怒情绪或采取自卫的手段加以报复。大多数残障患者希望自己像正常人一样独立做事和不受特别关注，不愿意别人用好奇的眼光打量自己，也不愿意别人过度热情地帮助自己。在他们的意识中，往往认为过度的帮助伤害了其独立性，甚至觉得是一种侮辱。

3. 抱怨、急躁心理突出　许多残障患者常怀有抱怨和不满心理，表现明显多于正常人。这些患者遭遇挫折经常不是从自身寻找原因，而是怨天尤人怪罪他人。由于身体存在残障，视力、听觉或独立活动能力较差，残障患者面对复杂的外部环境变化往往不知如何应对，容易出现急躁心理。

4. 情绪不稳，反应强烈　这一特征在许多残障患者身上表现较突出，但在不同的残障患者之间通常也可能会存在较大的差异。如听力残障患者性格多外向，情绪反应强烈，且多表现于外，容易与别人发生冲突；肢体残障患者的情绪反应多隐藏于内心，虽然情感体验很激烈，但外在情绪反应特征不明显，但若被压抑的情绪反应持续增强却不能有效释放，则很有可能因一些小事件爆发过激行为。

5. 固执己见　残障患者的思维方式往往表现出明显的片面性，因不能形成完善的人格而常表现出固执己见的性格特征。

6. 同类相怜　残障患者大多对与自己一样残障的同伴有特别深厚的同情心，相互之间感情融洽。因存在共同缺陷而愿意相聚并相互倾听交流有关生活、学习和工作中的经历和感受，并彼此从中受益。

7. 渴望得到社会的关注和尊重　残障患者虽然是一个特殊群体，但他们和常人是一样也有许多心理需求。一般而言，残障患者更需要尊重而非同情或怜悯。他们希望能和健全人一样受到尊重，希望他们面临的一些困难能得到社会的关注和帮助。

二、药学沟通

相比健全患者，在与残障患者沟通和交流时有共同点也有不同点。相同之处在于对待两类患者均要用正常的心态和平等的态度进行交流，这也是人与人之间进行有效沟通交流的前提。不同之处在于残障患者需要更多一些理解、关心和耐心，药师需要结合沟通的原则、理论，选择恰当的沟通方法与技巧，使药学沟通顺利进行。

（一）针对残障患者的生理特点

沟通形式应因人而异，对于残障患者应采用温和的方式进行沟通以体现尊重与平等，要特别注意尽量回避与其生理缺陷有关的词语和内容。同时，针对不同的残障患者应选择不同的沟通方式。

1. 听力障碍患者　遵循以人为本的沟通原则，做到以患者为中心，对依然可以进行口语交流的患者，药师可以放慢语速，提高声音分贝。谈话时不要遮住面部，以便让患者注意到药师的面部表情和动作。对于听力严重障碍患者，药师若不懂手语，不要乱打手势，防止造成误会，可以找懂手语或唇语的人进行帮助，同时通过手势、面部表情和身体语言来辅助交流（可以使用手势指向物体或使用肢体语言来表达不同的情感和意思）。药师还可以制作用药指导单和宣传资料，使用纸笔或电脑等工具向患者传达信息，给予详细的分析和解释。

2. 视力障碍患者　药师在与患者沟通过程中可以遵循同情原则，做到与患者感同身受、设身处地地为患者考虑。交谈时可以同时采取多种沟通媒介比如语言、触觉等，使用清晰、简单的语言，并避免使用隐喻、比喻等复杂的语言表达方式。可称呼对方姓名，提示对方注意是在和其讲话，同时适当使用描述性的语言，帮助视觉障碍者更好地理解。利用触觉和听觉进行沟通以提高沟通效果，如制作盲文用药说明和注意事项，以轻轻触摸、手势、敲击等方式作为辅助来引起他们的注意，可以更好地进行有效沟通。药师与患者沟通过程中应遵循自主原则，为患者提供自主抉择的条件，尊重患者的选择。

3. 运动障碍患者　药师与运动障碍患者交流时最好与对方目光处在同一水平线上，遵循沟通的尊重原则，真正做到对患者有利原则。切实为患者的特殊情况考虑，在沟通过程中注意观察对方的身体动作和姿势，以便更好地理解他们的意图和需求，适当使用自己的身体语言如"面带微笑"等来表达和回应。

4. 智力障碍患者　这类患者常出现种种精神及行为问题，如攻击性、自伤行为、抑郁及焦虑等。由于患者语言表达能力稍欠缺，在与患者沟通过程中，在给予其鼓励的同时，可以与患者亲属进行交流以获取相应的信息；与患者亲属交流时，需要更加详尽地询问患者相关情况，避免遗漏相关信息，应遵循自主原则，尊重患者及家属所做的选择。

5. 对于语言障碍的患者　药师在与患者沟通过程中需要更为耐心，努力做好一个信息接收者角色，尽可能了解患者的诉求。可以给患者提供失语人群沟通卡供其反馈，与患者沟通时应放慢自己的语速，应该以患者为中心，药师要更好地理解患者，尽量让患者感受到尊重与关心。

（二）针对残障患者的心理特点

残障患者普遍存在各种消极心理，需要更多的关心和尊重。做到"把人放在第一位"，临床药师要选择适当方式，注重语言修养并恰当运用肢体语言，以积极耐心的态度与患者进行沟通，帮助残障患者正确使用药物，提高药物治疗的安全性和有效性。

1. 敏感、多疑、自尊心强 应关注残障患者常见的敏感、多疑等心理避免触及患者隐痛，如与盲人相处，要避免说"瞎说""瞎想""瞎猜"等字眼或口头语。第一次见面要尽量告知对方有关你的信息，让对方有信任和安全感。当面对残障患者时，应自然放松，尽量避免长时间张嘴、咬嘴、撅嘴和撇嘴等，这些动作给特殊患者可能会传递惊讶、或恐惧、或生气、或不满、或轻视的感受。在患者出现多疑的心理时，作为药师需要放慢语速，耐心详尽地讲解。如案例中的患者对瑞舒伐他汀钙包装不同产生了疑问，药师放慢语速进行了详细解释，让患者得到解惑和理解，在沟通中真正做到了以人为本和同情原则。

2. 自卑、孤僻 残障患者往往自卑心理较重，药师在沟通过程中需要遵循沟通的尊重、同情原则，能够与患者感同身受，理解患者的内心。要多鼓励，使他们放松。注视时间长度应恰当。表示友好时，注视对方的时间约占全部相处时间的 1/3 左右、当表示关注及重视时，注视对方的时间约占全部相处时间的 2/3。一般情况下应尽量采取平视，平视表达两者地位平等，能有效消除患者紧张心理。恰当运用目光，合理展示笑容与听力障碍患者进行沟通，因为笑容可以打破交际障碍，拉近与患者的距离，对赢得患者信任以及鼓励患者建立康复信心有重要作用。

3. 焦虑、抑郁 运动障碍患者的感觉和肢体功能的下降往往会成为引起患者焦虑的原因。老年残障患者因不能及时获取正确信息，多表现出焦虑、抑郁等情绪。作为药师，需要做到以患者为中心，遵循以人为本的沟通原则，在安抚患者情绪的同时，耐心详细地为患者解决问题。应展现出积极乐观的心态让患者感受到安全和喜悦，以便有意愿敞开心扉提供更多有价值的药物治疗信息；多使用敬语及谦辞，言语尽量做到委婉含蓄，并以商量的口吻进行交流。应展现出礼貌和修养，这样可以使患者心情更加舒缓。

4. 渴望得到关注和尊重 《"十四五"残疾人保障和发展规划》中明确要求"加快发展信息无障碍"。作为药师应该知道，残障人士既不是被社会忽视的"隐形人"，也不是事事被包办的"大熊猫"，他们需要得到大众的尊重和认可，而最好的无障碍设施，是意识无障碍、人心无障碍。药师在工作中要理解并尊重残障患者，严格履行沟通的尊重原则。药师应牢记一点，对于残障人士，不是不能，只是不便。

■（三）针对残障患者的疾病与用药特点

对于运动障碍类患者，由于其在感知、记忆、思维等认知过程方面与正常人并无明显的区别，药师应当主要在用药过程中给予一定的帮助，如患者上肢残缺，药师可以帮助患者取药让其服用。对于其他残障患者（如智力、精神、视力障碍类患者），对药物识别能力不佳且依从性较差，药师需要严格监测、记录药物使用情况并适当重复叮嘱，应当遵循以人为本的沟通原则，以患者为中心，准确地记录用药情况，包括药物的名称、剂量、使用频率等；同时，对于住院患者，药师需要每日按时提醒患者服用药物。这有助于医师了解患者用药情况，以便根据需要进行调整或优化治疗方案。药物管理还需要对患者的用药效果和不良反应进行监测，及时发现和处理用药后出现的相关问题，减少不良反应可能产生的伤害。

案例 5-6 解析

1. 该案例涉及残障患者的哪些特点？具体表现是什么？

该案例涉及残障患者的生理和心理方面的特点，具体如下。

（1）生理特点：该患者有运动障碍。具体表现为，该患者左上肢残疾，部分活动稍受影响但可独立生活。

（2）心理特点：该患者存在焦虑、情绪不稳的心理特点。具体表现在由于使用了不同厂家的同一种药物，患者以为医师开的药物出错了，患者有些着急，声音较大。

该患者存在敏感、多疑的心理特点。具体表现为，面对药师告知患者所使用的是治疗作用一样的仿制药并且价格更便宜，患者"微微皱眉"担心药物的疗效降低以及会出现其他副作用。

2.该案例药师与患者的沟通中使用了沟通基本原则中哪些沟通原则？具体表现是什么？

该案例药师与患者的沟通中使用了沟通基本原则中的以人为本原则、尊重原则、同情原则。具体表现如下。

（1）以人为本的原则：具体表现为药师在与王先生进行药学沟通过程中，首先跟患者说"您请坐，慢慢说"，患者坐下交流时药师特意放慢了语速。在向患者提供足够的人文关怀后，患者逐渐平复心情咨询药师，面对患者对瑞舒伐他汀钙包装盒跟以往不同的疑问，药师进行了耐心详尽的回答，因担心患者不能理解专业术语，运用通俗易懂的语言如"简单说两个药作用都一样"，耐心和患者交流，同时采用非语言沟通如"注视患者""面带微笑"，降低患者戒备心理，得到患者信任。

（2）尊重原则：具体表现为服务过程中药师很有礼貌地尊称患者，让患者感受到尊重、亲切与平等；药师先让患者描述自己的疑问，然后进行耐心地解释，解决了患者的后顾之忧；药师在沟通过程中及时给患者提供帮助，如接过患者右手的药，沟通即将结束时帮患者装好药品，进一步赢得患者的信任和好感。

（3）同情原则：具体表现为药师观察到患者王先生有肢体障碍，右手拿药的同时有些着急，产生感同身受的同情心，耐心、温和的与患者沟通，在观察到患者"沮丧"的表情时，药师给予鼓励的言语并结合用药教育及注意事项材料对患者进行用药指导，提高沟通效果。在沟通结束后，考虑到患者的特殊情况，药师帮患者将取出的药和空药盒放回包里，拉近了与患者之间的距离，患者心情更愉悦，真正做到了良好的医患沟通。

3.该案例中涉及了哪些药学知识点？

该案例中涉及的药学知识点有：同种药物由于生产厂家不同可以有不同的商品名/包装、瑞舒伐他汀钙的使用方法以及不良反应相关知识、下肢动脉硬化闭塞症患者日常用药以及监测指标的正常范围等。

（封卫毅 杨 奕）

第六节 跨文化语言患者

案例 5-7

一位藏族男性患者来到药学门诊咨询（因药学门诊药师在藏族地区有1年帮扶经历，很多藏族常用语可以听懂，下面对话有部分夹杂藏语）。

患者："您好"（患者扎西以双手合十的方式微微鞠躬，脸上露出友好而谦恭的笑容）

患者："大夫，这个药是不是吸不上？我老感觉没有用上药是怎么回事？"（因很多患者认为医院工作人员都是医师，故有此称呼，患者手中拿着一支布地奈德福莫特罗粉吸入剂）

药师（看了挂号单，患者叫 *扎西，53岁）："您好，我是药师小李，您先请坐，请问您对用这个药有什么问题呢？"（发现患者是藏族，普通话语速过快可能听不清楚，所以说话尽量慢一点，并随时观察对方反应，但不是长时间注视患者，如发现对方有迟疑的表情，药师要重复一下重点内容）

患者："我使用这个吸入剂后，感觉没有药物吸进来，不知道这个瓶子里有没有药物？"

药师（拿起吸入剂观察发现剂量指示窗显示40）："您好，您的这支吸入剂用了多久了？"

患者："用了快20天了，因为到你们医院看病不方便，拖到现在才来。"

药师："那您的病情控制得怎么样呢？"

患者："感觉比以前好一点了。"

药师："那您每天在什么时候用药呢？"

患者："一般在早饭后，有事忘记了就赶快吸上一次。"

药师："这个药建议您用药尽量固定时间，比如每天可以定一个闹铃，药品随身携带，方便使用。"

患者："噢耶，噢耶（藏语，意思是好的好的），那我今天还没用药，想让你看下我吸的方法对不对。"

药师："因为这种药是特别少量的干粉，吸入后口腔一般不会有明显的感觉，现在我拿模型操作一遍，您仔细看是否与您操作的方法一致，如果有疑问可以随时打断我。"（与患者交谈的同时我拿出模型并做好准备）（与患者交谈的同时，准备一杯白开水）

患者："噢耶。"

药师："您仔细看。"（药师拿起布地奈德福莫特罗粉吸入剂，红色旋柄在下方，握住红色旋柄部分顺时针方向旋转到底，再反方向旋转至听到"咔哒"声，先呼气，双唇完全包住吸嘴，用力且深长地吸气；屏气约 10 秒钟，然后呼气；用完后，用水彻底漱口。）（示范的时候注意在患者易于观察的角度，但要保持距离，避免身体接触。）

患者：（患者按照药师演示重复操作一遍）"我觉得我之前的操作跟您演示的差不多的，就是后面漱口我没有做到，也没人给我说呀！"

药师："是的是的，您的操作非常正确！（带着赞赏的语气）漱口是为了防止残留药粉在口腔，可能引起声音嘶哑或口腔真菌感染的不良反应，以后吸完药要记得漱口。另外药师在门诊窗口做用药交代时，可能因旁边的人多，您没有听清楚，以后关于用药注意事项您可以到专门的药学门诊进行咨询。"

患者："噢耶，下次我就到你这儿来咨询。那我怎么知道药快用完了呢？"

药师："你看这儿有个小窗，可以看到剩余次数，如果剩余次数还有 10 次，您就要准备挂号找医师复诊了。"

患者："噢耶，噢耶，瓜珍弃。"（藏语：谢谢）

药师："不客气，您还有别的用药问题吗？"

患者："没有了。"

请思考以下问题：

1. 该案例涉及到跨文化语言患者的哪些特点？具体表现是什么？
2. 该案例药师与患者的沟通中使用了沟通基本原则中哪些沟通原则？具体表现是什么？
3. 该案例中涉及了哪些药学知识点？

一、人群特点

（一）生理特点

随着我国与其他国家的交流与沟通不断加强，外籍患者逐年增多。与此同时，我国地域辽阔、拥有多元的文化，涵盖着 56 个不同的民族。由于不同民族、不同种族存在着生活习俗特点的差异，这些差异可能直接影响药物治疗的效果。

1. 遗传因素 不同的民族和种族表现出各自独特的遗传特征，而与药物相关的基因多态性是影响药物反应的重要因素。这种差异在药代动力学和药效学方面显著，因此在治疗不同种族患者时，必须考虑药物选择和剂量的个体化问题。

以抗凝血酶Ⅲ（ATⅢ）基因多态性为例，其与不同民族患者肝素抗凝效应的差异密切相关。例如，在维吾尔族健康人群中，CYP2C92 等位基因频率显著高于汉族，而 CYP2D610 等位基因频率则显著低于汉族，展现出明显的民族差异。

2. 饮食和生活方式　跨种族和跨语言背景患者的饮食和生活方式受多种因素影响。不同文化的饮食习惯可能导致某些疾病的高发，例如，一些民族更倾向于高盐、高糖或高脂肪饮食，从而增加心血管疾病和糖尿病的风险。用餐习惯也在影响健康方面发挥作用，包括用餐时间、方式，以及社交和庆祝活动中的食物选择。在语言方面，不同的语言可能导致患者难以理解诊断、治疗计划和药物使用说明，从而影响治疗效果。

（二）心理特点

跨文化语言患者在就医过程中可能呈现出一些特殊的心理特点，这些特点可能受到文化、社会和历史因素的影响。以下是一些可能存在的心理特点：

1. 语言和沟通障碍　跨文化语言患者可能使用非国家通用语言或外语，这可能导致沟通上存在困难。医务人员需要积极采取措施，确保患者理解医疗信息，并能够有效表达自己的需求和症状。

2. 文化信仰的影响　跨文化语言患者通常拥有独特的文化信仰和价值观，这可能影响到他们对疾病、治疗和死亡的态度。医务人员需要尊重并了解患者的文化差异，并在治疗过程中考虑到这些因素，以更好地满足其需求。

3. 羞辱和歧视的恐惧　跨文化语言患者可能担心在陌生医疗环境中遭受歧视或羞辱。医务人员需要努力提供一个安全、尊重和包容的环境，以促进患者的信任和合作。

二、药学沟通

随着我国综合实力的提高、生活水平和文化程度的提升，在国内就诊的外籍患者逐年增多，许多少数民族患者也不局限在当地就医。药师在与跨文化语言患者的沟通时面临着语言沟通上的挑战，同时需要考虑不同国籍、种族和民族之间的文化背景、生活习俗以及宗教信仰的差异。因此，药师需具备相应的跨文化沟通能力，以更好地理解和满足患者的需求。在提供药学服务时，应专注于跨文化语言患者的生理、心理、疾病和用药特点。

（一）针对跨文化语言患者生理特点

1. 不同遗传背景　在面对不同民族、不同种族的患者时，应秉持以人为本的原则。在制订用药方案时，通过与患者进行详细的沟通，全面了解患者的基本信息、病史、用药史和过敏史等关键信息。考虑患者的遗传特征，利用药物说明书和各类工具书设计个体化用药方案，包括选择合适的药物品种、调整用药剂量以及考虑药物相互作用等，以确保患者用药的安全性。在沟通过程中，采用清晰易懂的方式向患者阐述药物的药理作用、用法用量等用药信息。

对于使用方法较为复杂的药物，如胰岛素、吸入气雾剂、粉雾剂等，药师应以示范的方式进行演示，确保患者充分理解用药方法。同时，要在演示过程中关注患者的情绪变化，鼓励患者提出问题，并耐心解答患者的疑问和顾虑，以最大限度地提高药物的有效性和安全性。

2. 不同饮食和生活方式　在与跨文化语言患者进行药学沟通时，文化敏感性显得尤为重要。医务人员应该深入了解患者的文化背景和饮食习惯，避免形成刻板印象，秉持开放的态度。重视倾听患者的需求和关切，尊重其个人选择，通过达成共识建立有效沟通，确保与患者的价值观和生活实际相互契合。通过解释相关的医学信息，协助患者理解治疗方案，以便更好地做出健康决策。

（二）针对跨文化语言心理特点

1. 语言和沟通障碍的患者　跨语言文化患者往往因语言和沟通障碍而表现出紧张和恐惧的心理。因此，在查房、药学问诊及用药教育时，药师应注意使用简短的语句，每次询问一个主题，一次性交代一件事情，多次反复解释。同时，药师语言要柔和悦耳、语调平和，语速适当减慢，每一句结束时要稍作停顿。在交流过程中，药师需保持耐心并认真观察患者反应，切忌催促，以有助于缓解患者紧张、恐惧的心理。

2. 不同文化背景的患者　对于这类患者，药师需要建立有效的沟通方式，表达对于患者情绪的理解，并倾听患者的担忧。通过积极乐观的态度解答患者的疑惑，并通过专业的知识获取患者的信任。在遵循知情同意的基础上，确保患者充分了解用药方案、了解用药过程中的风险和必要性，以尊重患者的决策。在沟通时，药师需留意不同国籍、不同民族的文化习惯和风俗，避免使用禁忌用语，确保医疗用词准确且通俗易懂。

3. 就医恐惧的患者　药师应表现出真诚、关心和尊重。采用开放性问题来引导患者提出问题，以使患者充分了解药物用法。同时，与患者家属进行充分的交流，共同支持和鼓励患者，以提高患者战胜疾病的信心。在遵循尊重原则的基础上，药师不应因患者的背景、病种或语言不同而歧视和冷淡患者，而是充分尊重患者，创造一个舒适、亲切的环境。

（三）针对跨文化语言患者疾病与用药特点

许多疾病在不同种族和民族中的分布常常呈现差异，主要原因包括不同种族和民族之间存在遗传、地理环境、国家、宗教以及生活习惯的差异。此外，长期居住在牧区的少数民族患者在饮食上具有独特的特点，他们偏好肉制品、奶制品和奶茶等。因此，若患者需要调整至清淡饮食，或者奶制品可能对药物吸收产生影响，药师在治疗前应与患者提前沟通。在沟通过程中，药师应谨慎细致，使用简单明了的语言进行交流，解释调整的必要性，以确保患者易于接受。

案例 5-7 解析

1. 该案例涉及到跨文化语言患者的哪些特点？具体表现是什么？

该案例涉及跨文化语言患者的心理和疾病方面的特点，具体如下。

（1）心理特点：该患者存在语言沟通障碍、疑虑的心理特点。具体表现为，该患者为藏族，药师在沟通时普通话语速过快会导致患者听不清楚。此外，该患者不了解药物的正确使用方法和注意事项，对用药产生疑虑。

（2）疾病特点：该患者存在患慢性病的疾病特点。具体表现为，该患者患有哮喘疾病，需要有规律地长期服用药物控制症状并维持正常活动水平。吸入剂使用方法复杂，需要患者正确使用吸入装置、同时定期自我检测和复查。

2. 该案例药师与患者的沟通中使用了沟通基本原则中哪些沟通原则？具体表现是什么？

该案例药师与患者的沟通中使用了沟通基本原则中的以人为本原则、尊重原则、患者有利原则和同情原则。具体表现如下。

（1）以人为本的原则：具体表现为，药师在与患者沟通过程中，以患者为中心，在发现是藏族患者后，该药师减慢语速，运用通俗易懂的语言，耐心和患者交流，认真倾听患者使用布地奈德福莫特罗粉吸入剂的过程，并以示范的方式演示正确的使用方法，同时鼓励患者提出问题，耐心解答患者的问题。

（2）尊重原则：具体表现为，药师在沟通过程之中，很有礼貌地尊称患者，且能理解藏族常用语，让患者感受到尊重与亲切。遵循患者有利原则，从患者的立场出发，为帮助患者更好地控制症状，建议患者每天都在固定时间用药，并给出了解决方案，尽心为患者提供药学服务。

（3）患者有利原则：从患者的立场出发，为帮助患者更好地控制症状，建议患者每天都在固定时间用药，并给出了解决方案，尽心为患者提供药学服务。

（4）同情原则：具体表现为，该药师在发现患者因使用吸入剂方法不当产生疑虑时，及时鼓励、肯定患者，增强了患者的自信心。了解患者会忘记服药时，为患者提供可行的解决方案，提高患者的依从性。

3. 该案例中涉及了哪些药学知识点？

该案例中的药学知识点有：布地奈德福莫特罗粉吸入剂的使用方法、布地奈德福莫特罗粉吸入剂的不良反应和预防不良反应发生的方法、哮喘患者的日常自我监督管理等。

（魏玉辉　姑丽尼格尔·艾尼瓦尔）

第七节　潜在医患纠纷患者

案例 5-8

一个患儿的爷爷怒气冲冲地进入药学门诊。

患儿爷爷："你们医院用药是符合规定的吗？"（从质疑的语气中看出患儿爷爷情绪比较激动，对药物治疗方案非常不满）

药师："叔叔，您先别激动，坐下来慢慢说。"

患儿爷爷："我家孙子才 6 岁，你看你们医院医师开了什么药？"（患儿爷爷把病历单往桌上一扔）

（药师仔细阅读了病例，患儿杨某某，6 岁，结核性脑膜炎患者，目前使用左氧氟沙星片治疗中，已经持续用药 3 个月了）

药师："叔叔，您对目前的治疗有什么疑问吗？"

患儿爷爷："你们就这点水平，看不出来吗？这个药 18 岁以下不能用，会让小孩骨头发育不好的。我家孙子都用了 3 个月了，我最近看药品说明书才发现。你们这是在害孩子啊，医院得给我个说法啊！"

药师："叔叔，您先别着急，这个我要跟您解释下。"

患儿爷爷："有什么好解释的？你自己看说明书就行了！"

药师："现在的指南已经推荐儿童可以使用这种药了。"

患儿爷爷："什么指南，我听不懂，反正说明书这么写，我家孙子要是骨头有问题，你们医院要负责。你们现在就给我孩子做检查，我要去告你们！"

（药师考虑到患儿爷爷是老年人，又处于情绪激动中，不方便进行良好的沟通）

药师："叔叔，我理解您现在很着急，都是为了孩子，这样，小朋友的爸爸妈妈在不在，您看我来跟他们解释一下好不好呢？"（孩子爷爷非常难沟通，药师一直沉着冷静应对）

患儿爷爷："那行吧，给你电话，我看你能耍什么花样。"

（这时患儿爸爸的电话接通了，言语交谈中发现是个文化层次比较高的家长，专业术语部分可以听懂）

药师："您好，某某小朋友的爸爸是吗，您好，我是药师，我姓王。之前孩子爷爷诉说了他的困惑，关于左氧氟沙 6 岁儿童能不能用的事情，我跟您解释下，好吗？"

患儿爸爸："好的，我们最近看了下说明书，发现这个药对 18 岁以下的儿童的软骨发育有影响，我们孩子才 6 岁，还小，都用了 3 个月了，我们觉得这个应该是你们医院的失误吧？"

药师："孩子诊断为结核性脑膜炎，住院期间病原学检查提示是结核杆菌所致感染，药敏结果是个耐药结核菌，提示左氧氟沙星是敏感治疗药物，3 个月前医师商定治疗方案时是跟爷爷沟通的，并做了知情同意书的签字，可能爷爷没有跟您转述或解释清楚。首先，这个药确实是可以治疗耐药结核病的。同时，现在的权威指南已经推荐左氧氟沙星用于儿童了，所以您只要按照医嘱做好定期的随访和检查，是没有问题的。"

患儿爸爸："原来是这样，孩子住院期间我和孩子他妈都在外地工作，没有及时照顾好孩子，全是委托孩子爷爷来陪护的。"

药师："这可以理解的，在重要治疗方案调整时，我们今后会加强跟家长的沟通，做到充分理解，以免产生类似的误会。"

请思考以下问题：

1. 该案例中的患者及其亲属涉及哪些医患纠纷的高危因素？他们有哪些心理特点？具体表现是什么？

2. 该案例药师与患儿家属的沟通中使用了沟通基本原则中哪些沟通原则？具体表现是什么？

3. 该案例中涉及了哪些药学知识点？

一、人群特点

医患纠纷分为五个层级——误解、分歧、矛盾、纠纷、冲突，呈依次升级并尖锐化。潜在医患纠纷患者通常处于误解、分歧、矛盾的层级中，处于医患纠纷的萌芽与形成过程。若对此置若罔闻，随着时间的推移，潜在医患纠纷患者随时可能与医疗人员产生正面纠纷甚至冲突。因此药师必须充分理解患者并与患者有效的沟通，增加药患之间的信任度，促进相互理解，消除医患纠纷的潜在风险，从而避免医患纠纷的发生。

（一）医患纠纷的高危因素

1. 较高的药物不良反应风险　导致药物不良反应发生风险升高的因素主要包括两方面：药物相关因素与患者因素。其中药物相关因素主要包括药物本身的药理作用与药品种类，有研究表明抗菌药、抗肿瘤药及中药制剂发生不良反应的风险高于其他药物。而患者因素主要包括患者本身的年龄及患者个体差异，如儿童和老年人群由于生理特点与正常成人存在差异，药物所致肝肾损伤和不良反应的发生风险随之提高。

当药物不良反应发生时，会降低患者的药物依从性，从而影响疾病治疗效果，当不良反应较为严重时会增加药物相关住院率、延长住院时间和增加治疗费用，进而加重患者及其亲属经济和心理负担，增加潜在医疗纠纷发生概率。

2. 长期慢性病患者　长期患有慢性疾病的患者，例如心血管疾病、免疫抑制性疾病和呼吸系统疾病等，长期饱受病痛折磨，心理承受能力显著降低。此外，该类患者长期服用多种药物，通常掌握一定的用药知识，但是患者不能准确预估药物发生相互作用和用药风险，且较普通患者而言，更难理解诊疗过程中，医务工作者更换药物和调整药物剂量的治疗目的。因此长期慢性病患者潜在医疗纠纷的风险更高。

3. 医患双方信息不对称　现代医疗服务的专业性、技术性和团队性发展在不断提高，而患者对于医疗知识的掌握程度有限，即便患者可以从网络获取到各类专业知识，但未经过系统化专业培训的患者，对于疾病治疗仅是一知半解，在医方采取与其认知不一致的医疗方案时，即可能会对医方技术产生怀疑，乃至对信任产生影响，从而增加医患纠纷的发生风险。

（二）心理特点

潜在医疗纠纷的患者往往在病情危重、治疗进程缓慢或疗效不佳的时伴随着患者及其亲属的剧烈心理变化，通常表现为情绪激动，缺乏对药师及其他医务工作者的信任、对治疗预期过高、难以接受疗效不佳的结果或质疑医疗制度，进一步发展为患者情绪失控而产生争端。

1. 情绪激动　潜在医疗纠纷的患者由于受疾病或自身性格特点的影响，往往情绪稳定性较差，容易产生激动情绪。尤其是当患者疾病较为严重时，患者及其亲属承受更多的身体折磨和精神压力，对患者的病情进展的过度焦虑，会进一步加重自身情绪的恶化，导致情绪激动甚至出现过激行为。

2. 缺乏信任　患者及患者亲属掌握有限的医疗知识，不能正确、客观地理解医疗自身存在的风险性，并且需要自行承担临床治疗产生的不良后果，一旦诊疗效果不佳，患者及其亲属与药师和医师之间便产生信任危机，导致患者信任感缺失，致使患者诊疗过程中削弱了药师和医师的专业权威，降低疾病的治疗效率。

3. 药物治疗期望过高　潜在医疗纠纷患者及其亲属由于认识鸿沟的存在，往往对药物治疗效果有着过度的期待，即相信"药到病除"。在现实中，医学虽然在飞速发展，但是很多疾病仍无法彻底根治，只能尽可能地减轻患者的痛苦。此外，由于疾病的后遗症、术后并发症、抢救的不良后果、在治疗过程中发生意外等客观因素的存在，再加上患者本身个体的特异性和复杂性，会造成患者对疗效预期的偏差。一旦患方对治疗效果不满意，便难以接受现实，从而怀疑治疗方案的正确性，引起医患纠纷。

二、药学沟通

面对潜在医疗纠纷患者，不当的沟通方式会使矛盾激化。药师在沟通时更应注意方式方法。保持坦诚和耐心，充分尊重和同情患者及亲属；严谨措辞，使用患者理解的沟通方式和语言，注意引导和总结，进而预防医疗纠纷事件的发生。因此，药师应根据潜在医疗纠纷患者疾病、心理和用药特点开展药学服务。

（一）针对潜在医患纠纷的高危因素

1. 有较高的药物不良反应发生风险的患者　药师掌握药物的专业知识，包括最佳服药时间、药物剂量、禁忌证以及药物不良反应等。针对临床诊疗过程中易发生不良反应的药物，例如他汀类药物导致肌肉酸痛和肝功能异常，抗血小板药物导致出血，青霉素药物过敏反应等，药师应详细告知患者，消除患者的顾虑，也是降低医患纠纷发生率的重要举措。

2. 长期慢性病患者　潜在医疗纠纷患者可因慢性疾病病情恶化多次住院，药师应该在每日药学查房工作中告知患者主要监测指标水平的变化和药物治疗的效果，并且主动鼓励患者提出有关用药的顾虑，并用简单通俗的语言向患者解释治疗方案的收益与风险。因病情需要，治疗药物需要更换或加减量时，药师应与医师患者共同确认治疗计划，充分尊重患者的知情同意权和自主决策权。

3. 医患信息不对称　有潜在医患纠纷的患者往往对医药知识和医疗风险缺乏认识，对此，药师要依据自身所掌握的药学知识做耐心细致的解释，向患者说明其病情，告知用药方案的适应证、疗效和可能出现的副作用，以取得患者理解和配合。对患者不能接受的客观事实要用简单、通俗易懂的语言给予说明。在这个过程中，药师也能够了解患方对疾病的认知状况、心理状态等，便于后续沟通的顺利进行。通过沟通降低医患信息不对称的程度，能够增加药患之间的信任度，促进相互理解，达成共识，从而避免医患纠纷的发生。

（二）针对潜在医疗纠纷患者心理特点

1. 情绪激动的患者　潜在医患纠纷的患者往往情绪激动或有过激行为。面对此类患者时切忌惊慌，要保持冷静，避免自身产生负面情绪从而导致情况恶化。药师应遵循沟通的同情原则，体谅患者的心情，耐心倾听其意见，以取得信任。在交谈中要让患者充分倾诉自己的意见和要求，理解、尊重患方，不过于计较患者的过激态度及谈话语气，更不急于解释。要善于使用安慰、劝说等语言，耐心做好安抚工作，调节控制患者或其亲属情绪，使患者相信药师有能力和诚意处理自己提出的问题。

2. 缺乏信任的患者　针对此类患者的心理特点，药师需要首先表现出真诚、尊重和关心，以此逐步建立与患者及其亲属的信任关系。由于潜在医疗纠纷患者的年龄、职业、性格特点、文化程度各有不同，药师采取的沟通方式也应该不同。

（1）与年轻患者沟通时应注意以理服人，语句权威，少用说教的语言，避免沉默、教训性的语言，重视患者反馈信息，及时记录，避免过早武断地下结论。

（2）与老年患者沟通时应称呼得体，使用敬语，忌用伤害性语言，避免对患者再度刺激，发挥语言的积极作用，积极引导患者耐心解释其疑虑。

（3）对较为理智、情绪稳定的患者及其亲属，营造宽松的会谈氛围，倾听患者意见和要求，正确引导会谈方向。

3. 药物治疗期望过高 对于药物治疗期望过高的潜在医患纠纷患者，药师与其沟通的主要目的是使用自身专业知识，用通俗易懂的语言表达向患者传递疾病和药物治疗的详细信息，使患者目标与临床治疗结果相匹配，降低不切实际的期望，进而改善患者治疗依从性、提高其治疗效果的满意度，降低医患纠纷发生的风险。

> **案例 5-8 解析**
>
> 1. 该案例中的患者及其亲属涉及哪些医患纠纷的高危因素？他们有哪些心理特点？具体表现是什么？
>
> （1）涉及的高危因素：
>
> 1）患者有较高的药物不良反应发生风险。患者属于儿童患者，其生理特点与正常成人存在差异，且使用的药物为抗菌药，因此患者的药物不良反应发生风险相对较高，导致患者亲属对于药物的不良反应关注度较高，心理压力较大。
>
> 2）医患双方信息不对称。案例中患者亲属通过药品说明书对于左氧氟沙星的不良反应有一定的了解，并指出左氧氟沙星不适用于 6 岁以下儿童。但是药师作为临床用药的专业人员掌握着药物临床应用的最新情况，即权威指南已推荐将左氧氟沙星用于儿童。这就导致药师和患者及患者亲属之间出现了信息不对称的情况。
>
> （2）患者及其亲属的心理特点
>
> 1）患者及其亲属具有情绪激动的心理特点。具体表现为，药师接触患者家属时，患者家属的言语表达如："有什么好解释的？你自己看说明书就行了！"等表明患者亲属处于情绪激动的状态之中，对于药物的不良反应感到十分焦虑。
>
> 2）患者及其亲属具有缺乏信任的心理特点。具体表现为，患者先是对医院目前治疗方案产生怀疑，后续更对医务人员的专业水平产生不信任。
>
> 2. 该案例药师与患儿家属的沟通中使用了沟通基本原则中哪些沟通原则？具体表现是什么？
>
> 该案例药师与患儿家属的沟通中使用了沟通基本原则中的以人为本原则、尊重原则和同情原则。具体表现如下。
>
> （1）以人为本的原则：具体表现为，药师面对患者家属的不信任，耐心解释沟通，缓解了患儿爸爸的戒备心理，良好地解决了问题。
>
> （2）尊重原则：具体表现为，药师在沟通过程中尊重长者并向其耐心解答了关于左氧氟沙星是否可以用于儿童的疑惑，尽快安抚好了患儿家长的情绪。同时该药师遵循患者知情同意的原则，尊重患儿爷爷的知情同意权，并表示医护工作者十分重视与患者家长的沟通交流。
>
> （3）同情原则：具体表现为，药师在察觉到家长文化层次有限后，及时更换了交流的对象，改善了沟通的效果。该药师理解患儿父母在外地工作不能照看孩子，并表示今后应加强与家长的沟通，避免误会。
>
> 3. 该案例中涉及了哪些药学知识点？
>
> 该案例中的药学知识点有：左氧氟沙星治疗的适应证、儿童使用左氧氟沙星的相关不良反应等。

（仇锦春　刘燕丽）

第六章 患者家属的沟通

学习要求

记忆：了解与患者家属沟通的目的与意义。

理解：熟悉与患者家属沟通的内容，理解沟通的前提。

运用：掌握与患者家属沟通的方法、能灵活应用并解决实际问题。

第一节 沟通目的

案例 6-1

患儿，某某，15个月，家人因患儿发热时用药意见不统一前来药学门诊咨询。

四人："药师您好，我们请求您帮忙！"（四个人你一言我一语，都说着自己的困惑，药师实在没有办法听清大家的诉求）

药师（微笑地面向大家，同时做出安抚大家的动作）："大家先暂停一下好吗？听我说两句。很高兴能够得到大家的认可，我先自我介绍一下，我是药师小杨，各位请坐，有什么困惑，一个一个地说，爷爷奶奶先休息一下，孩子妈妈先说吧，慢慢说！"

妈妈："杨药师您好！我家孩子15个月大，从出生起小病不断，每次生病全家人齐上阵，但也是手忙脚乱，效果不佳！昨天晚上孩子又发热了，39度，爸爸贴的退热贴，奶奶喂的退热药，爷爷却说退热栓效果好也给孩子用上了，家里一团糟，孩子哭闹不止。家里人不止一次因为孩子生病各持己见，怒目相对了。"

药师："第一次当家长都会有些手忙脚乱，尤其是面对孩子生病时！（杨药师安慰道，并赶紧递过去纸巾）我特别能理解，孩子是每个家庭的核心和希望，家长们对孩子的保护丝毫不敢松懈。尽管家长们方式不同，但目标是一致的，那就是希望宝宝健康。孩子小，语言表达有限，所有的用药行为都需要依托家长。所以作为家长更需要掌握科学的用药常识，以备不时之需呀。大家找到我们药师，那我们就一起聊聊小儿用药常见的那些事。"

四人："太好啦！我们就是想听听专家怎么说，免得各执己见，最后受害的是孩子。"

药师："那我们就从昨晚孩子发热的事说起吧。孩子发热，家长们首先要保持镇定，不要过度惊慌，要注意观察，科学处理即可。"

爷爷："小孩发热体温多少度要送医院呀？"

药师："不能单纯地用体温作为是否就医的标准。如果宝宝大于1岁，精神状态良好，不影响吃饭、睡觉和玩耍，这种情况下的发热，一般来说，没必要立即去医院。但如果宝宝精神不好，哭闹不止，烦躁不安或总是蔫蔫的，甚至昏睡不醒，这种情况就要及时就医。"

奶奶："老辈常说，宝宝发热时要多盖被子，捂出汗就好了，可是孩子爸妈就是不同意。"

药师："孩子奶奶，您说的这种做法确实是不可行的。多盖被子不利于宝宝散热，太多热量在宝宝体内聚积，还有可能诱发热性惊厥。同时，出一身大汗还会导致脱水，宝宝体内水电解质平衡被打乱，对病情恢复更不利。因此，家长们在注重药物降温的同时，也要注意物理降温，让宝宝多喝水，还要适当减少衣物，及时帮助宝宝散热。"

爸爸："孩子发热我们着急呀，昨晚我们第一时间给孩子贴的退热贴，吃的退热药和塞退热栓三管齐下，孩子还是热，又哭又闹的。"

　　药师："孩子爸爸，我特别能理解大家当时的心情。药物吸收是有过程的，需要时间，没有办法立竿见影。同时给孩子用几种退热药，是有药物过量风险的。尽管退热药的商品名不同，剂型不同，但它们有效成分大多是对乙酰氨基酚或布洛芬。（药师发现奶奶对药品通用名称记起来比较困难，于是减缓了语速并将通用名写在了纸条上，递给了奶奶）这两种药是被世界卫生组织推荐的儿童退热药，整体安全性是可靠的。但是，如果超剂量给予退热药，有可能造成重要脏器如肝脏或肾脏的损伤。"

　　妈妈："孩子不爱吃药，我很多时候给他混在奶粉里喂下去。有的药片胶囊还很大，孩子没有办法吞咽，我不得不把它们碾碎再喂呀。"

　　药师（一边认真听，一边点头）："拌药和碾碎药物都是不可取的。不要把药拌进母乳、糖水、蜂蜜水、果汁、牛奶中让宝宝服用，因为这样做会影响药效、降低药物的活性。胶囊、双层糖衣片、肠溶片、缓释片、控释片等，不能碾碎服用，容易降低疗效，甚至引起药物中毒。现在市面上儿童专用药品很多，特制的剂型更容易被接受，剂量也更准确，我们建议儿童服用儿童专用药品。"

　　爷爷："发热吃点消炎药吧，对症下药好得快，药师您给推荐哪种好，我们家里备着。"

　　药师："老百姓说的消炎药多数是说青霉素、头孢之类的抗菌药物。孩子爷爷，发热只是一个症状，并不是造成疾病的原因。发热的原因很多，即使是感染性的，还包括病毒、细菌、真菌等不同病原。一般感冒多由病毒引起，抗菌药物只对细菌有杀灭或抑制作用，没有细菌感染时则无效。如果感冒一开始就服用抗菌药物，不但无益，还可能引发药物不良反应和细菌耐药性。既然爷爷问到家中常备药了，我说几个儿童抗菌药物黑名单，给大家提个醒吧。"

　　四人："好好好，我们赶紧记下来！"

　　药师："链霉素、庆大霉素有一定耳毒性、肾毒性，一般不建议儿童使用；土霉素、四环素等，能与新生长牙齿中的钙结合形成黄色结合物沉着，俗称'四环素牙'，8岁以下儿童禁用；左氧氟沙星、环丙沙星会影响儿童软骨发育，其临床应用存在争议，18岁以下的儿童使用该药物属于超说明书用药，使用之前要充分权衡利弊，并且告知家长可能的风险，取得家长同意后方可使用。"（药师说得很慢，还时不时地在纸上写着）

　　四人："杨药师，太感谢了。"

　　药师："不客气，儿童用药问题多样，大家有困惑可以随时来哈！"

　　四人："对孩子发热的用药与就医问题我们清楚了，今天我们也学到了很多。非常感谢您。"

请思考以下问题：

　　1.该案例涉及到的儿童患者家长有什么特点？具体表现是什么？

　　2.该案例药师针对患儿不同家属开展的沟通中使用了哪些沟通原则和技巧？具体内容是什么？

　　3.该案例药师与患者及其家属的沟通中涉及哪些药学知识点？

一、人群特点

　　"家属"是指患者生命中所有重要的人，他们可能会参与患者治疗相关的医患或药患沟通，不论其与患者是否有血缘关系。患者家属以及监护人是药学服务的重要群体。

　　患者家属以及监护人心系患者病情，同时普遍存在对疾病缺乏认识，对医疗知识知之甚少的情况，常常伴有焦虑、紧张的心情。对于他们来说，及时获取可靠、明确的信息是首要需求。尤其是对于儿童、老人、癌症、重症和理解能力有障碍的患者，做好患者家属的用药教育是管理好患者合理用药的重要部分。

　　药师针对不同患者家属的特点，与家属沟通的侧重点也不一样。小儿或者不具备行为能力的患者，他们的用药行为完全需要由家属支配。与这类家属沟通时，一定要使其完全掌握疾病所有的治疗方案和用药注意事项。而针对那些可以自主用药的患者，其家属的职责可能更多的是督促、提醒和社会支持。有研究表明，鼓励肺结核患者家属与患者共同采取相关健康行为，可以给予患者治疗信心，提高社会支持，增强自我管理能力，促进疾病的治疗。

家属是独立的群体，具备不同的特点，包括性别、年龄、文化层次、与患者的关系等等，每一个特性都影响着药师所应采取的沟通方式。如直系亲属较远亲情绪上更容易激动，药师的态度和方式都要更加缓和；家属文化层次较高，沟通时药师的语言就可以简明扼要，反之则要使用通俗易懂的沟通用语。

二、沟通目的

美国著名心理治疗专家 Murray 教授在 1963 年提出了家庭系统理论，该理论将家庭看成一个系统，家庭成员是系统的组成部分，每个成员之间都有交互作用，家庭也是一个情绪单元，一个连锁的关系网络，每个家庭成员的情绪障碍及认知都会影响其关系系统。家属在患者患病时，会非常担忧，焦虑和紧张情绪往往十分强烈。儿童家属更关注药物治疗的副作用以及对儿童生活、成长方面的影响；精神疾病患者家属因长期与患者共同生活而备受社会的歧视和压力；重症、肿瘤患者家属常会面临失去亲人的威胁而感到无助和害怕。家属来自社会的各个阶层，受教育程度、文化背景等千差万别，部分家属因为对疾病知之甚少而盲目质疑治疗方案，可能表现为拒绝配合治疗和对医务人员的专业水平的不信任，抵触情绪加剧进而发展成为医患纠纷。

患者家属是患者社会支持的重要部分，家属参与照护不仅对患者预后有益，亦可改善医患关系及确保患者安全。具有良好用药素养的患者家属能够大大提高患者自我管理能力，提升用药依从性及用药安全性。因此，做好患者家属的沟通是管理好患者用药、顺利实施治疗方案和提高医疗服务质量的必然需求。

案例 6-1 解析

1. 该案例涉及到的儿童患者家长有什么特点？具体表现是什么？

婴幼儿患病不会通过语言来准确表达其不适，整个用药过程也都依托于家长的判断和决策，患儿的健康问题常常会引发家庭成员之间的焦虑和紧张情绪，因为孩子的健康对于家庭成员来说是至关重要的。该案例由于孩子发热，其家属表现出担心和焦虑，不同家人之间产生了不同意见，在处理孩子发热时，他们缺乏科学的用药知识，导致药物的错误使用。药师对家长进行用药教育时，应当充分体谅他们焦急的心情，耐心地交代药物的用法用量和在使用过程中的注意事项，将疾病和药物信息有效地传达给患儿家属。

2. 该案例药师针对患儿不同家属开展的沟通中使用了哪些沟通原则和技巧？具体内容是什么？

（1）以人为本原则：药师以尊重和关怀的态度对待患儿家属，倾听每位家长的问题，并表示理解他们的担忧和焦虑。另外在觉察到患者奶奶对药品通用名记起来较困难，药师减慢语速并将重点内容书写在纸上，使其能听清药师说的话语，看得见有效信息。

（2）尊重原则：药师在与孩子家长交流时使用了礼貌的语言，尽管本案例家属的问题很多，药师在对话中认真倾听患儿家属的问题和疑虑，不打断他们的陈述，并对这些问题耐心地一一解答，显示出对患者家属的尊重。

（3）同情原则：药师充分表达对患儿家属焦虑情绪的理解和同情，通过肢体语言和口头安抚与患者家属建立情感联系，有助于减轻他们的焦虑情绪。

（4）患者有利原则：药师为患儿家属提供了专业的药学知识，纠正了他们对于儿童发热的相关错误认识，指导他们如何科学处理儿童发热问题，还提供了退热药的剂型、给药方式及儿童抗菌药物的黑名单等重要信息，以帮助患儿家属更好地理解和处理孩子的健康问题。

3.该案例药师与患者及其家属的沟通中涉及哪些药学知识点?

儿童用药的特点,包括剂量、剂型、给药方式和安全性;处理儿童的发热注意事项;儿童抗菌药物的合理使用。

(杨丽杰 李远晨)

第二节 沟通内容与方式

案例6-2

患者病房,临床药师正在对肺结核患者的家属们做康复宣教。

药师:"大家好,我是药师小杨,今天到这来是针对肺结核患者的合理用药问题与各位家属进行交流,大家有什么困惑可以问我,希望在我们的努力和各位家属的支持下,患者能够尽快康复。"(临床药师注意到,已经有家属要提问了。)

家属(一位年迈的奶奶):"药师呀,我家老头查出患肺结核了,他说这是一种绝症,他的母亲就是因为这病去世的,有遗传性,想放弃治疗了。"(奶奶非常难过)

药师:"老人家您别急,肺结核不是遗传病,是一种慢性呼吸系统传染病。(此时,药师发现老人有些听不清,于是提高了声音慢慢说)只要规范用药,是可以治愈的,我们要有信心,您要鼓励他。"(奶奶不停地点点头)

家属(一位年轻男士):"奶奶,没事的,中国每年患肺结核的人很多呢,你们年纪大抵抗力差,吃药时间长点,我们年轻人吃几天药就好了,我这次是陪朋友来的。"

药师:"这位家属您好!肺结核是一种狡猾的传染病,如果不规范治疗、规范用药,不但会治疗失败,甚至会加重病情,导致耐药,造成更严重的后果。我们不惧怕疾病,但也不要忽视它,我们要正确认识结核病,帮助我们的家人朋友早日痊愈。"(年轻男士与其他几名家属似乎同时认真了起来)

家属(一位中年女士):"那我们该怎么做呢?"

药师(药师一边慢慢地说,一边将结核病知识及居家健康行为的宣传册分发给了家属们):"我们应该帮助患者规范全程治疗,要给予他们支持,增强他们的信心。肺结核治疗时间较长,最少要6个月,很多患者容易漏服药物,或私自停药,甚至出现消极情绪,我们要提醒他们,鼓励他们。结核病治疗以居家治疗为主,良好的生活习惯和健康行为同样会促进他们的治愈并且保护家人不被传染。我们要与他们一起做到,勤通风,注重咳嗽礼仪,正确洗手和佩戴口罩,适当锻炼和均衡饮食。研究表明这会使肺结核患者得到更多的社会支持,同时,增加患者的主观能动性,是有助于疾病的治疗的。"

家属们:"我们懂了,一定积极配合他们。他们痊愈了,我们才高兴呀。"

请思考以下问题:

1.该案例涉及哪种沟通方法?家属特点有哪些?具体表现是什么?

2.该案例药师针对家属开展的沟通中使用了哪些沟通原则和技巧?具体表现是什么?

3.该案例药师与患者及其家属的沟通中涉及哪些药学知识点?

一、沟通内容

(一)输入沟通

1.疾病状态 向家属了解患者的性别、年龄、病史、遗传因素、所患疾病严重程度以及是否同时患有多种疾病等情况。

2. 治疗情况 通过家属了解患者的诊断、治疗方案及目前用药情况（包括剂量和途径）、患者治疗过程中的心理状态。

（二）输出沟通

1. 疾病知识及信念 "知信行模式"是改变人类健康相关行为的模式之一，它将人类行为的改变分为获取知识、产生信念及形成行为3个连续过程：知识是基础，信念是动力，行为的产生和改变是目标。药师简明扼要地向家属提供科学的疾病知识，包括疾病的病因（传播途径）、症状、治疗、预防等信息，同时要帮助家属树立信心，安抚家属不要过度焦虑，既要对患者治疗过程和治愈可能有信心，又不能轻视患者的疾病。

2. 合理用药 向家属介绍患者用药的适应证、不良反应、注意事项、药品费用等情况。药师应重点对不合理用药风险进行介绍，从而获得家属的理解、支持和配合，提高患者用药的依从性，确保治疗过程顺利。

3. 回答问题 耐心地听取并逐一回答患者家属在沟通过程中提出的问题，帮助患者家属详细了解疾病和用药知识，消解患者家属的焦躁情绪，提高患者及家属对药师的信任。

二、沟通方式

（一）沟通前提

1. 五个原则 整个沟通过程要严格遵守沟通的五个原则，即以人为本、平等、尊重、同情、保密。

2. 三门功课 沟通前要掌握患者的病情、治疗情况（用药情况）和检查结果；掌握相关治疗费用情况；掌握患者及家属的社会心理情况。

3. 四个留意 沟通时，留意沟通对象的受教育程度及对沟通的感受；留意沟通对象对患者疾病的认知程度和对交流的期望值；留意自己的情绪反应，学会自我控制；留意沟通对象的情绪状态。

4. 五个避免 沟通过程避免傲慢无礼；避免发号施令；避免使用专业术语；避免强行改变对方的观点和压抑对方的情绪；避免回避问题。

（二）沟通形式

1. 床旁沟通 查房时听取诊断和病情、了解治疗方案、及时制订进一步诊疗计划，与患者家属进行沟通交流。

2. 分层次沟通 药师与其家属进行沟通时，要根据患者病情的轻重、复杂程度以及预后的情况、家属的文化程度以及家属的具体要求，采取不同的沟通方式。

对于常见疾病或者非危急重症患者，可在查房时将患者用药相关信息与家属进行沟通。对于疑难、危重患者，药师与家属沟通后存在理解有困难的情况，可变换沟通对象。

不同的疾病阶段，沟通应有不同的侧重点，在病情严重的阶段，应该给予家属和患者更多的安慰、倾听以及关怀，不要施加过多的压力。

3. 共性沟通 对带有共性的常见病、多发病、季节性疾病等，药师可召集病区患者及家属开展宣教，进行针对性沟通，介绍该病常用药物的适应证、用法用量、不良反应和注意事项等，回答患者及家属的提问，并做好记录。

4. 门诊沟通 即药师在药学门诊中与患者家属进行沟通，这类沟通比较考验药师专业知识的广度和应变能力，药师在沟通时要保持自信与专业的态度，获取沟通对象的信任。

（三）沟通方法

1. 针对性沟通 在医疗活动过程中，药师主动发现可能出现问题的苗头，把这类患者及家属作为沟通的重点对象，根据其具体要求有针对性地沟通，力求使其满意。

2. 变换沟通者 当药师与某位患者家属沟通困难时，可以由其他药师与患方沟通；当药师与某位患者家属无法顺利沟通时，可以换一位知识层面高一点的患者家属沟通，让这位家属去说服其他家属。

3. 集体沟通　如采用宣讲会的形式，对相同病情的患者讲解疾病的起因、发展及治疗过程。不但节约时间，还可促进患者家属与患者间的相互理解，使患者家属成为义务宣传员，减少医务人员的工作压力。

4. 书面沟通　为了弥补语言沟通的不足，可实行书面沟通，把一些科普知识、常规问题印到宣传教育手册上，便于患者家属翻阅、学习。

5. 协调统一沟通　当药师对某合理用药的解释拿不准时，可先请示上级药师，然后按照统一的意见进行沟通；必要时与主治医师进行内部讨论，再由上级药师与患者家属沟通。

6. 实物对照沟通　在药学服务过程中，口头和书面沟通都困难，辅之以实物或影视资料沟通，增加家属的感官认识，便于其理解与支持。

家属是独立的群体，具备不同的特点，包括性别、年龄、文化层次、患者所患疾病的种类、与患者的关系等等，每一个特性都影响着药师沟通方式和沟通内容的选择。因此，选用合适的沟通方式，针对不同患者及其家属的情况选择合适的沟通内容进行有效沟通，是提高患者用药安全性、有效性和依从性的必经环节。

案例 6-2 解析

1. 该案例涉及哪种沟通方法？家属特点有哪些？具体表现是什么？

该案例中设计的沟通方法包括：①集体沟通。药师与肺结核患者家属采用举办沟通会的方式讲解了肺结核疾病的相关知识。②书面沟通。药师采用发放宣传册的形式进行沟通，把一些肺结核疾病的科普知识、常规问题印到宣传教育手册上，便于患者家属翻阅、学习。

该案例中的患者家属特点及具体表现包括：①患者家属人数较多，且为不同患者家属，家属困惑点不同。在本案例中，老年患者对肺结核疾病产生了消极看法，而年轻患者家属表现出对疾病的轻视和不重视。药师在交流过程中应当一一解开患者家属的困惑，让家属充分理解相关知识和信息。②家属与患者关系不同，年龄层次不一，理解问题的能力不同。在本案例中，患者家属有老年人，年轻人，中年人。因此，与不同患者家属交流中应当采取相适应的沟通方式，让患者家属感受到关怀和重视。

2. 该案例药师针对家属开展的沟通中使用了哪些沟通原则和技巧？具体表现是什么？

（1）以人为本原则：药师与患者家属交流时充分考虑患者家属理解能力的差异，运用通俗易懂的语言，耐心和患者交流，收集患者药物治疗的相关信息。结合纸质材料对患者的合理用药和健康行为进行了健康教育，提高沟通效果。同时，在觉察到有老年患者家属听力下降后，药师提高说话音量、减慢语速，使老年患者家属能听清药师说的话。

（2）尊重原则：药师在与患者交流时很有礼貌地尊称患者，让患者感受到尊重与亲切。对话中认真倾听患者家属的问题和疑虑，并及时进行解答。药师表述中多次使用肯定及鼓励的语言，增强了患者家属对治愈疾病的自信心。

（3）患者有利原则：药师向患者家属提供关于肺结核的详细信息，解释药物治疗的重要性和必要性，这有助于患者家属理解并接受最佳的治疗建议。其次药师纠正了患者家属对肺结核相关的错误认识，有助于消除患者家属对疾病的潜在困惑。

3. 该案例药师与患者及其家属的沟通中涉及哪些药学知识点？

此次沟通涉及的药学知识点：肺结核疾病的起因、发展及药物治疗过程；肺结核患者的自我管理和家属的防治原则。

（杨丽杰　陈　艳）

第七章　医疗团队的药学沟通

学习要求

　　记忆: 药师与医疗团队间药学沟通的主要内容与技巧,医疗机构职能部门设置,医疗机构药事管理内涵。

　　理解: 医疗团队间进行药学沟通的重要意义。

　　运用: 学会灵活运用药学沟通的技巧,实现治疗团队成员间、相关职能部门间的有效沟通。

第一节　医疗团队内部沟通

案例 7-1

　　药师在药学查房时发现,21 床患者张某某肺栓塞使用低分子肝素钠注射液后,医师将其调整为口服抗凝药物华法林钠片。药师嘱咐患者停用华法林钠片,径直走进医师办公室,此时管床医师正在与一位患者家属谈话。

　　药师:"李医师,21 床张某某使用华法林不合适,你把他的医嘱改一下!"

　　医师:"你稍等一下,我给患者家属交代完病情再说。"

　　药师:"21 床患者张某某用药问题更重要。"

　　医师不再搭理药师,继续向患者家属交代病情。交代完病情,待患者家属走出医师办公室后。

　　医师:"你是干什么的? 有什么问题?"

　　药师:"我是新来的临床药师,来你们病区指导用药。"

　　医师:"你来之前与我们主任联系了吗?"

　　药师沉默。

　　医师:"你有什么问题?"

　　药师:"我感觉 21 床张某某使用华法林不合适,应该使用新型口服抗凝药,如利伐沙班等。"

　　医师:"为什么?"

　　药师:"华法林个体差异大,容易受到多种因素影响,还需要频繁监测 INR 国际标准化比值来调整药物剂量,患者年龄较大,依从性不佳的可能性较大。"

　　医师:"华法林安全性好,价格相对便宜,患者还要再住几天才能出院,出院前 INR 基本上就稳定了。患者家境条件有限,负担不起昂贵的新型口服抗凝药。"

　　药师:"目前利伐沙班已有国产仿制药,已进入国家带量采购目录,价格相对低廉,还无需监测 INR。若真要论经济负担,患者在整个华法林使用过程中的各类检查更贵呢! 回家后还需要继续监测,影响患者的用药依从性!"

　　医师:"噢! 原来你是来监管我们用药的! 我们医师不需要你药师的教育和指导!"

请思考以下问题:

　　1.对照沟通的基本原则,评价该药师与医师的沟通存在哪些问题? 请简述具体表现。

　　2.如果你是该药师,你将如何遵循沟通的基本原则更好地与医师沟通?

一、与医师的沟通

　　医师是疾病的诊断者、治疗方案的决策者,药师是提供药物知识及药学服务的专业人员。因此，药师可以利用自己的药学专业知识向医师提供差异化的药学服务，主要围绕患者药物治疗方案的选择和优化与医师进行沟通。

（一）常见沟通内容

1. 药物治疗方案的选择　医师往往对本专科经常使用的药物有丰富的理论基础和使用经验，而对于非本专科的药物使用可能经验不足。药师可以利用药学专业知识，结合患者的生理病理等基本特征，为医师提供药物种类和剂型选择等用药建议。

2. 药物剂量的确定　对于一些特殊人群如儿童、肝肾功能不全的患者、血液透析或合并使用多种药物的患者，需要将药物剂量进行个体化调整。药师可以分析患者药物代谢动力学特点，结合患者情况和治疗药物监测结果，提出调整药物剂量的建议。

3. 药物相互作用和不良反应　在患者病情危重复杂的情况下，医师在治疗过程中易忽视患者由于使用多种药物可能发生的相互作用。药师应及时向医师提出合理用药建议，优化治疗方案。当患者出现某些无法用疾病解释的症状时，药师可以从药物着手，判断是否为药物不良反应，并向医师提供不良反应评估结果，协助医师制订有效的对策。

4. 药物治疗监测　某些药物在治疗期间需要定期监测患者的体征、特殊症状、血药浓度或检验指标等，以确保药物的有效性和安全性，药师可以提醒医师，并与医疗团队一起进行患者的药物治疗监护。

5. 药物治疗信息　新药和新剂型不断涌现，疾病的治疗理念也在不断更新。在信息爆炸的时代，药师应筛选有价值的药学前沿进展信息，及时与医师就药物的作用机制、作用靶点、药动学和药效学指标、临床评价、不良反应等信息进行交流，为患者制订更适宜的治疗方案。

（二）沟通方式

1. 明确职责，建立互信　我国药师在疾病治疗中的参与尚处于初期阶段，药学服务改革仍在进行。许多医师仍将药师视为处方调剂员，对药师的职责和能力缺乏充分了解，对其专业能力存在疑虑。药师参与实施的药事管理政策让很多医师误认为药师就是监管医师用药的角色，从而对药师有一定的戒备心理。因此，与医师建立信任是药师真正参与治疗团队，为患者提供药学服务的基础。

药师加入治疗团队前，应当与医师充分沟通，向医师阐明药师的工作内容、对象和方法等，强调药师的首要目标是保证患者药物治疗的安全、有效和经济，消除医师对药师的戒备心理。药师进入治疗团队后，应该认真、及时、专业地回复临床相关的药物治疗问题，积极协助医疗团队改善患者的药物治疗方案，使自身的工作能力和工作态度得到医师的认可，逐步建立医师对药师的信任。

2. 充分准备，换位思考　与医师沟通前，药师应充分准备，针对沟通问题详细了解患者信息，查阅相关文献资料，尤其是循证药学证据，并预先拟定解决方案和备选方案，选择合适的时间、地点和环境，将问题简明阐述，再提出药学建议与医师共同讨论，并记录沟通的内容和结果。当拟定的药学建议不被采纳时，要考虑专业之间的差异性，倾听医师的观点，懂得换位思考，与医师沟通做到有理有据有节，避免冲突。

3. 借助政策，达成共识　受多种因素的影响，目前我国合理用药方面还存在诸多问题，如抗菌药物的不合理使用、辅助用药的滥用等。为此，国家制订了一系列政策来规范药物的使用，如抗菌药物临床应用专项整治活动、特殊使用级抗菌药物会诊制度、药品集中采购和带量采购政策、重点监控药品目录、医疗保险报销政策等。

一方面，药师可以协助医疗管理部门对临床药物的使用情况进行分析，识别药物使用中潜在的不足和问题，与医疗管理部门和临床科室协商制订改进方案和提出建议；另一方面，药师可以深入临床科室，传达国家政策和医院规定，针对相应科室的具体问题，与医师进行深入沟通，协助解决与用药相关的难题。

在沟通的过程中，需始终围绕患者和合理用药展开讨论，关注具体问题，避免对个体行为进行评价；注意言行举止，不以管理者的姿态指导临床医师用药，而是以合作伙伴的态度，协助临床医师解决用药问题。

二、与护士的沟通

护士是医嘱的执行者，执行的质量与患者用药的安全性、有效性、依从性密切相关。药师应与护士密切合作，保障患者的药物治疗效果和用药安全，并向护士提供必要的药学服务。

（一）常见沟通内容

1. 药物溶媒的选择 临床常用的药物溶媒包括 5%～10% 葡萄糖注射液、0.9% 氯化钠注射液、葡萄糖氯化钠注射液、灭菌注射用水、复方氯化钠注射液等。在选择药物溶媒时，除了考虑药物的稳定性外，还需要综合考虑患者的个体因素（如糖尿病、心肾功能不全等）。不同的药物可能需要使用不同种类的溶媒，药师（尤其是从事静脉药物集中调配工作的药师）应协助护士选择合适的溶媒。如青霉素 G 在酸性条件下易分解，导致疗效降低、不良反应风险增加，因此青霉素 G 的溶媒应选择 0.9% 氯化钠注射液为溶媒，而不建议选择 5% 葡萄糖注射液。

2. 药物配制与配伍 药物配制时需要格外谨慎，如果配制不当可能会影响药物治疗效果，甚至危及患者的用药安全。例如，对于注射用替考拉宁的配制，需要用 3ml 注射用水缓慢注入替考拉宁瓶内，轻轻转动药瓶，直至替考拉宁粉末完全溶解，避免产生泡沫。如有泡沫产生，需将药瓶放置 15 分钟，直到泡沫完全消失，再将液体加入到溶媒中。住院患者治疗过程中，经常需要合用多种静脉用药，这可能会增加药物配伍问题发生风险。因此，药师需要协助护士共同制订合理的输液方案，避免配伍禁忌的发生。

3. 药物的输注 对于需要特殊输液装置或特定输注速度的药物，药师应及时提醒护士，与护士共同保障患者的用药安全。如紫杉醇的输注需要使用非聚氯乙烯材料的输液瓶和输液器，并必须通过连接的微孔膜应小于 0.22 微米的过滤器。

4. 患者用药监护 药师应和护士共同监护患者的用药安全，特别是不良反应风险高、容易发生用药差错、患者依从性低的药物，及时发现患者可能出现的用药问题，并采取有效措施，以避免不良后果的发生。

（二）沟通方式

1. 相互尊重，友好沟通 药师应对护士的工作给予理解和尊重。处理患者用药相关问题时，应该以平等、礼貌、友好的方式与护士进行沟通，切勿推诿指责。

2. 加强交流，建立合作 药师和护士属于不同的专业方向，彼此之间存在许多互补的知识领域。药师可以充分利用自己在药物知识方面的特长，通过科室宣讲和讲座等形式主动与护士进行沟通，提升护士用药方面的知识水平。同时，药师也应该虚心向护士学习患者监护的相关经验，形成良性互动的友好合作氛围，协同提升患者药物治疗质量。

三、与其他人员的沟通

治疗团队除了医师、护士、药师外，还有检验科医师、营养师、康复治疗师等。药师和其他治疗团队成员沟通时，既要明确各自的职责、尊重彼此的工作，又要相互学习友好协作，共同为患者提供优质的医疗服务。

检验科的检测结果已成为患者疾病诊断、临床治疗决策、疗效监测和预后的重要医学指标。加强药师与检验科医师的沟通对提高患者药物治疗质量具有重要意义。药师与检验科医师沟通有助于提高标本采集和送检规范，确保检验结果的正确性和诊疗判断的准确性，加深药师对检验项目临床意义的理解和再评价。药师可以邀请检验科医师介绍检验新技术、新方法、新进展等，或就所在科室常用检测项目开展样本采集、注意事项和结果解读等内容举办讲座，并就临床遇到的问题或相关疑难病例进行探讨。当出现检测结果与患者临床症状或疗效不一致的情况，药师应主动与检验科医师进行沟通，共同找出导致该结果的原因，避免产生误解。

在医疗救治过程中，合理规范的营养治疗有重要的作用，可降低院内感染的发生、减少机械通气的时间、有效提高疾病的治愈率、改善临床结局。在美国，70% 以上的医院设有由医生、营养师、药师和护士共同组成的营养支持小组，药师和营养师沟通配合，积极对患者进行营养风险筛查，对存在营养风险的患者，制订适宜的营养支持方案，最终达到推荐摄入量，或者计算和推荐准确剂量的肠内外营养，协助医师实现患者从全肠外营养到肠内营养的合理过渡，提高患者耐受性。

康复医学通过物理疗法、运动疗法、生活训练、技能训练、言语训练等多种手段消除和减轻机体的功能障碍，弥补功能缺失，提高生存质量。康复治疗师是为病、伤、残者等有功能障碍患者康复治疗过程中提供治疗技术的直接实施者。药师可协助康复治疗师进行康复评估、制订康复治疗计划和康复目标，对患者及其家属进行健康宣教，监测康复治疗效果，根据治疗效果及时合理调整康复计划。

药师是治疗团队中的一员，是合理用药的守护者。在治疗团队中，药师不仅向患者提供专业药学服务，也有责任向医师、护士和其他医务人员提供必要的药学支持。与治疗团队成员保持良好的沟通，协助医师、护士等治疗团队成员提高合理用药水平和患者用药依从性。

案例 7-1 解析

1. 对照沟通的基本原则，评价该药师与医师的沟通存在哪些问题？请简述具体表现。

（1）尊重原则：药师在药学查房后，没有与医师协商沟通直接作出临床决策，嘱咐患者停用华法林钠片，未考虑医师的立场和需求，未尊重医师的医疗判断。与医师的沟通过程中，药师没有考虑到医师正在进行家属谈话，直接打断医师与患者的沟通，指出医师医嘱不合理需要修改，其选择沟通的时机和环境不适宜，并且沟通语言过于生硬，甚至出现指责和教训，干扰了医师的工作。

（2）公正原则：药师与医师沟通过程中说"21 床患者张某某用药问题更重要"，违背了沟通的公正原则，每一位患者都同样重要，药师应具有公正素质，恪尽职守、平等地对待每一位患者，合理地使用卫生资源。

2. 如果你是该药师，你将如何遵循沟通的基本原则更好地与医师沟通？

药师与医师沟通时应遵循尊重原则，在进入治疗团队前，应提前与医师沟通，介绍自己的工作内容和目的，争取医师的认可和支持。药师与医师沟通前要先了解患者的具体情况，准备好相关材料。发现患者用药问题，要先与医师沟通，不能擅自改变患者的用药。与医师沟通应先简要介绍自己和发现的问题，提出自己的建议和依据。沟通的言语要体现尊重，避免指责和教训。药师是给予医师治疗建议，而不是指示医师用药。药师与医师沟通时应考虑医师的职业压力和患者的情感需求，选择合适的沟通时机，避免当着患者的面提出异议。当与医师意见不一致时，要换位思考，避免争执。

（龚卫静　赵　娴）

第二节　职能部门的沟通

医疗机构职能部门，是指所属医院中承担管理职责，具有计划、组织、协调职能的部门，是医院管理中不可缺少的关键部门。医疗机构药事管理，是指医疗机构以患者为中心，以临床药学为基础，对临床用药全过程进行有效的组织实施与管理，以促进临床科学、合理用药的药学技术服务及相关药品的管理工作。药师是医疗机构药事管理的主角，同时承担着与医院药学相关的教学、科研工作。因此，药师与医院相关职能部门（如医务处、药学部、护理部、信息中心、医保部门、科技处、教育处、疾病预防控制处、感染管理处、医患关系协调办公室等）的有效沟通，是推进药事管理、教学、科研等各项工作顺利实施的重要保障。明确沟通对象，使用合适的沟通方式，是药师与医院各职能部门有效沟通的基石，是提升医院效能、推动医院发展的关键一环。

一、医务处的沟通

案例 7-2

近期，泌尿外科药师在审核医嘱的过程中发现，一些医师在进行经皮肾镜手术时，使用第三代头孢菌素头孢哌酮进行围术期感染的预防用药。此类手术切口属于Ⅱ类切口，革兰氏阴性杆菌为常见的可能污染菌，《抗菌药物临床应用指导原则（2015年版）》推荐使用第一、二代头孢菌素预防围术期感染。药师与医师多次沟通未果，遂逐级上报至药学部主任处。

药学部："您好，我是药学部负责人。"

医务处："您好！"

药学部："近期泌尿外科药师在审核医嘱的过程中发现一些医师在围术期抗菌药物的选择上存在不妥之处。一些医师在进行经皮肾镜手术时，使用第三代头孢菌素进行围术期感染预防，这与《抗菌药物临床应用指导原则（2015年版）》中推荐的抗菌药物品种不符。指导原则中对于经皮肾镜手术，推荐使用第一、二代头孢菌素进行围术期感染预防，直接使用三代头孢菌素可能会导致耐药的发生。由于我部临床药师多次与医师沟通未果，故请医务处督促相关医师改进。我们将泌尿外科存在此类问题的医嘱整理成文件，请您过目。"

医务处："好的，我们会密切关注这件事情。"

沟通结束后，医务处立即对相关情况进行核实，并督促相关医师进行改进。同时邀请药学部药师在泌尿外科开展围术期抗菌药物预防应用讲座，组织科室医师进行学习。

一个月后，药学部向医务处反馈，泌尿外科近1个月未发现有关围术期抗菌药物预防使用方面的错误医嘱。

医务处作为行政和临床的纽带，其重要性不言而喻。对临床科室而言，医务处是组织管理部门；对外交流时，医务处是医院内部的联络处。医务处的主要职责是负责医院医疗、医技管理工作；组织落实医疗技术和服务的标准、规范，负责医疗质量安全和医疗风险管理；负责医务人员依法执业工作；负责优化医务人员执业环境，维护其合法权益；负责建立防范医疗事故、医疗差错的管理措施；负责医院急诊工作；组织承担突发公共卫生事件的医疗救治；负责病案及病历质量管理等。

在日常医疗工作中，药学部需要在多方面与医务处进行密切合作，例如由医务处牵头，参与抗菌药物管理、医师药物治疗处方权的确立、基本药物的使用等。在一些情况下，医务处也在药学部与其他科室的沟通中起到纽带作用，将临床科室、药学部、医技科室与护理部等联系起来，促进工作的有效进行，例如由医务处组织和协调的重大急危重症患者的抢救与疑难病例的讨论等。

综上，药学部与医务处的有效沟通对提高药物治疗质量、优化药事管理工作流程、提高医疗工作效率等颇为重要。

案例 7-2 解析

感染是最常见的术后并发症,《抗菌药物临床应用指导原则(2015 年版)》是围术期抗菌药物预防应用的依据,正确地预防性应用抗菌药物有助于减少手术部位的感染,否则不能起到预防作用,可能导致耐药性的发生。药师在发现科室用药问题后,先与科室医师进行沟通,多次沟通无果后,向药学部报告,由药学部向医务处反馈情况,要求医务处对科室围术期抗菌药物预防使用问题进行管理与监督。医务处也核实相关情况,及时督促改进,并组织相关讲座进行宣教。在沟通过程中,药学部责任明确、任务清晰,且及时反馈问题改进成效以便持续推进工作;医务处重视问题,积极处理,起到领导与纽带作用。药学部与医务处的有效沟通提高了工作效率、改善了医疗质量。

二、药学部内部沟通

案例 7-3

某医药公司由于原料短缺,停止了规格为 25mg 硫酸氢氯吡格雷片的供应。心内科医生由于诊疗需要,向门诊药房询问该药为何无法开具。门诊药房遂向库房申领该药。

门诊药房:"你好,我是门诊药房王药师。请问 XX 厂家的 25mg 硫酸氢氯吡格雷还有库存吗?我们想申领 1 箱。"

库房:"不好意思,药厂那边说他们因为原材料不足现在已经不供应这个药了,我们这边也没有库存了。"

门诊药房:"是这样,心内的医师打电话来问几次了,他们那边患者需要用 50mg 硫酸氢氯吡格雷,现在我们只有 75mg 的,患者用药很不方便。现在还有其他厂家供应的规格为 25mg 的氯吡格雷片吗?"

库房:"我这边查询一下。有的有的,是 XX 厂家的,还是需要领 1 箱是吗?下次有什么药快用完了,可以提前过来申领。"

门诊药房:"好的,谢谢了。如果有药物因故无法正常供应了,也麻烦你们提前通知一下,我们好做应对。"

事后,库房和门诊药房药师一起将这件事反映给药学部负责人,建议其组织拟定一项药品供应的相关规定以防止此类事件的发生。

药学部既是医院药品供应管理部门,又有很强的专业性和技术性,是一个多功能、性质特殊、任务繁杂的科室。药学部的主要职责是贯彻执行国家有关药事管理法规,制订医院药事管理制度并监督实施;负责医院药品供应与质量管理,开展临床用药的卫生经济学研究;负责药品调剂、处方审核、用药指导等药学专业技术服务,组织药师参与临床药物治疗;负责监测、分析临床科室合理用药,提出改进方案并监督实施;负责药品不良反应、用药错误和药品损害事件的监测、报告与分析;负责制订医院药学学科建设及人才培养方案并组织实施等。药学部下设部门有临床药学科(或组)、药事监控科(或组)、药品供应科(药库、制剂室)、药品调剂科(门诊药房、急诊药房、住院药房)、静脉用药集中调配中心等,各部门虽然工作内容不同,但工作核心都围绕着临床合理用药展开,因此常常会因为药品在供应、使用、监护等方面存在问题进行协调,有效沟通是药学部有序、高效开展工作的基石。

案例 7-3 解析

药学部是负责医院药学工作的重要职能部门,是医院工作的重要组成部分,是提高医疗质量,保证患者用药安全、有效、经济、适宜的重要部门。药学部是医疗机构药事管理主体,药学部各科室在药品采购、供应、调剂、制剂、经济管理、临床药学、教学与科研工作中环环相扣，每个部门都发挥着其不可替代的作用，应在药学部主任的带领下，团结一致、加强沟通、责任明确、任务清晰，且及时反馈问题，共同保障安全合理用药。案例中的药品供应问题究其原因是门诊药房和库房之间沟通不足，但经过及时反馈并建议药学部负责人拟定相关规定后能在一定程度上避免此类事件的发生。

三、护理部的沟通

案例 7-4

　　某科室一护理人员将生理盐水、奥美拉唑和维生素 B_6 混合配液后准备给患者输注时发现溶液逐渐变成黄色，最后变成了黑色。该护理人员向其他护理人员询问未果，遂向药师寻求帮助。药师分析输注溶液配伍后向护理人员解释：奥美拉唑是一种碱性药物，能升高生理盐水的 pH，而维生素 B_6 又名盐酸吡多辛，含酚羟基，pH 为 3~4，两者混合发生酸碱中和反应，变色可能是维生素 B_6 的酚羟基在碱性条件下被氧化的缘故，所以两者不应在同一输液瓶中配伍。护理人员听后恍然大悟，向药师连声道谢。同时药师意识到了部分护理人员配液禁忌知识缺乏的问题，主动向药学部负责人汇报情况，负责人知晓后与护理部负责人进行了沟通：

　　药学部："护理部 XX 主任吗？我是药学部 XX。"

　　护理部："XX 主任您好。"

　　药学部："近期我们部门的药师在临床工作中了解到一些护理人员配制输液过程中存在配伍禁忌等问题，尤其是遇到本科室不常使用的药物时更易发生。所以我们组织药师将临床上常用药物的配伍禁忌和注意事项汇总成了一份表格，希望能够提供给护理部人员共同学习，提高护理质量，促进患者的用药安全。"

　　护理部："你们做的这项工作太有意义了。我们护理部一直想组织护士学习相关药学知识，因为苦于缺少专业的药学指导，所以一直没有开展起来。这次你们帮我们总结了这份表格，可真是帮到大忙了！"

　　药学部："您太客气了，谢谢您的肯定！药学部的职责就是让药师与其他医务人员一起做好患者的药物治疗工作，这是我们药学部应该做的。"

　　护理部："请问以后我们有其他药学知识想要学习，可不可以邀请贵部门的药师来为我们讲解和授课？专业的事情还是得专业的人来做。"

　　药学部："当然可以了，大家一起努力把临床药物治疗工作做好！"

　　护理部的主要职责是负责制订医院护理管理工作制度并监督落实；负责护理质量管理，组织落实护理服务的标准、规范；负责护理人员培训、考核工作；负责优化护理人员执业环境，保障合法权益；督促检查各项护理工作的落实，杜绝护理事故，减少护理差错的发生等。护理人员应对住院患者进行住院指导和健康知识教育，做好基础护理和生活护理，还应定期对各科室常备药品、器械物品的领取、保管和药品的使用情况进行检查。护理人员是药物治疗医嘱的执行者，是药物治疗过程最终的把关人，在药物的治疗和使用过程中扮演着十分重要的角色，而护理部承担着把控和监督护理人员临床护理质量的关键职责。因此，药学部与护理部的及时沟通是患者安全用药的重要保障。

案例 7-4 解析

　　案例中的药师在知晓该科室护理人员在配液环节存在的疑问后，第一时间帮助护理人员答疑解惑并及时向药学部负责人反馈情况。而药学部在了解上述情况后及时地将临床常见的配液禁忌编写为一份规范性文件，并与护理部进行沟通，提出组织护理人员集体学习药物配液禁忌知识的建议，护理部欣然采纳，从而最大程度地发挥了药师和护理人员共同保障患者用药安全的积极性。

四、信息中心的沟通

案例 7-5

　　为了使医院临床用药更合理、更规范，有效地保障患者的用药安全，医院将于近日上线药物治疗审方系统，利用信息化手段为临床医师提供更好的药学服务，从而提高医疗质量。就该系统在临床使用中的一些可能存在的问题，药学部负责人与信息中心负责人进行了沟通。

　　药学部："信息中心 XX 主任吗？您好！关于医院将上线的审方系统，有一些关于系统使用的事项想和您交流一下，您看现在方便吗？"

　　信息中心："现在有空的，这个系统在使用过程中有什么问题吗？"

　　药学部："审方系统可在医师开具处方后立即审查处方的合理性，将不合理的处方返给医师，减少用药问题。但各科室由于诊治疾病的不同，对医师的处方要求是不一致的，审方系统的审方规则如果统一的话，就可能会出现审方偏差，耽误医师的治疗。"

　　信息中心："嗯，这个情况我们也考虑过。你们药学部有什么解决办法吗？"

　　药学部："我们药学部临床药师分布在医院各个科室，对各科室的临床用药也比较了解。我们讨论后有一个建议，想请您开放药师修改审方规则的权限，药师根据各个科室实际情况设置有针对性的审方规则，同样的药品不同科室使用，可以使用不同规则进行审核。您看这个系统可以实现吗？"

　　信息中心："您的这个提议非常好，由贵科来设置具体的审方规则，贵科比系统更懂临床用药，更了解患者具体病情，这样的审方系统才更利于临床的药物治疗。但我觉得这样做会存在一个问题，修改规则的人员太多不利于管理，也不利于系统的维护。"

　　药学部："您说得对，我们将安排专人统筹负责，制订规则调整规范及操作流程，审核规则修改申请并进行相应修改，保障此项工作的规范性、科学性及严谨性。"

　　信息中心："如果这样的话，那应该就没有什么问题了。"

　　药学部："好的，那我立即安排具体药师专门负责规则修改。麻烦您了！"

　　信息中心："不客气！"

　　信息中心利用现代化的管理知识和网络化的微机系统收集处理医院信息，从而为医院提供更有价值的信息服务，是医院重要的职能部门。信息中心负责药学相关管理系统的工作包括药房药库系统、处方点评系统、医嘱点评系统、合理用药指标监控系统以及不良反应上报平台等，各部分相辅相成，贯穿药师工作始终。药学部门与信息中心通过有效沟通，可以促进药学相关管理系统的完善，改善药师的工作流程，提高药师工作效率。

案例 7-5 解析

　　建立健全医院信息系统目前已成为医院发展中必不可少的一部分，药学部与信息中心通过沟通，根据专科用药指南及相关专家共识以及系统使用过程中发现的新问题可以对药学相关管理系统不断进行修改、完善。

五、医保部门的沟通

案例 7-6

为满足临床药物治疗需要，医院拟引进一新药。药品库房已完成新药引进流程，于上周二向医保部门提交价格及医保信息关联申请。现已过去一周，临床医师来电咨询为何 HIS 系统中仍无法开具该药，故药品库房负责人电话咨询医保部门相关人员。

药库："老师您好，我是药库李药师，我想了解一下我们科上周提交的新药 XXX 建库申请为什么显示的还是待审核啊？临床的医师打电话来问过好几次了，开不出药来，医生和患者比较着急。"

医保部门："李药师您好，我们并没有接收到关于建库相关的通知，稍等一下，我帮你查询一下。"

药库："好的，应该是上周二提交的。"

医保部门："我查询到一条关于药学部信息，按照正常流程预计要一周时间，但没有人员来沟通，我们就没做加急处理。"

药库："原来是这样，是我们在提交申请时没有做加急标记，不好意思。现在临床的医师着急使用，您看能不能加急操作一下，我们也好尽快上架，让患者早点儿用上药品。"

医保部门："好的，我们尽快处理。"

药库："好的，谢谢。"

医保部门："不客气。"

一天后，药物的建库工作完成，药库及时上架药品，保障了临床药物的供应。

医保部门的主要职责是贯彻执行医疗保险等相关政策和法律法规，建立健全医疗保险管理工作的规章制度；做好来院就医参保人员的服务工作，按照政策解答来电、来访咨询；审核参保人员、公费医疗人员的医疗费用，按政策确定报销范围；负责给临床医师进行医保政策的培训工作，规范医疗行为，确保医保基金合理使用；负责医疗保险相关文件、业务资料及内部档案管理资料收集、整理、归档等工作。为了医院各项计划目标的实现，药师与医保部门应密切合作，加强沟通，相互协调，依据正确的政策法规，及时排除各种障碍，保障临床药物治疗，促进医院正常运转与工作全面发展。

案例 7-6 解析

公立医院是医保主战场，医保工作是一项集政治性、政策性、业务性于一体，对医院工作人员提供咨询服务等的重要工作。在本案例中，通过药库药师与医保工作人员沟通交流，落实了药品医保政策，推进了工作流程优化，保障了患者利益。所以药师应掌握尽可能多的沟通技巧，进一步加大药学部与医保部门沟通力度，促进医院工作的正常进行。

六、其他职能部门的沟通

案例 7-7

药学部："王主任，我是药学部的教学秘书小林，药学部新一届的研究生已经完成学校的课程学习，现在可以来医院进行临床实习，请问具体进行什么流程呢？"

教育处："新入院学生需要先由药学部提交名单到教育处报备。"

药学部："好的，那我统计完学生信息后发给您。"

教育处："我等会把学生需要交的材料发给您。"

药学部:"到时候是让他们自己交过去,还是需要我们统一收集办理呢?"

教育处:"他们自己过来办,因为还需要他们填报到表呢。"

药学部:"好的,有二十个学生,具体什么时间段过去呢?"

教育处:"周四上午他们过来统一办理。"

药学部:"好的,谢谢,我到时候带他们过去。"

周四上午多数同学已经报到,但有同学因身体原因无法前往医院。

药学部:"王主任,不好意思,有位同学因身体原因今天无法报到,可以之后补办材料吗?"

教育处:"这个情况我了解了,让他之后再过来补交申请材料就行,行程码、健康码记得要报到前一天的。"

药学部:"好的,谢谢您。"

教育处:"不客气。"

第二周该学生顺利完成入院报到。

教育处作为医院的重要部门,在医院教学工作、学生和人才培养工作上发挥着举足轻重的作用。其主要工作包括学生见习、实习教学、进修学员实习、毕业后教育、外出进修学习、继续医学教育、临床技能培训、安全风险教育等。药学部门应加强与教育处的沟通交流,及时了解学生当下的学习和个人情况,调节学生心理状态;药学部门也可以通过与教育处沟通合作,合理调整进修学员的考试考核。

除了医务处、药学部、护理部、信息中心、医保部门,医院的其他职能部门(如教育处、党委办公室、院办公室、人力资源处、门诊部、科技处、保卫处、财务处、总务处、规划建设处、审计处、疾病预防控制处、感染管理处、运营管理办公室、宣传中心、医患关系协调办公室、医学工程处等)也是药学部门的沟通对象。

案例7-7解析

该案例中的药学部药师与教育处工作人员的沟通合理、有效:①在学生还未报到前,药师提前向教育处报备,提供新生名单;②药师主动询问报到事项,约定报到时间,确定新生人数,有助于工作的顺利进行;③药师在出现特殊情况时得及时沟通,让教育处及时了解情况,确保学生能完成报到流程。因此,在日常工作中,药师要加强与教育处的沟通,促进工作顺利开展。

(赵志刚 杨 莉 凌 俐)

第八章 社会群体的药学沟通

学习要求

记忆：与媒体、企业进行药学沟通存在的问题。

理解：与公众、国际同行进行药学沟通的目的。

运用：与公众、媒体、国际同行进行药学沟通的内容与注意事项。

第一节 公众的沟通

案例 8-1

为进一步宣传合理用药知识，提升公众药品安全素养，近日，某医院药学部开展"药师进万家"公益活动，为社区居民提供用药科普和义诊服务。在义诊环节，刘爷爷向药师咨询了用药相关问题。

刘爷爷："药师，您好，我想咨询一个用药相关的问题。"

药师："爷爷您好，您请坐。请问您具体要咨询什么问题呢？"

刘爷爷："是这样的，我大概一年前做了胃切除手术，出院后我非常注重饮食，按照医师的交代少食多餐、细嚼慢咽，医师不建议吃的食物我也一直都没碰。但我发现我的体重一直没增加，请问这是正常情况吗？"

药师："爷爷，我非常理解您的心情，一般情况下，胃癌术后半年至一年半时体重会降到最低点，随后体重会逐步稳定并增加。因此您的情况属于正常现象，请您不用担心。只要您保持良好心态，坚持合理饮食，适当锻炼并定期复查，体重会稳步增加的。"

刘爷爷："那我就放心了！对了，我看身边部分病友都在买什么营养粉喝，说对补充营养很有帮助，我前几天也让我儿子帮我买了一桶，你能帮我看看适合我吃吗？"

药师（接过刘爷爷的"营养粉"，并仔细阅读产品说明）："爷爷，通常情况下，医师推荐术后有进食受限、消化吸收障碍等症状的患者服用肠内营养粉剂来改善营养状况。您的饮食状况良好，也没有消化吸收相关的问题，所以您可以不服用肠内营养粉剂。而且我仔细看了一下，您儿子给您买的其实是蛋白粉，并不是肠内营养粉剂。"

刘爷爷（表情困惑）："啊？这个不是营养粉啊，我以为蛋白粉和营养粉是一回事呢！"

药师（保持微笑）："爷爷，其实肠内营养粉剂和蛋白粉可是有很大区别的，我来为您讲解一下。肠内营养粉剂的主要成分是氨基酸、脂肪、碳水化合物和微量元素等营养物质，是可以完全替代常规饮食的。但蛋白粉主要成分只有蛋白质，主要用途是提高人体免疫力，不能完全替代常规饮食，术后如果只服用蛋白粉甚至可能会使体重下降。"

刘爷爷："好的谢谢你！幸好今天来咨询了一下，不然我还分不清呢！"

药师："刘爷爷，这是我们药师应该做的。"

请思考以下问题：

1. 该案例反映了公众对药师的哪些需求？药师应如何满足公众的需要？

2. 药师可采取哪些方式或途径促进与公众的沟通？

一、沟通目的

（一）公众对药学服务的需求

《"健康中国2030"规划纲要》提出，要立足全人群和全生命周期两个着力点，通过公平可及、系统连续的健康服务，实现更高水平的全面健康。WHO提出药师要作为健康促进者，向公众提供优良的药学服务。随着现代社会的发展和医学技术的进步，公众对健康管理开始重新审视和格外关注，对药学服务的需求日益增长，具体体现在以下几个方面。

（1）健康知识和医疗信息的需求。随着人民生活水平的提高和我国公共健康长期发展规划目标的不断完善，公众不仅开始关注疾病的治疗和预后，更关心疾病的预防、监测和自我管理。公众希望从专业人士那里获得更科学、专业和全面的健康咨询与指导，帮助自己和家人保持健康，提高生活的质量。因此，药学人员作为公众医疗健康管理团队中不可或缺的一员，可以利用社交媒体、网络平台等方式为公众进行健康科普宣教，为公众提供药学服务，保障公众健康需求。

（2）慢性病预防管理和合理用药的需求。慢性病是影响国家经济社会发展的重大公共卫生问题，加强慢性病管理是医疗服务的重要内容之一。尽管尚未罹患慢性病，但公众需要关注慢性病的预防和管理，更需要以药师为主导的慢病管理服务，为其提供慢性病咨询、风险评估、综合干预与管理等药学服务。通过与药师沟通，公众希望获得关于药物有效性、安全性等方面的可靠信息，同时希望得到个体化的治疗方案和专业的用药指导，以确保进行有效的健康管理。

（3）以全生命周期为中心的健康管理模式的需求。全生命周期的健康管理是对个体或群体从胚胎到死亡全生命周期的健康进行全面监测、分析评估、提供咨询和指导、对健康危险因素进行干预的全过程。药师通过及时的健康宣教和健康咨询，建立药师与公众之间的信任，引导公众主动积极参与健康与疾病管理，提高公众对健康问题的认识和应对能力。

公众对药学服务需求与日俱增且具有多样性，这就要求药师积极参与公众沟通，深入了解公众的需求，从而提供公众真正需要的药学服务。

（二）公众沟通的作用与价值

国际药学联合会提出药师要在提高公众自我保健意识、开展健康教育、鼓励公众做出更好的健康选择等方面发挥重要作用，以改善和促进公众健康。药师与公众沟通的作用与价值，主要体现在以下几个方面。

（1）提升公众健康水平：公众通过与药师沟通，不仅可以提升个人的健康意识，还能够将个人了解到的健康资讯、养生方法、疾病预防知识等传递给身边的人，从而扩大了健康信息的覆盖面，提升了公众的整体健康水平。

（2）提升药师药学服务能力：与公众的沟通不仅仅能为公众及社会带来益处，还能激励药学人员强化自身专业素养、提升药师在公众中的认可度和接受度。当公众具备较高的健康素养时，就能够更合理地利用医疗资源，如适时就医、谨遵医嘱等。这有助于减轻医疗系统的负担，提高医疗资源的利用效率，使有限的资源能够更好地服务于有需要的人群。

（3）有利于促进全民健康目标的实现："健康中国2030规划"是我国为实现全民健康而制定的一项具有深远意义的战略规划。全民健康目标的提出旨在增进公众的健康，确保人人都能享有基本的卫生服务。药师可以为公众提供针对性的疾病管理知识和用药指导，帮助公众更好地照顾自身健康，正确、合理地使用药物。

二、常见沟通内容

根据公众对药学服务的基本需求，药学服务的沟通内容分为药学知识的科普与宣教、疾病的预防与保健两个方面。

（一）药学知识科普与宣教

药学知识科普与宣教对于公众正确使用药物非常重要，它可以帮助公众理解药物的功效、用法用量和不良反应等，使公众更安全、有效地进行药物治疗。此外，药学知识普及还可以促进公众对药物治疗的理解，提高用药依从性，帮助患者更好地管理疾病并改善健康状况。具体沟通内容应根据公众的需求及时调整，主要包括以下方面。

（1）药物基本知识：介绍药物的作用机制、分类、剂型、剂量、给药方式等基本概念和知识，帮助公众正确认识和使用药物。

（2）药物不良反应：介绍药物不良反应的概念、类型、预防和处理方法，提高公众对药物安全性的认识和意识。

（3）合理用药知识：强调合理用药的重要性，针对不同疾病和症状，介绍合理的药物选择、用药时机、用药剂量等方面的知识。

（4）特殊人群用药：针对儿童、孕妇、老年人等特殊人群，介绍特殊人群的用药特点和注意事项，确保特殊人群用药安全有效。

（二）疾病预防与保健

随着整个社会对于健康管理目标的转变，健康教育、疾病预防已成为重点。对于患有慢性疾病以及有患慢性病倾向的人群，药师可以从生活方式、饮食、运动、疾病管理等方面正确引导，以进一步促进他们的健康；对威胁公众健康及公共卫生的高风险疾病，药师应积极与公众进行沟通，沟通的内容包括介绍主要症状、注重个人卫生和接种疫苗等。主要包括以下方面。

（1）慢性病预防与保健：药师首先需要向公众普及不同慢性病的发病机制、主要症状和诱发因素等信息，并告知公众应重视慢性病的预防与保健措施，如在饮食方面，注重少食多餐，减少高脂、高盐食物的摄入，多食用优质蛋白；在运动方面，应循序渐进、持之以恒，保持适当的运动；在生活习惯方面，应减少熬夜、饮酒和吸烟等高危诱发因素对身体的影响，保持良好的生活作息。

（2）传染病预防与保健：药师应向公众介绍不同传染病的主要症状和传播途径，重点围绕预防措施向公众进行宣传教育，如保持良好的卫生习惯，勤洗手，多通风，注意防寒保暖；在疾病流行季节，应尽量避免到人员密集的公共场所；养成良好的生活规律，保持充足的睡眠，适量运动，平衡膳食；及时接种相关疫苗，出现传染病症状时，应及早就医，居家休息等。

（3）药品与保健品的区别：药师应向公众普及药品和保健品的区别，强调药品主要用于治疗疾病、缓解症状或改善患者的健康状况，而保健品主要用于促进健康、强化营养、提高免疫力，通常不具有治疗疾病的作用。

案例 8-1 解析

1. 该案例反映了公众对药师的哪些需求？药师应如何满足公众的需要？

该案例中刘爷爷的困惑也代表了公众对用药和疾病康复知识的需求。该案例所反映的对药学服务的需求包括：①健康状况与疾病管理，例如案例中患者术后对于体重未能增加的担忧；②药品与保健品的区分，具体表现为患者对肠内营养粉剂和蛋白粉主要成分与功效的混淆。

药师针对以上需求可通过多种方式提供药学服务：①线下健康宣教：药师通过社区公益服务活动等方式面对面地与健康人群进行沟通，及时解答群众日常生活中用药或疾病相关的问题；②纸质宣传教育材料：对于有需求的群体，药师可制作纸质材料，用通俗易懂的语言总结相关知识。本案例体现了药师在线下科普义诊时面对患者术后普遍存在的疾病和用药问题所提供的药学服务。

2.药师可采取哪些方式或途径促进与公众的沟通？

除了上述案例中采用的线下健康宣教的沟通方式，临床实践中还可借助多媒体与互联网，通过不同方式扩大传播与影响。例如，在公众号中解答公众的问题、制作视频短片普及用药常识、在互联网上发布科普短文等。

（李　歆　苏文斌）

第二节　媒体的沟通

案例 8-2

2011 年 9 月，一名患儿家长向 A 市某媒体爆料：被 A 市儿童医院疑为"先天性巨结肠"要求进行手术的幼子，在省会 B 市儿童医院只开了八毛钱的药，孩子的病就治好了。该媒体随后以《医院要动十几万元的手术，最终 8 毛钱治愈》为题大肆报道，有的网站对新闻标题又进行了修改并转载。这就是网络上闹得沸沸扬扬的"八毛门"事件，也被国家卫生健康委员会列为 2011 年中国十大卫生新闻。十几万元和八毛钱之间的巨大悬殊把 A 市儿童医院推向了舆论的风口浪尖，一时间 A 市儿童医院被千夫所指，该院成了高收费盘剥患者的典型，来自社会各界的谴责给医院带来巨大压力。

媒体是连接医院与患者的重要纽带与桥梁，其信息传播、舆论导向、舆论监督等方面的优势在构建和谐医患关系中非常重要。尤其是进入 21 世纪后，新媒体发展迅速，已经成为公众获取信息的主流渠道。相对于传统意义上的广播、报刊、电视和户外传媒四大媒体而言，新媒体具有开放性、即时性、互动性等特点，可以使用户快速获得所需要的信息，为公众提供信息传播和交流的开放性平台。

医疗卫生服务是社会关注的热点之一，也是媒体宣传的焦点之一。新媒体的出现对公共健康产生了巨大影响。但必须认识到，新媒体虽然可以提供便利的服务，但也存在许多隐患。近年来，医患关系一直是社会公众热议的话题，公众对于医患关系的关注度也随着新媒体报道的增加而持续升高。因此，主动加强与媒体的沟通，自觉接受媒体的监督，发挥媒体的疏导、协调作用，对于不断提高医疗水平和服务质量，更好地为人民群众的医疗、健康服务，构建和谐的医患关系均具有十分重要的作用。

一、媒体报道存在的问题

与传统媒体相比，以互联网为代表的新媒体呈现出信息发布主体多元化、舆论内容片面化、传播方式迅速化等特点，这给构建和谐医患关系带来新的挑战。

（一）负面报道

部分媒体因为利益的驱使，为博取眼球，增加新闻的曝光度和点击量，会更加关注和倾向报道关于医患关系的负面新闻。这些负面新闻大量集中涌现，会加剧医患之间的不信任，导致医患关系恶化。据不完全统计，2018 年网络媒体就曝光了至少 12 起典型暴力伤医的案例，如某部后勤学院附属医院的 47 岁医师在出诊的过程中被 3 名歹徒刺中数刀后不治身亡。不仅如此，甚至还有一些媒体平台为了利益和所谓"流量"、"热度"，不惜对新闻进行处理和加工，或夸大其词或断章取义，向公众呈现不实信息。

（二）碎片化及片面性报道

当今社会，网络媒体凭借其无所不在、无所不包和无所不能的嵌入特征，已经成为影响社会和人们生活的重要角色。网络媒体在带来便捷的同时，也容易导致人们认识的局限。一方面，患者对自身疾病或治疗效果存在认知的缺陷。另一方面，由于媒体之间竞争激烈，遇到医疗纠纷事件，为了追求信息的时效性，没有深入调查事件，仅听片面之词，就抱着同情"弱势群体"的心态，迎合公众的阅读需求，夸大其词、断章取义地报道医疗纠纷事件使医患关系恶化。

（三）报道存在专业知识局限性

医学是一门研究人体的科学，具有很强的专业性、特殊性和复杂性。新媒体提供的医学健康知识纷繁复杂，非医学专业人士无从辨识真假。而媒体记者的专业医学知识往往比较缺乏，普通群众更是无法正确理解医学专业术语，相关信息的发布又缺乏专业部门的监督，无法保证医疗事件报道本身的真实性和专业性，从而导致大众对事件产生错误的理解和判断。

二、媒体的沟通

医疗纠纷和医疗事故，是社会舆论和新闻媒体历来关注的焦点之一。通过媒体报道，医院往往处于被动地位，社会舆论大多倾向于患者，这不仅对当事医院，还对整个医疗行业都产生了严重的负面影响。事实上，医院和新闻媒体不是对立的关系，而应是互相理解、互相支持的关系。新闻媒体在维护医院正当权益中可以发挥无可替代的作用。因此主动加强与媒体的沟通、互动、合作，自觉接受媒体的舆论监督，对于医疗机构提高医疗服务质量，构建和谐医患关系十分重要。

（一）通过沟通发挥舆论导向优势

医疗机构作为重要的新闻题材产生者，需要做好医疗新闻资源的管理工作。在日常工作中，应加强与媒体的合作和沟通，通过近距离的多频次接触，使媒体深入了解医疗服务工作的艰巨性、专业性、复杂性和不确定性。充分利用现代新媒体，向公众普及医疗卫生常识并积极进行宣传教育，让更多患者在接受治疗时都能了解医疗行业的特殊性、复杂性和高风险性，学会换位思考，改变就医观念，降低过高的期望值，积极配合治疗，从而使患者对无法避免的不良后果给予充分理解。

医院要建立危机处理机制和预案，要对危机处理人员进行培训，尤其是与媒体沟通技能的培训。一方面要充分准备面对媒体的回应方式，尽快掌握相关材料和事件的真实信息，对媒体就纠纷可能提出的问题和质疑进行预判和梳理。另一方面，事故危机处置部门要密切关注相关网站、论坛和微信公众号等平台，随时掌握舆情走向，制订好应对措施，准备好相关材料，如果有涉及损坏医院形象的不实报道，应及时启动调查程序；对不实报道要拨乱反正，引导媒体在实际宣传报道中保持更中立的态度，科学真实地报道相关事件信息，把握危机事件处理的主动权。

（二）理解和支持媒体的社会监督职能

舆论监督是媒体的职能之一。医院作为社会的组成部分和人民群众生活必需的重要服务机构，必然受到社会舆论的监督。新媒体的开放性使得许多医患矛盾和纠纷问题通过网络报道的形式呈现在大众面前。使媒体在医院维护自身权益中发挥作用，就必须要处理好与媒体的关系，要理解和支持媒体的社会监督职能。这些媒体监督和公众的迅速反馈能够对医疗领域内部存在的不正之风起到震慑和监管作用。实事求是、真心善意地批评，是医疗服务质量不断提高的催化剂，是医院不断提高医疗服务水平的推动力。媒体的监督能够促进医务工作者端正行为作风，以高标准严要求对待自身工作，减少由于工作失职而导致的医患矛盾。

（三）利用新媒体普及大众医学知识

医患间信息不对称的问题是引发医患冲突频发的一个重要原因，加强医患沟通能够有效改善医患关系，拉近医师与患者之间的距离，更好地帮助医师了解患者，为患者提供更好的医疗服务和就医保障。近年来，医务工作者以自媒体和医疗信息交互平台等作为学术和舆论阵地，提供医疗咨询、开展医学科普、介绍疾病预防等，建立了新型医患关系和医患沟通模式。利用网络平台与患者建立联系，不仅能增强医患之间的信任，也能及时地发现问题，解决问题，对一些不实的信息作出回应，正确引导网络舆情的走向。

（四）利用新媒体弘扬医疗领域正能量

新媒体拥有丰富的载体形式和庞大的用户群体，其自由性和开放性能够让公众打破时间和空间的阻碍，足不出户就可以通过互联网了解到最新信息。由于新媒体传播的信息往往对于公众的认识存在一定的引导性，因此，药师应充分利用新媒体的优势，积极宣传关于医疗机构的正面形象以及医务工作人员救死扶伤的典型个人案例，传播社会正能量，减少公众对于医疗领域的偏见和不信任。例如在 2014 年，B 省医疗机构与新浪网进行合作，对医务工作者们进行了 300 多次的正面宣传报道。这些医师的感人事迹在很短时间内引起热议，公众纷纷通过评论和转载，进行反馈和传播，引起了关于医患问题良性的社会反响，对医患关系的和谐发展起到了很好的促进作用。

案例 8-2 解析

上述案例中讲述的纠纷在社会中引发了严重的医患信任危机，因"八毛门"事件影响，A市儿童医院多名患儿家属拒做手术，导致病情恶化。事件发生两天后，A 市儿童医院才召开新闻发布会解释道：所有诊断治疗符合诊疗规范，患儿在 B 市和 A 市是处于不同疾病阶段，当时要求患儿做造瘘活检手术有指征。十几万元手术费用的说法是家长杜撰，医院从未提及，手术费用约需两万元。八毛钱的药物是否治好了孩子的疾病？并没有，其间患儿病情反复，直到 1 个多月后，家长带患儿在 D 市医院确诊为"先天性巨结肠"并进行手术治疗。家长通过媒体向 A 市儿童医院表达了深深的歉意，这起引发全社会声讨的医疗纠纷才最终落下帷幕。

（鲁　茜　陈心怡）

第三节　国际同行的沟通

案例 8-3

为提高药师的学术水平及药学服务能力，拓宽药师的学术视野，近日，某医院药学部组织药师参加了中国药学会主办的"国际药师论坛"。会议期间，某医院陈药师听取了国外 A 药师进行的学术演讲，并和 A 药师进行了交流。

陈药师："您好，我是来自某医院的陈药师，主要工作是抗菌药物临床应用管理。我对贵院药学部开展的非复杂性尿路感染追踪评估项目非常感兴趣。想请问一下，贵院药学部是如何对非复杂性尿路感染患者进行抗感染治疗和追踪管理的？谢谢！"

A 药师："您好，非常感谢您提出的问题，希望我能很好地回答您。早在 40 年前，我们州就已经开始允许药师与医师签订合作诊疗协议。该合作诊疗协议是基于医师与药师的团队合作关系，赋予药师部分处方权。首先，州的立法部门需要通过法案，允许合作诊疗协议形式。随后，意向合作的医师与药师共同确定协议的具体内容，并签订合作诊疗协议。协议内容包括医师将特定患者转诊给药师；药师拥有部分处方权，如选择、开始、调整或停止治疗方案；药师可以开具并评估相关的实验室检查；药师对患者随访进行记录等。我所在医疗中心的医师在初诊后会将诊断明确的非复杂性尿路感染患者转诊给抗感染专业药师，药师通过药物治疗管理（MTM）的方法，按照协议规定，评估、调整患者的抗感染方案，规划其需要的抗感染疗程，并在患者出院后与其所在社区药房建立联络，进行定期的复查追踪，确保患者得到有效的抗感染治疗。"

陈药师："非常感谢您的分享，我想这样的工作管理流程值得我们在抗菌药物临床应用管理中借鉴学习。非常期待有机会再次与您交流学习。请问我能留下您的联系方式吗？"

A 药师："谢谢您对我们工作的认可，希望我们的工作经验能对您有所帮助。我的邮箱地址是：xxxxxx@live.com，您有任何问题都可以发邮件给我，期待与您的进一步交流。"

请思考以下问题：

1. 该案例中药师与国际同行沟通的目的有哪些？
2. 该案例中药师与国际同行沟通时应遵循哪些注意事项？

一、沟通目的

20世纪70年代，欧美国家率先推行了以患者为中心的药学服务模式。经过数十年的探索实践，欧美国家已构建了较为完善的药学服务制度体系和人才培养体系。我国药师的药学服务工作尚处于发展阶段，因此，通过与国际同行的沟通与交流，可以跟踪国际药学服务研究新进展，学习国际先进的药学管理及药物警戒模式，借鉴国际药学服务人才培养体系等，这对于提升我国药师的药学服务能力尤为重要。

（1）跟踪国际药学服务研究新进展。近年来，国际药学服务相关的研究进入蓬勃发展时期，通过与国际同行的沟通与交流，不仅可以紧跟国际药学服务研究进展，还可以学习掌握最新的研究方法。例如国际药学联合会提出的药学实践研究体系及方法论、MTM 大数据的科学应用等。

（2）学习国际先进的药学管理模式。国际同行在药学服务领域建立了先进管理模式，如药物供应链管理、药物经济学评估、药师参与临床决策、MTM、药师在医保中的专业价值、抗凝门诊分级管理、社区慢病管理等。

（3）学习国际药物警戒实践模式。国际社会中药物警戒关注重点可以概括为以下几个方面：药品不良反应，药物误用、药物滥用、假药和劣药，药品过量引起的急慢性中毒、药物的相互作用、药物的用法错误等所致、潜在的药品安全性问题。

（4）借鉴国际药学服务人才培养体系。以美国为例，从 1992 年起只有取得博士学位（Pharm. D）的药师才可从事药学服务工作，如果选择进入医院成为临床药师，还需要经历 2 年的住院药师培训。通过与国际同行的沟通与交流，可以了解国际药学服务人才培养的最新模式，从而为优化我国的药学服务人才培养模式、构建高质量的药学教育体系提供借鉴。

二、沟通途径

除了面对面以及常用的电子邮件与国际同行的沟通与交流外，还可以通过国际药学学术组织、国际药学学术期刊、社交媒体和专业网络等途径与国际同行进行沟通与交流。

（1）国际药学学术组织：国际药学学术组织通过召开学术年会和征集学术论文，促进全球药师交流学习最新的研究成果，推动药学服务不断发展。影响较大的国际药学学术组织有国际药学联合会（International Pharmaceutical Federation，FIP）、美国药学会（American Pharmaceutical Association，APhA）、英国皇家药学会（Royal Pharmaceutical Society，RPS）等。

（2）国际药学学术期刊：药师可以通过阅读国际药学期刊如 *Journal of the American Medical Association*（*JAMA*）、*Nature Reviews Drug Discovery*、*Journal of Medicinal Chemistry* 等发布的最新的研究成果，跟踪国际同行研究动态，拓宽自身的学术视野。例如药师通过阅读 JAMA 上发表的有关药学服务研究的文章，发现药学服务联合互联网可改善高血压患者的血压，借鉴此研究，药师优化了自身的药学服务工作。

（3）社交媒体和专业网络：随着信息技术的高速发展，药师可以通过多种社交媒体和专业网络，如 LinkedIn、ResearchGate、Academia.edu、Pharmacy Times 等与国际同行保持紧密联系。通过 LinkedIn 社交平台，药师可以加入药学专业群组，与国际同行进一步交流工作经验；通过 ResearchGate 学术交流平台，药师可以学习国际同行分享的研究成果并与其在评论和私信里进行讨论交流。

三、沟通注意事项

与国际同行进行沟通交流时，需要克服胆怯心理，做到敢于沟通、善于沟通。同时，要提前做好沟通的准备，包括：确定沟通的内容，选定并了解沟通对象，并做好充足的准备。在与沟通对象围绕专业领域内容进行沟通时，提出自己感兴趣的话题，向其虚心请教，进行真诚的沟通。除此之外，在与国际同行沟通交流时还要注意以下事项。

（1）语言障碍问题：虽然英语是国际交流的主要语言，但并不是所有药师都能流利使用英语，尤其在药学专业术语方面，例如我国的中医药，因其蕴含丰富的文化内涵和哲学思想，难以用简单的外语词汇准确表达。因此，沟通双方可能因语言不通而导致信息传递不畅，影响交流效果。为避免语言沟通障碍，药师应加强英语的学习，特别是针对药学专业术语的翻译和表达。在沟通过程中双方可以适当借助手势，帮助表达与理解，保障沟通的顺利进行。

（2）文化差异的问题：不同国家和地区的文化习俗、思维方式、价值观等存在差异，可能导致对沟通问题的理解和处理方式不同。因此，在与国际同行交流时，应当提前了解并尊重其习俗，避免产生误解。鉴于各国政治体制和宗教文化的差异，在沟通过程中，药师应当做到"六个必须"，即必须做到坚持原则、必须体现大国担当、必须树立系统观念、必须坚持守正创新、必须发扬斗争精神、必须发挥制度优势。

（3）知识背景差异问题：各国药师的知识背景差异主要体现在受教育程度、专业认证情况、工作内容等方面。这种差异不仅反映了各个国家医疗体系的差异，也体现了对药师职业定位的不同理解。因此，在与国际同行沟通交流中应充分考虑这些差异，通过提升教育水平、完善专业认证制度、拓展工作内容、推动国际合作与交流等多种措施逐步解决这些问题。

（4）政策与法律差异问题：欧美国家临床药学发展较为成熟，在政策法律层面也较为完善。例如美国有专门的《药师法》和《药房法》作为基础，部分药师拥有协议处方权，在协议医师的处方权限下，有权对处方进行修改，如停药、修改剂量、换用药物等。除此之外，美国拥有针对药师的绩效评估架构。因此，在借鉴欧美国家药学服务相关政策法律的成功经验时，需要结合国内现状开展工作，不可生搬硬套。

案例 8-3 解析

1. 该案例中药师与国际同行沟通的目的有哪些？

该案例中药师与国际同行主要围绕非复杂性尿路感染追踪评估项目和国外抗菌药物临床应用管理流程的内容进行沟通，该案例所反映的药师与国际同行沟通的目的：学习国际先进的药学管理模式。具体表现为案例中陈药师提问如何实现对非复杂性尿路感染患者的抗感染药物应用管理和追踪管理，随后 A 药师详细介绍了其医院全程药学管理模式工作流程。通过此次与国际同行的学术交流，陈药师学习借鉴了国际成熟的药学管理模式工作开展流程，为其今后开展药学管理工作提供参考。

2. 该案例中药师与国际同行沟通时应遵循哪些注意事项？

该案例中，陈药师在与国际同行沟通时主要应遵循以下注意事项：①法律与政策差异问题：具体表现为国外 A 药师的非复杂性尿路感染追踪评估项目基于该国的合作诊疗协议法案，由于我国相关制度体系与法律法规与欧美国家不尽相同，陈药师在向国际同行借鉴学习时，应结合国内法律政策的实际情况开展工作，不可盲目生搬硬套。②知识背景差异问题：具体表现为欧美国家的药师需要接受更为严格且目标明确的阶段性逐级培训，本案例中陈药师围绕非复杂性尿路感染患者抗感染药物应用管理和追踪管理与 A 药师进行沟通交流，可以学习 A 药师的药学服务模式与内容，还可以拓宽专业视野、拓展工作内容。因此，与国外同行交流沟通中，应注意知识背景的差异问题。

（林　妍　陈大宇）

第四节 企业的沟通

案例 8-4

2024 年 2 月 8 日，患者顾女士因"四肢乏力、吞咽困难 3 天并持续加重"被送往某医院急诊中心，并诊断为 A 型肉毒素中毒，紧急需要一种特定的解毒药物进行解救。急诊中心王主任立即联系医院药学部，请求紧急采购特定的解救药物。由于该药品为国家储备药物，药学部随即联系医院应急办公室，在应急办公室协助下联系到该药品生产企业，与其沟通并申请紧急调配。药品生产企业了解情况后，立刻启动紧急响应机制，确保药品能够以最快速度送达医院。在医院、企业等各方通力协作下，一条生命救援的快速通道被迅速搭建，A 型肉毒毒素抗毒素在最短时间内从生产企业发出，通过专业空运冷链物流，顺利抵达医院。顾女士的病情在特定解救药物的作用下很快得到了控制，几天后便康复出院。

请思考以下问题：

1. 该案例反映了在医疗机构与药品企业沟通中有哪些关键需求？
2. 医疗机构药师可采取哪些方式或途径促进与企业的沟通？

一、与企业沟通存在的问题

企业是医疗机构的重要合作伙伴，在提供医疗产品与服务、推动医疗技术发展、促进医疗知识普及等方面发挥着至关重要的作用。特别是在深化医药卫生体制改革的新形势下，企业通过与医疗机构的紧密合作，不仅能够提供高质量的医疗设备和药品，还能够通过专业培训和技术支持，帮助医疗机构提高诊疗水平和医疗服务质量。因此，企业已经成为医疗机构高质量发展的重要支撑之一。然而，医疗机构在与企业的沟通中尚存在着信息不对称、反馈机制不健全等问题与挑战。

（一）信息不对称问题

信息不对称是医疗机构与药品企业沟通中常见的问题之一。药品企业通常掌握着生产、库存和配送等关键信息，医疗机构则必须依赖这些信息进行药品采购。然而，由于沟通渠道的不畅通，医疗机构难以及时获取所需药品的生产企业信息，导致在紧急情况下无法迅速做出决策，从而延误患者的最佳治疗时机。此外，针对医疗机构与药品企业之间沟通的相关法律法规尚不健全，这种法律上的空白使得沟通行为缺乏有效的约束和规范，加剧了信息不对称和不透明的现象，影响了医疗机构和药品企业之间的有效合作。

（二）反馈机制不健全问题

反馈机制不健全，是另一个影响医疗机构与企业沟通的问题。医疗机构和药品生产企业、经营企业之间的反馈机制通常包括信息传递、问题解决和跟踪反馈等环节。然而，这些环节尚不完善，导致反馈信息在传递过程中的延误或丢失。医疗机构在反馈问题后，可能无法及时了解问题的处理状态和结果，而企业在解决问题后，也可能没有及时将处理结果反馈给医疗机构，从而出现信息断层。

（三）专业素养问题

药品生产企业或经营企业人员的专业素养对于与医疗机构之间建立有效沟通至关重要。专业素养的差异可能导致信息传递不准确，使得药师在与企业沟通时，需要花费额外的时间和精力向其解释专业术语或概念，这不仅增加了工作负担，也可能因为沟通不畅而延误了关键的业务决策。

二、与企业沟通的作用

（一）保障药品和设备供应

药品和医疗设备的稳定供应对医疗机构的正常运作至关重要。通过与药品生产、经营企业的有效沟通，医疗机构可以确保所需药品和设备的及时供应，避免因药品短缺而影响患者的治疗。此外，沟通还有助于医疗机构了解市场上的新产品和替代产品，使医师能够根据患者的具体情况选择最合适的治疗方案。

（二）促进医疗创新

医疗创新是推动医疗行业发展的核心动力。医疗机构与企业之间的沟通能够促进资源共享和知识交流，加速新药品、新技术和新疗法的研发和临床应用。医疗机构提供的临床数据和患者反馈的信息对于企业来说是宝贵的资源，有助于了解临床实际需求和使用情况，促进新药的研发。这种互动关系有助于缩短创新医疗产品从实验室到市场的转化周期，使患者更早受益。

（三）加强风险管理

医疗行业是一个高风险行业，药品和医疗器械的安全性直接关系到患者的生命健康。通过沟通，医疗机构可以及时了解药品和医疗器械的潜在风险，采取预防措施。企业也可以通过医疗机构的反馈，发现产品缺陷，及时召回和改进。此外，沟通还有助于建立风险预警机制，减少或避免不良反应或医疗事故的发生。

案例 8-4 解析

1. 该案例反映了在医疗机构与药品企业沟通中有哪些关键需求？

在这场与时间赛跑的紧急医疗事件中，医院药学部的迅速反应发挥了关键作用。在联系该药的生产企业后，药学部立即与企业进行了充分沟通，说明了顾女士的危急情况以及迫切的用药需求。企业开通绿色通道，确保药品及时送达，拯救了患者生命。

该案例反映了在医疗机构与药品企业沟通中的几个关键需求：①紧急响应：医疗机构需要企业能够迅速响应紧急用药需求，在特殊情况下，需要企业能够提供快速审批和优先处理的流程，以缩短药品调配时间。②信息共享：医疗机构需要及时获取药品库存、生产能力和物流配送等信息，确保信息的实时更新和流通，以便进行快速决策。③合规与监管：医疗机构在与企业沟通时，需要确保所有流程符合法律法规要求。

2. 医疗机构药师可采取哪些方式或途径促进与企业的沟通？

为了促进与企业的沟通，医疗机构可以采取以下方式：①建立合作伙伴关系：与药品生产或经营企业建立长期合作伙伴关系，确保在紧急情况下能够快速响应。②利用信息技术：使用信息化管理系统，实现药品需求和供应信息的实时共享和快速处理。③定期沟通：定期与企业沟通，讨论药品供应情况，解决存在的问题，优化流程。④强化法规意识：确保所有沟通和合作遵循相关法律法规，保障患者权益和用药安全。

（葛卫红　刘　慧　刘小鹅）